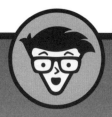

Detectando & Vivendo com Câncer de Mama Para leigos

O câncer de mama é uma doença especialmente arrasadora e íntima. Embora não tão fatal quanto outras formas de câncer — as taxas de sobrevivência de cinco anos nos Estados Unidos estão entre 80–90% — o preço que o câncer de mama cobra do corpo, da mente e das emoções o torna uma doença muito difícil de enfrentar. A boa notícia é que é um câncer relativamente fácil de ser detectado precocemente e, no geral, quanto mais cedo é descoberto, melhor é o prognóstico. Os sobreviventes de câncer de mama têm um longo caminho a percorrer, incluindo quimioterapia, radioterapia, hormonioterapia e algumas opções de cirurgia, incluindo diferentes mastectomias.

O QUE PODE CAUSAR DOR NAS MAMAS

Dor nas mamas não é necessariamente um sinal de câncer de mama. Aqui estão alguns motivos comuns para essa dor:

- **Um sutiã mal ajustado:** Compre um sutiã novo quando ganhar ou perder peso. Se os seios balançam ou se movem quando você anda, o sutiã está mal ajustado. Quando os seios não são bem sustentados pelo sutiã, o seu peso é sustentado pelos músculos da parede do tórax e pelo tecido conjuntivo, o que causa dano e dor a essas estruturas.

- **Nódulo ou massa mamária:** Qualquer estrutura que comprima os nervos na mama pode enviar uma mensagem ao cérebro, que a interpreta como dor. Um *cisto* mamário é um nódulo cheio de líquido, e uma massa é um nódulo cheio de material sólido. Cistos e massas podem causar dor. A dor causada por um cisto geralmente ocorre devido a mudanças hormonais antes e durante a menstruação. Uma massa mamária geralmente causa dor quando aumenta de tamanho. Tomar um anti-inflamatório não-esteroide (AINE) de venda livre, como aspirina, ibuprofeno ou naproxeno pelo menos 24 horas antes da menstruação pode reduzir significativamente a dor nas mamas causada por um cisto. Lembre-se de perguntar ao médico antes se pode tomar AINEs. Algumas pessoas não podem tomá-los devido ao seu histórico médico e precisam de receita para um medicamento alternativo.

- **Cirurgia de mama:** Haverá dor sempre que você cortar a pele por acidente ou intencionalmente em uma cirurgia. A dor mais intensa causada pela cirurgia geralmente é sentida nas primeiras duas semanas, e deve diminuir aos poucos nas quatro semanas seguintes. É normal sentir dor ou pontadas agudas semelhantes a choques após uma cirurgia na mama. Essa dor aguda geralmente ocorre por irritação e inflamação dos nervos rompidos durante a cirurgia. À medida que os nervos saram, a dor diminui e se torna menos frequente. Isso pode durar de seis a nove semanas após a cirurgia e é normal.

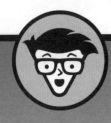

Detectando & Vivendo com Câncer de Mama Para leigos

- **Roupas justas:** Roupas justas debaixo do braço e sobre o peito usadas por várias horas podem provocar dor nas mamas. O melhor tratamento para esse tipo de dor é *usar o seu tamanho*. Não tente entrar em roupas pequenas, porque elas podem reduzir a circulação e causar danos à pele, além de dor.

- **Trauma nas mamas:** Se você pratica esportes ou cair de bruços, pode machucar os seios e causar um *hematoma* (acúmulo de sangue no tecido mamário) por causa da lesão. O hematoma pode levar pelo menos duas semanas para sarar, ou mais, se estiver tomando medicamentos para afinar o sangue, como aspirina e varfarina.

DETECÇÃO PRECOCE DO CÂNCER DE MAMA

Quanto mais cedo o câncer for detectado e diagnosticado, melhores são as chances de tratamento bem-sucedido. Aqui estão as melhores coisas que você pode fazer para melhorar suas chances de descobrir o câncer de mama no início:

- **Faça o autoexame regularmente.** Procure nódulos ou massas em toda a mama constantemente. O banho é um bom lugar, pois os dedos deslizam com facilidade. Informe imediatamente ao médico se notar algo incomum.

- **Conheça seu histórico familiar.** Identifique familiares do lado paterno e materno que tiveram câncer de mama e ovário. Conte essas informações ao médico para saber se você corre alto risco de ter a doença.

- **Faça mamografias.** Se sua mãe teve câncer de mama, comece a fazer mamografias dez anos antes da idade em que ela foi diagnosticada.

- **Faça rastreamento para pacientes de alto risco.** Alterne uma mamografia TOMOGRÁFICA com IRM (se disponível) se tiver chance de 20% ou mais de desenvolver câncer de mama. Fale com o médico para ajudá-lo a avaliar seu risco de câncer.

- **Faça acompanhamento.** Faça testes adicionais se tiver novos sintomas na mama ou se a mamografia acusar alguma anormalidade e certifique-se de completar todo o tratamento recomendado.

Detectando & Vivendo com Câncer de Mama

Para leigos

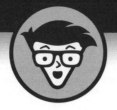

Detectando & Vivendo com Câncer de Mama

Para
leigos

Tradução da 2ª Edição

de Marshalee George e Kimlin Tam Ashing

ALTA BOOKS
E D I T O R A
Rio de Janeiro, 2019

Detectando & Vivendo com Câncer de Mama Para Leigos®
Copyright © 2019 da Starlin Alta Editora e Consultoria Eireli. ISBN: 978-85-508-0876-5

Translated from original Detecting & Living with Breast Cancer For Dummies®. Copyright © 2017 by John Wiley & Sons, Inc. ISBN 978-1-119-27224-3. This translation is published and sold by permission of John Wiley & Sons, Inc., the owner of all rights to publish and sell the same. PORTUGUESE language edition published by Starlin Alta Editora e Consultoria Eireli, Copyright © 2019 by Starlin Alta Editora e Consultoria Eireli.

Todos os direitos estão reservados e protegidos por Lei. Nenhuma parte deste livro, sem autorização prévia por escrito da editora, poderá ser reproduzida ou transmitida. A violação dos Direitos Autorais é crime estabelecido na Lei nº 9.610/98 e com punição de acordo com o artigo 184 do Código Penal.

A editora não se responsabiliza pelo conteúdo da obra, formulada exclusivamente pelo(s) autor(es).

Marcas Registradas: Todos os termos mencionados e reconhecidos como Marca Registrada e/ou Comercial são de responsabilidade de seus proprietários. A editora informa não estar associada a nenhum produto e/ou fornecedor apresentado no livro.

Impresso no Brasil — 1ª Edição, 2019 — Edição revisada conforme o Acordo Ortográfico da Língua Portuguesa de 2009.

Obra disponível para venda corporativa e/ou personalizada. Para mais informações, fale com projetos@altabooks.com.br

Produção Editorial Editora Alta Books Gerência Editorial Anderson Vieira	Produtor Editorial Thiê Alves	Marketing Editorial marketing@altabooks.com.br Editor de Aquisição José Rugeri j.rugeri@altabooks.com.br	Vendas Atacado e Varejo Daniele Fonseca Viviane Paiva comercial@altabooks.com.br	Ouvidoria ouvidoria@altabooks.com.br
Equipe Editorial	Adriano Barros Bianca Teodoro Ian Verçosa Illysabelle Trajano	Juliana de Oliveira Kelry Oliveira Keyciane Botelho	Larissa Lima Leandro Lacerda Maria de Lourdes Borges	Paulo Gomes Thales Silva Thauan Gomes
Tradução Edite Siegert	**Copidesque** Jana Araujo	**Revisão Gramatical** Samantha Batista Alberto Gassul	**Revisão Técnica** Giselle Villa Flor Brunoro Doutora em Bioquímica com linha de pesquisa em câncer de mama	**Diagramação** Joyce Matos

Erratas e arquivos de apoio: No site da editora relatamos, com a devida correção, qualquer erro encontrado em nossos livros, bem como disponibilizamos arquivos de apoio se aplicáveis à obra em questão.

Acesse o site www.altabooks.com.br e procure pelo título do livro desejado para ter acesso às erratas, aos arquivos de apoio e/ou a outros conteúdos aplicáveis à obra.

Suporte Técnico: A obra é comercializada na forma em que está, sem direito a suporte técnico ou orientação pessoal/exclusiva ao leitor.

A editora não se responsabiliza pela manutenção, atualização e idioma dos sites referidos pelos autores nesta obra.

Dados Internacionais de Catalogação na Publicação (CIP) de acordo com ISBD

```
G347d    George, Marshalee
             Detectando e vivendo com câncer de mama para leigos / Marshalee
         George, Kimlin Tam Ashing ; traduzido por Edite Siegert. - Rio de Janeiro :
         Alta Books, 2019.
             384 p. : il. ; 17cm x 24cm. - (Para Leigos)

             Tradução de: Detecting and Living with Breast Cancer For Dummies
             Inclui índice e apêndice.
             ISBN: 978-85-508-0876-5

             1. Doença. 2. Câncer de mama. I. Ashing, Kimlin Tam. II. Siegert, Edite.
         III. Título.
                                                        CDD 616.99
         2019-877                                       CDU 618.19-006
```

Elaborado por Odílio Hilario Moreira Junior - CRB-8/9949!

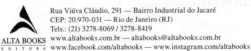
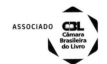

Sobre as Autoras

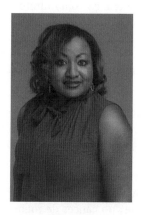

Marshalee George é pesquisadora associada e enfermeira clínica especialista em oncologia na Faculdade de Medicina da Universidade John Hopkins, e enfermeira instrutora adjunta na Faculdade de Enfermagem na mesma universidade, em Baltimore, Maryland. Ela se graduou como enfermeira na Universidade Estadual de Coppin e completou mestrado em enfermagem com especialização em enfermagem clínica em oncologia e cuidados primários de adultos na Universidade da Pensilvânia, na Filadélfia. É apaixonada por medicina comunitária e por engajar diversos grupos para melhorar a saúde da população e reduzir suas disparidades. Completou mestrado em saúde pública com concentração em saúde comunitária e subsequente doutorado em saúde pública com especialização em planejamento de programas, educação e desenvolvimento na Universidade de Walden, em Minnesota. Completou um estágio de três anos na Escola de Saúde Pública Bloomberg, da Universidade John Hopkins, com foco na redução de disparidades de saúde e câncer nas populações carentes e vulneráveis.

A Dra. George é enfermeira registrada em oncologia e cuidados primários. Ela tem 20 anos de experiência em oncologia (clínica e cirúrgica), estudos e pesquisas clínicos e coordenação de cuidados. Tem experiência em submissão de pedidos de financiamentos, desenvolvimento de programas, medidas de resultados e engajamento, educação e assessoria comunitários. Nos últimos dez anos, tem prestado cuidados clínicos a pacientes com câncer de mama nos John Hopkins Breast Centers, em Baltimore. Ela é fundadora do primeiro Programa Comunitário de Sobreviventes de Câncer de Mama do Bayview Medical Center John Hopkins. Desde 2014, esse programa vem oferecendo planejamento e implementação de cuidados de sobrevivência, incluindo apoio educacional e de autogestão para pacientes sobreviventes aprenderem a melhorar as consequências do câncer e o bem-estar pós-câncer de mama.

Ela também ocupa posições de professora adjunta na Universidade do Sudeste da Califórnia e na Universidade do Sul do Caribe, em Trinidade e Tobago, nas Antilhas.

A Dra. George ocupou várias posições de liderança como diretora clínica em práticas de cuidados primários, além de ser empreendedora na área médica. Ela também atua como voluntária no conselho do Caribbean Medical Providers Practicing Abroad (CMPPA), uma organização de voluntários sem fins lucrativos focada na melhoria do atendimento médico no Caribe e dos imigrantes caribenhos nos Estados Unidos.

É conhecida por sua prática voltada à comunidade. Distingue-se pelos cuidados aos pacientes, com foco especial em melhoria da saúde, prevenção de doenças, tratamento de doenças crônicas (diabetes, hipertensão, derrames etc.) e conscientização e sobrevivência ao câncer. Ela também treina pessoas e entidades por meio de processos de rastreamento, diagnóstico, tratamento e sobrevivência em vários sistemas de saúde locais, nacionais e internacionais. Publicou livros na área de disparidades no câncer de mama e cuidados de sobrevivência. Atua como revisora da *Clinical Journal of Oncology Nursing* e na Sociedade de Enfermagem Oncológica. Integra a Academia Americana de Enfermeiros, a Sociedade de Enfermagem Oncológica e a Sociedade Americana de Oncologia Psicossocial.

A Dra. George é casada e tem dois filhos: Annalyse, aficionada por ciências, matemática e dança, aluna do 3º ano do ensino médio, e Alessio, em idade pré-escolar e fã entusiasmado de Hot Wheels e de personagens animados. Ela mora no maravilhoso estado de Maryland, onde Francis Scott Key compôs o hino nacional americano, em 1814.

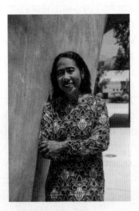

Kimlin Tam Ashing é professora e diretora fundadora do Centro de Aliança Comunitária para Pesquisa e Educação (CCARE) no City of Hope Medical Center. Fez doutorado em psicologia clínica na Universidade do Colorado, em Boulder.

Boulder. Como ativista-cientista, seu trabalho é promover a saúde da população. Ela é cientista comportamental e trabalha para desenvolver e implementar intervenções de melhoria na saúde baseadas em evidências cultural e clinicamente responsivas à comunidade. Sua missão é engajar apoiadores e a sociedade civil na ciência para acelerar e garantir o benefício público da pesquisa e dos avanços biomédicos.

A Dra. Ashing ocupa vários papéis de liderança nacional no Consórcio Afro-Caribenho de Câncer, no Conselho Consultivo Nacional para Rede de Sobreviventes de Câncer Americanos-Asiáticos, Havaianos Nativos e Habitantes das Ilhas do Pacífico e do Conselho Executivo da Sociedade Americana do Câncer, em Los Angeles. Ela é membra vitalícia da Associação de Psicólogos Negros e psicóloga clínica credenciada. Foi membra do conselho e continua no Comitê Científico da Sociedade Americana de Psico-Oncologia. Atua como conselheira científica do Latinas Contra Cancer, do Caribbean Medical Providers Practicing Abroad, e do Exército de Mulheres. Ela é parceira científica da Associação de Médicas Negras, filial Los Angeles, e da Iniciativa para Ações em Saúde, uma parceria de benefícios comunitários entre a Liga Urbana Nacional, a Anthem e a Pfizer. Recebeu o prestigioso Fox Award por promover o campo da psico-oncologia por meio da Sociedade Internacional de Psico-oncologia e é membra da Força Tarefa dos Direitos Humanos. Ocupa uma cadeira no Conselho de Pesquisa de Câncer em Minorias da Sociedade Americana de Pesquisadores de Câncer — a maior entidade de pesquisa de câncer no mundo.

A Dra. Ashing é uma notável líder em análise de disparidades na saúde, desigualdades do câncer, sobrevivência e qualidade de vida. Publicou mais de 80 artigos e capítulos em livros. Seus conhecimentos envolvem compreender como contextos culturais, étnicos, socioecológicos, estruturais e sistêmicos influenciam resultados na saúde e voltados para o paciente, incluindo mortalidade, morbidade, sofrimento, sintomas e qualidade de vida. Ela aplica esse conhecimento na implementação de intervenções para melhorar o bem-estar e reduzir as injustiças na saúde.

Dedicatória

Dedicamos este livro a todos os nossos pacientes e participantes de estudos que nos ensinaram e nos mostraram toda a experiência da sobrevivência. Este livro é nosso presente, como profissionais da saúde e filhas, a todos os pessoalmente afetados pelo câncer.

Agradecimentos das Autoras

Gostaria de agradecer a Deus por me abençoar com a sabedoria, o conhecimento e a compreensão para proporcionar os cuidados e os ensinamentos que gosto de dar aos sobreviventes de câncer. Agradeço ao meu marido, Barry, aos meus filhos, Annalyse e Alessio, à minha mãe, Ina, e aos meus três irmãos, Victor, Staceyann e Lisa, por sua dedicação e apoio e por assumir tantas das minhas responsabilidades enquanto escrevia este livro. À dra. Kimlin Tam Ashing, sua orientação, amizade e apoio têm sido uma fortaleza no meu crescimento profissional no campo da psico-oncologia e na minha habilidade de melhor avaliar e tratar do sofrimento dos sobreviventes de câncer no ambiente clínico.

Aos meus colegas do Johns Hopkins Sidney Kimmel Comprehensive Cancer Center — Johns Hopkins Breast Cancer, agradeço por seu apoio na revisão deste livro para assegurar que os leitores tenham as informações mais atualizadas, relevantes e baseadas em evidências para tratar o câncer de mama e viver bem depois do tratamento. Eu também gostaria de agradecer à minha rede de contatos do Caribbean Medical Providers Practicing Abroad (CMPPA), por me ajudar a compreender o impacto global que a educação e o voluntariado médico podem exercer na melhoria das vidas e da saúde de sobreviventes do câncer onde os recursos médicos são limitados.

— Dra. Marshalee George

Agradeço a Deus, de onde provêm todas as bênçãos. Fui transformada através da jornada pelo câncer, quando minha mãe e meu pai foram diagnosticados com a doença e sua vidas foram abreviadas por este mal. Para reverenciar meus pais, dediquei o trabalho de uma vida para entender as necessidades dos sobreviventes do câncer e estudar como melhorar a qualidade dos cuidados, de vida e o bem-estar entre os afetados pela doença.

Sou grata à minha família — meus sete irmãos e meus três filhos, Josh, Ajorin e Kemi— cujo amor e apoio constante me proporcionaram significado e sensação de pertencimento.

Agradeço aos meus colegas do City of Hope Medical Center por sua revisão profissional. Agradeço à dra. Marshalee George, que personifica o profissionalismo e a generosidade. Meu respeito por ela e nossa amizade se aprofundaram durante o processo de escrever juntas.

— Dra. Kimlin Tam Ashing

Agradecimentos especiais à Katherine Mele, da ABCF, por toda a sua ajuda durante este projeto. E agradecimentos especiais aos nossos revisores e colegas da área científica e médica:

Vered Stearns, médica, professora de oncologia, codiretora do Programa de Câncer de Ovário e Mama, com cadeira em pesquisa de câncer de mama em oncologia no Sidney Kimmel Comprehensive Cancer Center do John Hopkins, diretora médica associada do John Hopkins, Singapura.

Veronica C. Jones, médica, cirurgiã de mama, professora clínico-assistente da Divisão de Cirurgia Oncológica, Departamento de Cirurgia, City of Hope Comprehensive Cancer Center.

Lisa K. Jacobs, médica, professora associada de cirurgia, professora associada de oncologia da Divisão de Cirurgia Oncológica, John Hopkins Breast Center, Escola de Medicina da Universidade John Hopkins.

Cristiane Decat Bergerot, psicóloga clínica do Departamento de Oncologia Médica & Terapêutica Experimental, City of Hope Comprehensive Cancer Center.

David Eisner, médico, professor assistente de radiologia da Divisão de Imagem de Mama, Escola de Medicina da Universidade John Hopkins.

Sumário Resumido

Prefácio xxv

Introdução 1

Parte 1: Aprendendo sobre o Câncer de Mama 5
CAPÍTULO 1: Introdução ao Câncer de Mama 7
CAPÍTULO 2: Fatores de Risco para o Câncer de Mama 19
CAPÍTULO 3: Indicadores de Câncer de Mama 33

Parte 2: O Diagnóstico do Câncer de Mama 45
CAPÍTULO 4: Consciência do Corpo e Detecção do Câncer de Mama 47
CAPÍTULO 5: Entendendo Biópsias de Mama 63
CAPÍTULO 6: Estádios do Câncer de Mama 79

Parte 3: Tratando o Câncer de Mama 93
CAPÍTULO 7: Analisando Opções de Tratamento 95
CAPÍTULO 8: Cirurgia de Mama 115
CAPÍTULO 9: Terapia de Radiação 129
CAPÍTULO 10: Quimioterapia 143
CAPÍTULO 11: Terapias Endócrinas, Biológicas e de Ponta 157
CAPÍTULO 12: Reconstrução de Mama 173
CAPÍTULO 13: Tratando o Câncer de Mama Avançado 189

Parte 4: Lidando com o Câncer de Mama e a Rotina Diária 207
CAPÍTULO 14: Preocupações Psicossociais e o Diagnóstico do Câncer de Mama . . 209
CAPÍTULO 15: Controlando o Estresse 219
CAPÍTULO 16: Enfrentando Mudanças Após o Tratamento 231
CAPÍTULO 17: Tratamento do Câncer, Fertilidade e Sexualidade 255
CAPÍTULO 18: Fazendo Mudanças de Vida Saudáveis 273

Parte 5: A Parte dos Dez 293
CAPÍTULO 19: Dez Sobreviventes Inspiradoras do Câncer de Mama 295
CAPÍTULO 20: Dez Formas pelas quais a Família e os Amigos Podem Ajudar Você 311
CAPÍTULO 21: (Pelo Menos) Dez Formas de Ter uma Vida Melhor Após o Câncer 317

Apêndice A: Glossário da Saúde da Mama 327

Apêndice B: Grupos de Apoio, Recursos e Organizações 341

Índice 351

xiv   Detectando & Vivendo com Câncer de Mama Para Leigos

Sumário

PREFÁCIO xxv

INTRODUÇÃO. 1

Sobre Este Livro. 2
Penso que... 3
Ícones Usados Neste Livro 3
Além Deste Livro 3
De Lá para Cá, Daqui para Lá 4

PARTE 1: APRENDENDO SOBRE O CÂNCER DE MAMA . . . 5

CAPÍTULO 1: **Introdução ao Câncer de Mama**. 7

Noções Básicas sobre o Câncer de Mama 8
    Conhecendo as suas mamas 8
    Conhecendo os fatores de risco e indicadores de
    câncer de mama. 9
Distinguindo Diferentes Tipos de Câncer de Mama 10
    Detectando o câncer de mama 13
    Biópsias e como elas funcionam 14
    O patologista e o diagnóstico. 14
Graus e Estádios do Câncer de Mama 15
Planejando Seu Tratamento 15
    Analisando as opções de tratamento 15
    Considerando a cirurgia de mama. 16
    Tratando o câncer de mama com radiação 17
    Tratando o câncer de mama com quimioterapia 17
    Tratando o câncer de mama com terapias endócrinas
    (hormonais), biológicas e outras terapias de ponta. 17
    Tratando o câncer de mama avançado 18

CAPÍTULO 2: **Fatores de Risco para o Câncer de Mama**. 19

Idade Avançada 19
Gênero 20
Raça e Etnia 22
Menstruação Precoce e Menopausa Tardia. 23
Uso de Pílulas Anticoncepcionais. 23
Risco Genético: Os Genes BRCA1 e BRCA2 24
Má Alimentação. 26
    Gorduras. 27
    Carne vermelha e carnes processadas. 27
Obesidade 28

Sumário   XV

Fumo 29
Álcool 30
Tratamento Anterior e Exposição a Substâncias Químicas 30
    Exposição a DES (dietilestilbestrol) 31
    Hormônios: Uso de estrógeno e progesterona. 31
    Fatores ambientais 31

CAPÍTULO 3: **Indicadores de Câncer de Mama** 33

Monitorando Mudanças no Tamanho e na Forma da Mama 34
    Aumento no tamanho das mamas 35
    Redução no tamanho das mamas. 35
Observando Alterações na Pele 36
    Exantema 36
    Doença de Paget. 36
    Espessamento da pele. 37
    Celulite 37
    Mastite 38
    Abscesso mamário 38
Investigando Nódulos e Inchaços. 39
    Massas mamárias e fibroadenomas 39
    Cistos mamários 39
    Mamas densas. 40
Lidando com Dores e Desconfortos na Mama 40
Mudanças nos Mamilos 41
    Inversão dos mamilos 41
    Secreção espontânea leitosa no mamilo 41
    Secreção espontânea com sangue no mamilo 42

PARTE 2: O DIAGNÓSTICO DO CÂNCER DE MAMA 45

CAPÍTULO 4: **Consciência do Corpo e Detecção do Câncer de Mama** 47

O que Procurar 48
Fazendo o Autoexame da Mama 50
    No chuveiro 50
    Diante do espelho. 50
    De costas 50
Diretrizes para Rastreamento de Câncer de Mama 52
Mamografia: A Ferramenta Confiável 54
    Tomossíntese — Mamografia em 3D 55
    Vantagens de mamografias de rastreamento 56
    Desvantagens de mamografias de rastreamento. 56
    Como é feita uma mamografia. 57
Outros Exames de Rastreamento: IRM e Ultrassom. 59

CAPÍTULO 5: **Entendendo Biópsias de Mama** 63

Sabendo em que Consiste uma Biópsia de Mama 65
Realizando o Tipo Certo de Biópsia de Mama 65
Participando Ativamente da Biópsia de Mama: Antes,
    Durante e Depois 68
    Preparando-se para a sua biópsia e reduzindo riscos
        e complicações 68
    Sabendo o que esperar no dia da biópsia 69
    Esperando pelos resultados da biópsia 70
Entendendo os Resultados de Sua Biópsia 71
    Entendendo alguns termos médicos básicos 71
    Entendendo as nuances de "anormal" 73
    Tipos mais comuns de câncer de mama 74
    Tipos de câncer de mama menos comuns 74
    Aprofundando-se no relatório do patologista no
        caso de detecção de câncer 74
    Discutindo o relatório do patologista 76
    Discutindo os próximos passos se o câncer foi detectado 77
    As graduações do resultado da patologia 77
    Acompanhamento quando o câncer não foi detectado 78

CAPÍTULO 6: **Estádios do Câncer de Mama** 79

Testando para Determinar Estádios 80
Uma Visão Geral do Estadiamento do Câncer de Mama 81
    Inicial 82
    Localmente avançado 82
    Recorrência local 82
    Câncer de mama metastático ou secundário 83
Decifrando o Sistema de Estadiamento TNM 83
Entendendo os Estádios do Câncer de Mama 85
    Estádio 0 (zero) 85
    Estádio I 85
    Estádio II 86
    Estádio III 87
    Estádio IV 89

PARTE 3: TRATANDO O CÂNCER DE MAMA 93

CAPÍTULO 7: **Analisando Opções de Tratamento** 95

Cirurgia 98
    Lumpectomia ou mastectomia parcial
        (cirurgia com conservação de mama) 98
    Mastectomia (total ou simples) 98
    Mastectomia radical modificada 100
    Dissecção de linfonodos axilares 100
Reconstrução de Mama 103
Radioterapia 104
    Efeitos Colaterais 105

Sumário xvii

Cuidados com a pele durante a radioterapia 106
Quimioterapia 107
Terapia Endócrina ou Hormonal 108
Terapia-alvo: Herceptin e Outros 108
Considerando Ensaios Clínicos 111
Ensaios controlados randomizados (ECR) 112
Placebos e ensaios duplo-cegos 112
Duração dos ensaios clínicos 113

CAPÍTULO 8: Cirurgia de Mama 115

Tipos de Cirurgia de Mama 116
Preparando-se para a Cirurgia 117
Conversando com o cirurgião antes da cirurgia 118
Restrições pré-cirúrgicas 119
Preocupações Especiais Pré-cirurgia .120
Consumo de álcool 120
Consumo de tabaco ou maconha 121
Apneia do sono 121
Seguindo uma lista de verificação antes da cirurgia 123
Durante a Cirurgia 124
Dicas Pós-cirúrgicas 125
Drenos e sondas 125
Indo para casa 125
Restrições a atividades 126

CAPÍTULO 9: Terapia de Radiação 129

Como Funciona a Terapia de Radiação 130
Planejando o Tratamento por Radiação 133
Coisas para Fazer Antes da Radioterapia 134
Cuidados com a Pele Após a Radiação 135
Efeitos Colaterais da Terapia de Radiação 136
Reações de pele 136
Mudança no tamanho ou consistência da mama 137
Inchaço ou edema da mama 137
Dor na região da mama 137
A Importância dos Exercícios 137
Exercícios de aquecimento e desaquecimento 137
Exercícios básicos para fazer na primeira semana
após a cirurgia ou radiação e depois 138
Exercícios avançados para a segunda semana após a
cirurgia ou radiação e depois .138
Cansaço e fadiga 139
Linfedema 139
Mudança na forma, tamanho e cor da mama 140
Perda de pelos na axila ou área do tórax 140
Dor de garganta 140
Efeitos colaterais tardios 140

CAPÍTULO 10: Quimioterapia 143

Diferentes Tipos de Quimioterapia e Como Funcionam 144
Como a Quimioterapia É Administrada. 148
Efeitos Colaterais Comuns de Diferentes Quimioterapias. 149
O Efeito "Quimio-cérebro". 151
Entendendo o Teste Oncotype DX. 152
Quem deve fazer o teste Oncotype Dx?. 153
Como o Oncotype DX funciona?. 153
Interpretando a pontuação de recorrência 153
Entendendo o Teste MammaPrint. 154
Interpretando os resultados do MammaPrint. 154
Preparando-se para a Quimioterapia 154
Quimioterapia antes da cirurgia:
Quimioterapia neoadjuvante 155
Quimioterapia após a cirurgia: Quimioterapia adjuvante 155
Boas Perguntas para Fazer ao Médico 155

CAPÍTULO 11: Terapias Endócrinas, Biológicas e de Ponta . . .157

A Terapia Endócrina no Tratamento do Câncer de Mama 158
Efeitos colaterais da terapia endócrina. 159
Preparando-se para a Terapia Endócrina. 160
Terapia endócrina antes da cirurgia 160
Terapia endócrina após a cirurgia 161
Se você não puder ser operada. 161
Fazendo muitas perguntas 161
Terapia-alvo ou Biológica no Tratamento do Câncer de Mama . . .162
Tipos de terapias biológicas 163
Trastuzumabe e pertuzumabe: Anticorpos monoclonais 165
Imunoterapia e Vacinas contra o Câncer .166
Vacinas contra o câncer. 167
Vacinas para o tratamento de câncer. 167
A produção de uma vacina contra o câncer 167
Efeitos colaterais da vacina contra o câncer 169
Medicina de Precisão 170
Benefícios da medicina de precisão 170
Terapias Emergentes 171
Terapias-alvo: Imunolipossomas 171
Sinalização celular. 171

CAPÍTULO 12: Reconstrução de Mama. 173

Quando Fazer a Reconstrução de Mama? 174
Reconstrução de mama imediata 175
Reconstrução de mama tardia. 177
Removendo as duas mamas. 178
Métodos de Reconstrução de Mama. 179
Reconstrução da mama com implante. 179
Reconstrução de mama autóloga 181
Tecido autólogo com reconstrução com implante. 183

Sumário xix

Riscos da Reconstrução de Mama 185
O que Perguntar ao Cirurgião Plástico 186
Escolhendo entre Suas Opções 187

CAPÍTULO 13: **Tratando o Câncer de Mama Avançado** 189

Decisões de Tratamento e Opções de Tratamento 190
Decisões de tratamento para câncer de mama avançado 191
Opções de tratamento para câncer de mama avançado 191
Terapia Endócrina ou Hormonal para Câncer de
Mama Avançado 192
Quimioterapia para Câncer de Mama Avançado 193
Terapias Biológicas para Câncer de Mama Avançado 195
O papel dos receptores HER2 no câncer de mama avançado . . 195
Trastuzumabe (Herceptin) 196
Pertuzumabe (Perjeta) 197
Denosumabe (Prolia, Xgeva) 198
Everolimo (Afinitor) 199
Outras questões do tratamento biológico 200
Radioterapia para Câncer de Mama Avançado 203
Radiação na forma de injeção 203
Efeitos colaterais da radiação para o câncer de
mama avançado 203
Preocupações sobre o Fim da Vida 204
Comunicação com a Equipe 205

PARTE 4: LIDANDO COM O CÂNCER DE MAMA E A ROTINA DIÁRIA 207

CAPÍTULO 14: **Preocupações Psicossociais e o Diagnóstico do Câncer de Mama** 209

Medo, Preocupação e Seu Preço Físico e Emocional 210
Preocupações Funcionais: Vida Profissional e Doméstica 212
Capacidade funcional para atividades ocupacionais 213
Medo de infertilidade 214
Preocupação com trabalho e finanças 215
Espiritualidade 216
Buscando Apoio 217
Objetivo e benefícios de participar de um grupo de apoio 217
Como grupos de apoio são estruturados e organizados 217
Como encontrar um grupo de apoio 218

CAPÍTULO 15: **Controlando o Estresse** 219

Incorporando Técnicas de Relaxamento 222
Exercício de visualização: Deitada em uma campina 224
A Importância do Sono 225
Espiritualidade e Meditação 226
Dicas para encontrar conforto, significado e apoio espiritual . . . 227

Apelo para paz interior 228
Afirmação de saúde 228

CAPÍTULO 16: Enfrentando Mudanças Após o Tratamento . .231

Fadiga Relacionada ao Câncer 232
Reconhecendo a fadiga relacionada ao câncer. 232
Lidando com fadiga relacionada ao câncer 233
Lidando com a Perda de Cabelo. 234
Cuidando do cabelo quando ele voltar a crescer 235
Falando com a equipe médica sobre perda de cabelo 236
Tratando de Mudanças na Pele 236
Entendendo a descoloração e a hiperpigmentação. 236
Sentindo Dormência e Formigamento: Neuropatia Periférica 238
Correndo maior risco de desenvolver neuropatia periférica . .238
Conhecendo os sintomas da neuropatia periférica 239
Reduzindo os efeitos da neuropatia induzida por
quimioterapia 240
Aliviando a constipação induzida pela neuropatia 241
Conferindo medicamentos e tratamentos receitados
para neuropatia 242
Lidando com Linfedemas. 242
Conhecendo os sintomas do linfedema .243
Tratamento do linfedema 244
Adote medidas preventivas. 245
Recursos para controlar o linfedema 246
Mudanças de Paladar e Olfato 247
Compensando Mudanças de Apetite 248
Lidando com o ganho de peso. 250
Controlando o ganho de peso 251
Lidando com a Diarreia 252

CAPÍTULO 17: Tratamento do Câncer, Fertilidade e Sexualidade 255

Infertilidade e Câncer de Mama 256
Causas gerais de infertilidade. 256
Fertilidade e tratamento de câncer 258
Infertilidade permanente. 259
Infertilidade temporária. 259
Menopausa precoce. 260
Como ajudar a preservar a sua fertilidade. 260
Banco de tecidos e preservação da fertilidade 261
Tratamentos de fertilidade na medicina complementar
e alternativa. 262
Bom atendimento clínico para a fertilidade. 263
A abordagem do modelo MELHOR 264
O lado emocional das questões de fertilidade 264
Gravidez e câncer 265
Sexualidade e Câncer de Mama. 265

Sumário XXI

Efeitos físicos do tratamento do câncer na sexualidade......266
Sexualidade e intimidade 269
Sexo após o câncer................................270
Namorando depois do câncer 271

CAPÍTULO 18: Fazendo Mudanças de Vida Saudáveis.........273
Mudanças de Vida Saudáveis para Perder Peso 274
Mudanças de Vida Saudáveis para Ansiedade e Depressão......275
Exercícios 275
Deixando Maus Hábitos, como Fumar, Beber e Usar Drogas.....278
Pare de fumar 279
Restringindo ou evitando o álcool 280
Tratamento para alcoolismo.........................282
Superando o abuso de drogas........................282
Mantendo uma Alimentação Nutritiva....................284
Alimentos podem aumentar ou reduzir o estrógeno........284
Cozinhando e preparando alimentos 286
Controle de Peso e Atividade 287
Medidas concretas para adotar um estilo de vida
mais saudável 287
Refeições rápidas para uma vida saudável 289
Diretrizes Gerais para uma Ótima Saúde....................290

PARTE 5: A PARTE DOS DEZ..............................293

**CAPÍTULO 19: Dez Sobreviventes Inspiradoras do
Câncer de Mama**...................................295
Helen Hosein-Mulloon 297
Linda Doyle..298
Felicia Smith 300
Kelly M. 302
Joy Walker 303
Abbie Savadera 304
Rhonda M. Smith.....................................305
Rosa Amelia Tena-Krapes 307
Linda Butzner..308
Alice Loh 309

**CAPÍTULO 20: Dez Formas pelas quais a Família e
os Amigos Podem Ajudar Você**....................311
Aprender a Ouvir......................................311
Ser Seus Defensores e Anotarem Tudo 312
Mostrarem-se Despreocupados.........................312
Distrair Você com uma Surpresa 313
Ajudar Você e a Entender que Precisa de Ajuda...............313
Deixar uma Mensagem Após o Sinal 314
Perguntar Antes de Levar Comida 314

Comprar Mantimentos em Vez de Levar Pratos Prontos 314
Ajudar Seus Filhos a Ter uma Vida Normal. 314
Não se Esquecer de Você 315

CAPÍTULO 21: (Pelo Menos) Dez Formas de Ter uma Vida Melhor Após o Câncer 317

Adotando uma Atitude de Gratidão. 318
Desfrutando o Momento..................................318
Sabendo Por que Merece a Felicidade 318
Aprendendo sobre Sua Saúde 319
Aprendendo a Escolher Suas Batalhas 320
Aprendendo a Estar no Aqui e Agora 321
Converse Consigo Mesma de Forma Positiva 321
Lidando com Mudanças Físicas 322
Alcançando a Autoaceitação e o Novo Eu....................323
Seguindo um Plano de Sobrevivência 324
Exames para o Câncer de Mama e Bem-estar. 325

APÊNDICE A: GLOSSÁRIO DA SAÚDE DA MAMA........ 327

APÊNDICE B: GRUPOS DE APOIO, RECURSOS E ORGANIZAÇÕES 341

ÍNDICE 351

Prefácio

Eu estou empolgada em escrever este prefácio para *Detectando & Vivendo com Câncer de Mama Para Leigos*, das Dras. Marshalee George e Kimlin Tam Ashing. Como sobrevivente, acredito que as informações abrangentes e de leitura fácil que este livro oferece ajudarão os leitores a percorrer cada etapa dos cuidados de sua saúde e jornada pessoal do diagnóstico à sobrevivência. Com uma linguagem clara e concisa, este livro explica exames, procedimentos e tratamentos aos quais as pessoas se submetem. As autoras compreendem as dúvidas que preocupam pacientes em cada etapa e apresentam as respostas em capítulos separados por assunto.

Para minhas colegas sobreviventes, aconselho que comecem pelo sumário, que dá uma visão geral da extensão e da profundidade de seu alcance. Este livro trata de temas sobre os quais, às vezes, hesitamos em perguntar e até, ocasionalmente, nem conhecemos para perguntar. Por exemplo, os capítulos que detalham procedimentos cirúrgicos, quimioterapia e radiação desmistificam a experiência por meio de ensinamentos centrados no paciente. Este livro trata de questões sociais, familiares, sexuais e psicológicas e é claramente destinado à pessoa como um todo. Ele trata cuidadosamente da comunicação médica e da melhoria do bem-estar físico, social e emocional para "viver a melhor vida possível", segundo as autoras. Essa abordagem empática baseada em conhecimento está presente em cada capítulo e continua em todo o livro.

Detectando & Vivendo com Câncer de Mama Para Leigos é um recurso poderoso e solidário.

—Nilaya Baccus-Hairston, Doutora em Direito, sobrevivente de câncer de mama

Detectando & Vivendo com Câncer de Mama Para Leigos

Introdução

Bem-vindo a *Detectando & Vivendo com Câncer de Mama Para Leigos!* Escrevemos este livro em parceria com a Fundação Americana do Câncer de Mama para ajudar homens e mulheres a viver vidas íntegras e produtivas após um diagnóstico de câncer de mama.

O impacto de um diagnóstico de câncer de mama e seu tratamento podem ser desafiadores e, às vezes, até devastadores para alguns sobreviventes. Alguns relatam que enfrentam dores e problemas emocionais e físicos, e que sua vida familiar, sexual, íntima, social e profissional sofrem. Mas estamos aqui para lhe dizer que, em nosso trabalho em clínicas de sobrevivência ao câncer de mama e em estudos em comunidades, encontramos muitos homens e mulheres otimistas, determinados e resilientes.

Suas autoras, as Dras. George e Ashing, juntamente com outros colegas, examinaram atendimentos de qualidade e a luta de sobreviventes de câncer de mama e cuidadores em toda a jornada da doença. Grande parte de nossa experiência clínica e profissional vem de seu trabalho em Centros Oncológicos acadêmicos e designados pelo National Cancer Institute (John Hopkins Sidney Kimmel Comprehensive Center Cancer, Maryland, e City of Hope, Comprehensive Cancer Center, Califórnia). Nosso trabalho se baseia em uma abordagem multidisciplinar voltada à pessoa como um todo, que integra aspectos mentais, físicos, sociais e espirituais da cura e da recuperação dos sobreviventes do câncer de mama. Oferecemos informações e recursos educacionais sobre cuidados de qualidade, pesquisas e apoio que procuram empoderar pacientes de câncer de mama e seus entes queridos. Considerando nosso interesse e conhecimento das disparidades de saúde, este livro atende às necessidades não satisfeitas de sobreviventes de câncer de mama de minorias étnicas, de baixa renda e carentes. Na qualidade de cientistas-ativistas, nossos esforços contribuíram para a pesquisa centrada no paciente do câncer de mama e nas melhores práticas em suas comunidades locais, tanto nacional como internacionalmente.

A Fundação Americana do Câncer de Mama (ABCF), em www.abcf.org (conteúdo em inglês), é uma entidade americana beneficente nacional sem fins lucrativos que oferece recursos educacionais, verbas essenciais para o auxílio em detecção precoce, tratamento e sobrevivência de indivíduos carentes não segurados, independentemente de idade ou gênero. A ABCF trata de muitas questões e proporciona recursos para muitos pontos abordados neste livro.

Enquanto você busca sua integridade, lembre-se de que o câncer de mama não é culpa sua. Com os avanços na detecção e no tratamento precoce, incluindo a medicina personalizada (genética, genômica, tratamentos combinados e imunoterapias), o câncer de mama é cada vez mais tratável, e até curável. Neste livro, nós lhe oferecemos os conhecimentos que acumulamos sobre tomadas de decisão referentes a tratamentos, autocuidado, esperança, atenção e comportamentos adaptáveis saudáveis, para que você possa ter a vida mais saudável possível.

Sobre Este Livro

Este livro abrange experiências sobre o câncer de mama das costas leste e oeste dos Estados Unidos, graças aos conhecimentos clínicos, de pesquisa e comunitários das autoras. O conteúdo do livro guia o leitor ao longo de sua jornada no câncer de mama, tratando de dúvidas que possam ter pelo caminho e distribuindo fragmentos de sabedoria para melhorar sua experiência.

Este livro também recorre a histórias pessoais de vários sobreviventes do câncer de mama de todas as camadas sociais e presta atenção à diversidade étnico-cultural e à inclusão da prestação de cuidados.

Cada capítulo não foca só a parte do processo passo a passo de receber o diagnóstico, decidir sobre o tratamento e se recuperar dele, mas também oferece estratégias práticas de autoajuda para lidar com questões que sabotam uma vida saudável.

Nosso objetivo é levar o leitor para o interior da experiência do câncer de mama, do diagnóstico, através do tratamento e até a sobrevivência. O livro deve ser usado como referência, e não precisa ser lido na ordem, do início ao fim. Tampouco se espera que você se lembre de tudo.

Este livro visa trazer para o primeiro plano questões que preocupam os sobreviventes do câncer de mama que vão além do tratamento. Ele tem a intenção de ser prático e tratar de problemas da vida real relacionados ao tratamento através do olhar dos sobreviventes.

Este livro dá dicas sobre como lidar com fatores de estresse psicossocial, preocupações com sexualidade e fertilidade, envolvimento íntimo, fazer escolhas de vida saudável e obter informações sobre comunidades especiais.

Em todo o livro, você vai encontrar alguns endereços da web divididos em duas linhas no texto. Se quiser visitar uma dessas páginas, simplesmente digite o endereço exatamente como aparece no texto, fingindo que a quebra de linha não existe.

Penso que...

Pensamos algumas coisas sobre você, leitor, mas não muitas. Pensamos que você leia, ao menos, a um nível de nono ano do ensino fundamental, que não tenha conhecimentos médicos e não necessariamente tenha algum conhecimento sobre câncer de mama ou seus tratamentos. É possível que tenha sido diagnosticado recentemente com câncer de mama, esteja recebendo tratamento ativo, recuperando-se do tratamento ou tê-lo terminado há muitos anos.

Talvez você seja um amigo ou parente que quer apoiar um ente querido com câncer de mama. Independentemente de sua situação, ler este livro vai ajudá-lo a descobrir todos os aspectos do tratamento, incluindo tratamentos pioneiros, inovações em reconstrução de mama, como viver bem depois do câncer de mama e muito mais.

Ícones Usados Neste Livro

Os ícones vistos nas margens esquerdas do livro estão ali para ajudá-lo a identificar informações que possam ou não ter algum interesse especial.

Este ícone aponta informações especialmente úteis ou bons conselhos práticos para você sobre algum aspecto do tratamento e da sobrevivência do câncer de mama.

Este ícone destaca informações que você deve guardar para uso futuro.

Este ícone indica algo especial para observar ou ter cuidado.

Este ícone indica informações adicionais que você pode pular com tranquilidade, pois não são necessárias para compreender o principal ponto discutido.

Além Deste Livro

Além do material impresso que você está lendo agora, este produto também vem com algum acesso a bons macetes na web. Verifique a Folha de Cola gratuita entrando em www.altabooks.com.br e procure pelo título do livro.

De Lá para Cá, Daqui para Lá

Fique à vontade para navegar pelo sumário a fim de determinar que capítulo parece o mais interessante. Você não precisa ler os capítulos na ordem (embora certamente possa e, de certa forma, um depende do outro). Você também pode verificar o índice para ir direto a um assunto específico que queira conhecer melhor.

Se o tema for novo e você estiver apenas procurando um lugar por onde começar, dificilmente vai errar se começar pelo Capítulo 1. Se você recebeu um diagnóstico de câncer de mama recente, talvez queira conferir o Capítulo 14, que lida com preocupações psicossociais após o diagnóstico.

Não importa como vai usar este livro, esperamos que ele seja um guia útil para navegar com sucesso por situações difíceis. Também esperamos que encontre o que muitos encontraram — que, encarada com a atitude apropriada, a sobrevivência ao câncer pode realmente melhorar sua vida, seus relacionamentos e seu senso de propósito no mundo.

1

Aprendendo sobre o Câncer de Mama

NESTA PARTE . . .

Comece pelo começo e se atualize sobre fatos básicos sobre o câncer de mama.

Descubra os fatores de risco para o câncer de mama e como evitá-los.

Obtenha um resumo dos indicadores do câncer de mama e descubra a que ficar atento.

NESTE CAPÍTULO

» **Conhecendo a anatomia da mama, os fatores de risco e os indicadores de câncer**

» **Descrevendo os diferentes tipos de câncer de mama**

» **Obtendo um diagnóstico e participando do planejamento do tratamento**

Capítulo **1**

Introdução ao Câncer de Mama

Os seios são vistos como uma das partes mais femininas do corpo da mulher. Afinal, são órgãos sexuais, além de essenciais para alimentar um bebê. Tocar os mamilos estimula as mesmas áreas do cérebro ativadas ao se tocar os genitais. A estimulação dos mamilos durante a amamentação aumenta a liberação de *prolactina,* um hormônio produzido pela *glândula pituitária* (um órgão do tamanho de uma ervilha no centro do cérebro). A liberação da prolactina faz os seios da mulher produzirem leite durante e após a gravidez. Ela também estimula a liberação da *oxitocina,* outro hormônio produzido pela glândula pituitária no cérebro, que faz as células ejetarem ou fazerem o leite descer quando elas se contraem nos ductos de leite. Este mecanismo funciona com a sucção do bebê a fim de maximizar a secreção de leite.

Enquanto exploramos o câncer de mama e seus tratamentos nos próximos capítulos, falaremos muito sobre as diferentes partes da mama. Assim, é importante que você se familiarize com as diferentes partes da mama e suas funções desde o início. Nós as dividiremos como peças de um quebra-cabeça que, quando montado, dará uma compreensão melhor de qual deve ser a aparência de um seio normal e saudável. Conhecer o quadro geral vai ajudá-lo a compreender as mudanças que podem ocorrer na mama, como essas mudanças são

CAPÍTULO 1 **Introdução ao Câncer de Mama** 7

diagnosticadas, como são tratadas e como obter o apoio necessário da família, dos amigos e dos prestadores de cuidados de saúde durante o processo.

LEMBRE-SE

Conhecer suas mamas, suas partes e funções vai ajudar você a

» Identificar mudanças ou sintomas incomuns.

» Ter conversas mais esclarecedoras com seus profissionais de saúde.

» Tomar decisões mais conscientes.

» Sentir-se satisfeito por ter recebido os melhores tratamentos.

Noções Básicas sobre o Câncer de Mama

Vamos começar com a unidade biológica mais fundamental: a célula. Como você deve (ou não) lembrar das aulas de biologia na escola, a *célula* é o componente básico do corpo humano e é onde a vida começa. Um grupo de células é chamado de *tecido*. E um grupo de tecidos é chamado de *órgão*. A mama é considerada um órgão, como os rins, o baço e o cérebro.

Conhecendo as suas mamas

As mamas se estendem da clavícula até as axilas e ao centro do peito no esterno. São compostas basicamente por tecido *adiposo,* o que significa que são um grupo de células de gordura. O tamanho e quantidade de células adiposas nas mamas são influenciados por muitos hormônios, pela genética, fatores de crescimento e estilo de vida — e o hormônio feminino *estrógeno.*

A mama é dividida em 12-20 seções chamados *lobos.* Nesses lobos existem várias glândulas pequenas chamadas *lóbulos,* que produzem leite em mães lactantes. Os *ductos* são pequenos canais que coletam o leite produzido nos lóbulos e o conduzem ao mamilo. Em todo o tecido adiposo da mama existe uma rede de ligamentos, tecido conjuntivo fibroso, nervos, vasos linfáticos e linfonodos e vasos sanguíneos. A Figura 1-1 mostra a mama e algumas de suas partes.

Aqui estão outras partes importantes da mama:

» **Aréola:** Área escura ao redor do mamilo.

» **Vasos sanguíneos:** Ajudam a levar o sangue aos tecidos.

» **Tecido conjuntivo:** Formado por músculos, gordura, ligamentos e vasos sanguíneos. Ele proporciona suporte à mama, dá forma ao seio e separa ou une outros tecidos nas mamas.

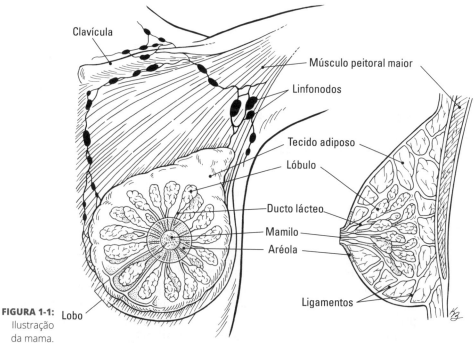

FIGURA 1-1: Ilustração da mama.

Ilustração de Kathryn Born

> » **Linfonodos:** Pequenos órgãos em forma de rim conectados pelos vasos linfáticos que fazem parte do sistema imunológico. Estão localizados em várias áreas do corpo e agem como um filtro para se livrar de células anormais nos tecidos saudáveis. A maioria dos linfonodos que filtra a mama está na área embaixo dos braços (axilas).
>
> » **Vasos linfáticos:** São uma rede de vasos que percorrem todo o corpo. Fazem parte do sistema imunológico que transporta células e fluidos que combatem doenças.
>
> » **Nervos:** Conferem sensação às mamas.

Conhecendo os fatores de risco e indicadores de câncer de mama

Não só as mulheres correm risco de desenvolver câncer de mama — os homens também. Todos devem saber como reduzir o risco da doença, e isso inclui considerações sobre fatores modificáveis (coisas que se pode mudar) e fatores não modificáveis (coisas que não se pode mudar). No Capítulo 2, analisamos melhor os fatores de risco conhecidos para o câncer de mama.

O fato de você ter um ou mais fatores de risco mencionados no Capítulo 2 não significa que vai desenvolver câncer. Muitas pessoas têm fatores de risco para câncer de mama, mas nunca o desenvolvem, enquanto outras não os têm e o desenvolvem. O segredo está em conhecer os fatores de risco e minimizá-los o máximo possível.

Distinguindo Diferentes Tipos de Câncer de Mama

Todos já ouvimos os termos *tumor* e *câncer*. Mas existe uma diferença? E, se existe, qual é? Tecnicamente, há uma diferença, embora muitas pessoas os usem de modo intercambiável. Um tumor *benigno* ou neoplasma é uma massa geralmente inofensiva, já que é um crescimento excessivo de tecido normal. Um exemplo seria uma pinta ou verruga benigna que cresce na pele, ou o tecido irregular protuberante que se forma em um corte, criando uma cicatriz. Um tumor *maligno* (canceroso) é má notícia, assim como o crescimento excessivo de tecido mutante. Um tumor maligno também é chamado de *câncer* (ou neoplasma maligno). Um exemplo seria uma verruga que passa por mutações e se transforma em melanoma (um tipo de câncer de pele).

Quando o termo *câncer* é usado, ele se refere a novos crescimentos malignos que têm a habilidade de se espalhar para os tecidos e órgãos vizinhos. À medida que o tecido canceroso cresce, ele pode se infiltrar e substituir todo o tecido normal, impossibilitando, por exemplo, o funcionamento de um órgão. O câncer suga os nutrientes e o suprimento de sangue do corpo para ele por um processo chamado *angiogênese*. A angiogênese ocorre quando novos vasos sanguíneos se formam a partir de vasos já existentes, que são necessários para o crescimento do câncer. Os vasos sanguíneos carregam sangue oxigenado e nutrientes para o tumor maligno, fazendo-o aumentar e, por fim, se espalhar para outros órgãos (metástase), e isso pode levar à morte se não for tratado.

Entender a angiogênese é uma área de pesquisa muito importante. Alguns tratamentos para o câncer de mama, como a quimioterapia, focam o bloqueio do suprimento de sangue para o câncer, causando a morte das células.

Na terminologia médica, a localização das células cancerosas no corpo determina o seu nome. Assim, se o câncer estiver na mama, chama-se *câncer de mama*. Há diferentes tipos de câncer de mama que são definidos pela parte da mama em que ele é encontrado. Os diferentes tipos de câncer de mama são os seguintes:

>> **Carcinoma ductal (câncer dos ductos de leite):** Quando o câncer é encontrado no interior dos ductos de leite, ele se chama *carcinoma ductal*. O carcinoma ductal é o tipo mais comum de câncer de mama. Afeta o

revestimento dos ductos que levam leite dos lóbulos, onde é produzido, para o mamilo. Se o câncer estiver limitado ao revestimento dos ductos, é chamado de CDIS (carcinoma ductal in situ). Quando ultrapassa os ductos de leite e começa a se infiltrar no resto da mama, é considerado *invasivo* ou carcinoma ductal *infiltrante*. O CDIS e o carcinoma ductal invasivo estão ilustrados nas Figuras 1-2 e 1-3.

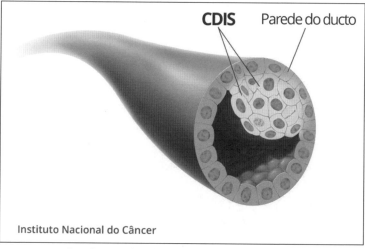

FIGURA 1-2: Carcinoma ductal in situ (CDIS).

Ilustração cortesia do site do National Cancer Institute (www.cancer.gov [em inglês])

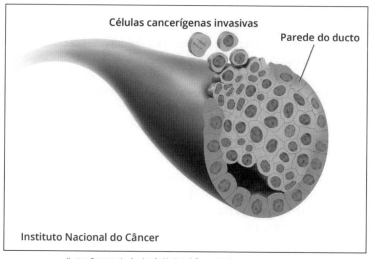

FIGURA 1-3: Carcinoma ductal invasivo.

Ilustração cortesia do site do National Cancer Institute (www.cancer.gov [em inglês])

» **Carcinoma lobular (câncer nos lóbulos):** Quando o câncer é encontrado nos lóbulos da mama, onde o leite é produzido, ele se chama *carcinoma lobular*. Se estiver restrito a uma pequena área no lóbulo, ele se chama CLIS (carcinoma lobular in situ). Quando se encontra fora dos lóbulos, é considerado um carcinoma lobular invasivo ou infiltrante.

» **Câncer de mama inflamatório:** Esta é uma forma de câncer de mama raro e agressivo, que muitas vezes invade os linfonodos e a pele das mamas. Pode inicialmente ser confundido com uma infecção, pois muitas vezes causa vermelhidão e inchaço da mama. Veja a Figura 1-4.

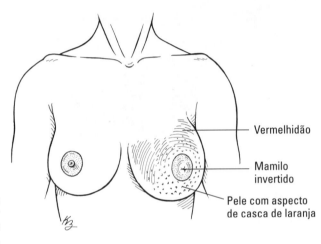

FIGURA 1-4: Câncer de mama inflamatório.

Ilustração de Kathryn Born

» **Tumores filoides (cistossarcoma — câncer dos tecidos conjuntivos):** Este é um tipo de câncer ainda mais raro que geralmente não se espalha para outras áreas do corpo. Há dois tipos principais de tumores filoides: benigno e maligno. Não se sabe o que causa os tumores filoides, mas eles parecem ser mais comuns em mulheres com histórico de fibroadenomas (nódulos benignos na mama) e em mulheres que estão na pré-menopausa, com idades entre 35 e 50 anos.

DICA

O câncer tem a infeliz tendência de não ficar parado e, quando viaja, leva destruição a qualquer lugar que vá. Quando os médicos encontram um câncer de mama, imediatamente querem saber se ele se espalhou para os linfonodos e, em caso positivo, até onde chegou. Se o linfonodo mais próximo à mama tiver células cancerosas, os demais linfonodos geralmente são examinados para determinar a presença de células cancerosas.

POR QUE O CÂNCER TEM O NOME DE UM CARANGUEJO?

A palavra *câncer* vem da palavra em latim para caranguejo. Por que um caranguejo? Não se sabe ao certo. Uma teoria afirma que ele representa a característica da forma irregular do caranguejo com projeções parecidas com dedos ou garras que "não largam". Caranguejos têm oito patas na parte posterior do corpo que ajudam a levá-lo para a direita ou para a esquerda, impossibilitando que andem em linha reta. Com o câncer, ocorre algo semelhante, porque seu crescimento não pode ser controlado de modo linear, horizontal ou vertical. Como as pernas de um caranguejo, o câncer parece crescer em qualquer direção e, quando as projeções parecidas com dedos se ligam a um vaso sanguíneo ou tecido, elas não soltam. Continuam a invadir mais tecidos. Um caranguejo também continua se movendo, não importa que obstáculo se coloque em seu caminho. Isso também ocorre com o câncer. Por isso, muitas vezes é preciso adotar vários tipos de tratamento, como várias quimioterapias, para erradicá-lo. Os tratamentos devem lançar um ataque de todos os ângulos para enfraquecer a células e causar sua destruição.

O carcinoma lobular in situ (CLIS), embora pareça câncer por incluir o termo *carcinoma, não* é câncer. O CLIS é um tumor que cresce nos lóbulos produtores de leite e fica em seu interior — ou seja, ele *não se espalha* para outros tecidos. Infelizmente, ter CLIS pode aumentar o risco de desenvolver câncer de mama invasivo no futuro. Em algumas pessoas, pode haver uma pequena área de câncer maligno oculto em uma área de CLIS, motivo pelo qual se recomenda que o CLIS seja tratado com remoção cirúrgica em certas pessoas, dependendo de outros fatores de risco que possam ter para câncer de mama. Pode ser ofe-recido um tratamento de redução de risco com terapia endócrina. Veja mais informações sobre a terapia endócrina no Capítulo 11.

Detectando o câncer de mama

O diagnóstico de câncer de mama é multifacetado e inclui mudanças que podem ser encontradas no:

- » Autoexame da mama
- » Exame clínico da mama (feito pelo médico ou enfermeira)
- » Mamografias
- » IRM (imagem por ressonância magnética) da mama
- » Ultrassom da mama

Veja mais informações sobre processos de diagnóstico e exames para detectar câncer de mama no Capítulo 4.

Biópsias e como elas funcionam

Quando uma mudança na mama é detectada por meio de imagem (como mamografia, ultrassom ou IRM), será recomendada uma biópsia da área suspeita. Vários tipos de biópsias são feitos de acordo com o tipo de mudança visto na mama (calcificações anormais, massas mamárias, mudanças na pele e assim por diante). No Capítulo 5, descrevemos vários tipos de biópsias de mama e quando são usadas. Uma *biópsia* é um procedimento médico que consiste em extrair e analisar minúsculas amostras de tecido mamário em busca da presença ou ausência de células cancerosas.

DICA

Discuta os resultados da biópsia com o médico ou outro profissional de saúde envolvido em seu tratamento (radiologista, ginecologista ou cirurgião), mesmo que você tenha recebido os resultados por escrito e eles indiquem que você não tem câncer de mama. Conhecer o estado de saúde de suas mamas ajudará você a tomar a melhor decisão em relação ao tratamento com o seu médico.

O patologista e o diagnóstico

O *patologista* é um médico que interpreta e diagnostica as mudanças causadas por uma doença em células, tecidos e fluidos corporais. O patologista examina as células mamárias no microscópio para determinar se o câncer está presente ou não.

Às vezes, há outras mudanças no tecido mamário que podem indicar que ele poderá desenvolver câncer no futuro, embora ainda não esteja presente. Ou o patologista pode ver mudanças totalmente benignas no tecido mamário e que não exigem ação adicional.

Se for detectado um câncer, o patologista deve determinar se é invasivo ou não invasivo. Câncer *invasivo* ou *infiltrante* é um câncer que se espalhou de onde começou na mama para tecidos normais adjacentes. O câncer *não invasivo* não se espalhou para além do tecido em que começou. Esse é um ponto importante, pois muitas vezes vai mudar o plano de tratamento.

Ter um câncer invasivo pode determinar se o médico recomendará quimioterapia, radiação ou algum tipo específico de cirurgia para você. Nos Capítulos 5 e 6, discutimos os tipos de biópsias e como entender as descobertas do patologista sobre o estádio da doença. As células do câncer de mama apresentam diversos aspectos ao microscópio, e esses aspectos são usados para distinguir os vários tipos de câncer de mama.

Graus e Estádios do Câncer de Mama

O grau e o estádio do câncer de mama são determinados pelo patologista com base na diferença das células cancerosas em relação às células normais e na rapidez com que se dividem.

O câncer de mama pode ser classificado em graus de 1 a 3, sendo 1 o mais semelhante às células normais e saudáveis, e 3 o mais diferente de suas células normais e mais agressivo. Note que o *grau* do tumor é reflexo do relatório do patologista, e é diferente do *estádio* do câncer.

Os estádios do câncer de mama são determinados por seu tamanho e localização e se ele se espalhou para outros locais do corpo. O tamanho do câncer pode ser medido em centímetros ou milímetros. Há tumores pequenos e grandes, e seu tamanho nem sempre coincide com a sua agressividade. Tumores pequenos podem crescer rapidamente, e grandes podem crescer devagar. Tumores pequenos podem ser invasivos, e grandes podem ser não invasivos.

Às vezes, o câncer pode ocorrer em múltiplas áreas da mama (chamado de *multicêntrico*) ou pode estar em um local da mama (*multifocal*). No Capítulo 6, falamos mais sobre os estádios do câncer de mama.

Planejando Seu Tratamento

Depois da biópsia e de as células da mama terem sido examinadas pelo patologista, geralmente é feito um *diagnóstico*, que revela que tipo de tumor há em sua mama. É benigno ou maligno (câncer)? Naturalmente, é necessário saber o que você tem para obter o tratamento no momento e local certos.

Analisando as opções de tratamento

Se você foi diagnosticado com câncer de mama, será necessário que uma equipe oncológica, especializada em diferentes áreas da medicina, o trate. Também é chamada de equipe *multidisciplinar*. Normalmente, os membros de uma equipe para tratamento do câncer são os seguintes:

>> **Cirurgião de mama (cirurgião oncologista):** Médico que realiza biópsias e outros procedimentos cirúrgicos em pacientes de câncer de mama.

>> **Oncologista clínico:** Médico especializado em diagnosticar e tratar câncer com quimioterapia, terapia hormonal, terapia biológica e terapia-alvo. O oncologista clínico também oferece cuidados de apoio e pode coordenar o tratamento dado por outros especialistas.

CAPÍTULO 1 **Introdução ao Câncer de Mama** 15

- **Enfermeiro oncológico:** Enfermeiro registrada especializada em tratamento e cuidados de pessoas com câncer.

- **Enfermeiro clínico especialista em oncologia ou enfermeiro clínico (EC):** Enfermeira registrada com educação e treinamento adicional em diagnóstico e tratamento, licenciada a nível estadual e certificada por organizações de enfermagem nacionais. No cuidado do câncer, uma enfermeira clínica pode conduzir os cuidados primários do paciente e de suas famílias, baseada em seu treinamento especializado.

- **Patologista:** Médico que identifica doenças pela análise das células e tecidos em um microscópio.

- **Médico assistente:** Profissional de saúde licenciado para realizar certos procedimentos clínicos sob orientação do médico-chefe. O médico assistente pode cuidar do prontuário, realizar exames físicos, colher amostras de sangue e urina, cuidar de lesões, aplicar injeções e coordenar o cuidado de pacientes e familiares, com base em seu treinamento especializado.

- **Rádio-oncologista:** Médico especializado em usar radiação para tratar o câncer.

- **Radiologista:** Médico especializado em criar e interpretar imagens de áreas do interior do corpo com raios X, ondas sonoras ou outros tipos de energia. Muitos radiologistas realizam biópsias; nesse caso, eles são radiologistas intervencionistas.

- **Assistente social:** Profissional treinado para falar com pacientes e familiares sobre necessidades emocionais e físicas e encontrar serviços de apoio para eles.

Considerando a cirurgia de mama

A cirurgia de mama é um procedimento usado para remover o câncer da mama. Há vários tipos de cirurgia de mama, incluindo a lumpectomia, a mastectomia, a dissecção de linfonodos axilares, a dissecção de linfonodos sentinela, e outros. Essas cirurgias são discutidas em detalhes no Capítulo 8. Um cirurgião recomendará a cirurgia adequada com base no tamanho do tumor e da mama, se o câncer se espalhou para os linfonodos sob o braço e na preferência do paciente.

A decisão final sobre que tipo de cirurgia será realizada é do paciente — em outras palavras, é sua. Mas você deve estar informado sobre todas as opções cirúrgicas disponíveis e seus riscos e benefícios antes de tomar a decisão.

Tratando o câncer de mama com radiação

A *radiação* é a opção muitas vezes usada, juntamente com a lumpectomia, como tratamento padrão. O feixe de radiação é dirigido à área em que o câncer está localizado (enquanto poupa o tecido adjacente saudável) para erradicar quaisquer células cancerosas microscópicas que possam ter permanecido no local da cirurgia. Veja mais informações sobre tipos de radiação, como são usados e quando ela é recomendada no Capítulo 9.

Tratando o câncer de mama com quimioterapia

A *quimioterapia* é uma opção de tratamento que usa vários tipos de medicamentos que agirão nos vários estágios do ciclo celular. Os quimioterápicos são usados em combinação, de modo que, quando as células cancerosas se dividirem e atravessarem os vários estágios do ciclo, o medicamento específico entre em ação nesse ciclo e destrua o máximo de células possível. Veja mais detalhes sobre quimioterapia no Capítulo 10.

Tratando o câncer de mama com terapias endócrinas (hormonais), biológicas e outras terapias de ponta

A terapia *endócrina* também é chamada de terapia *hormonal*. A terapia endócrina é usada para reduzir o estrógeno no tecido da mama nas seguintes situações:

» Para reduzir o tamanho do câncer de mama (terapia neoadjuvante ou tratamento pré-operatório).

» Para reduzir o risco de recorrência do câncer.

» Para reduzir o risco de o câncer se desenvolver em pessoas com alto risco de câncer de mama. (Veja mais informações sobre indivíduos com risco de contrair câncer de mama no Capítulo 2.)

Tratamentos biológicos são tratamentos que atingem receptores específicos nos tumores. Eles são moléculas de proteína ou biomarcadores que podem encapsular o câncer e impedi-lo de crescer. O tratamento biológico faz parte da *medicina personalizada,* porque é dado a indivíduos com base nas características reais de suas células cancerosas.

Veja mais informações sobre terapia endócrina e biológica no Capítulo 11

Tratando o câncer de mama avançado

Cada vez mais indivíduos estão vivendo cinco, dez ou mais anos depois de um diagnóstico de câncer de mama avançado, graças a inovações na medicina e a pesquisadores e cientistas que buscam formas melhores e mais eficazes para tratar o câncer de mama como uma doença crônica. O tratamento para o câncer de mama avançado pode incluir quimioterapia contínua, terapia endócrina, terapia biológica (que inclui terapia-alvo, anticorpos monoclonais e imunoterapia), e novos medicamentos na forma de ensaios clínicos. A terapia vacinal tem se mostrado promissora e pode desempenhar um papel importante no futuro na medicina de precisão (usando suas informações genéticas para tratar seu câncer). Nos Capítulos 12, 13 e 14, falamos mais sobre o tratamento do câncer de mama avançado e tratamentos de ponta.

NESTE CAPÍTULO

» **Entendendo quem tem risco de ter câncer de mama**

» **Discutindo mutações genéticas e histórico familiar**

» **Descobrindo outros fatores que podem aumentar o risco de câncer de mama**

» **Vendo como tratamentos anteriores e exposição a produtos químicos se relacionam com o risco do câncer de mama**

Capítulo **2**

Fatores de Risco para o Câncer de Mama

Vamos começar derrubando o mito de que você só vai desenvolver câncer se ele ocorreu em sua família. Apesar dessa crença popular, aproximadamente 87% de mulheres diagnosticadas com câncer de mama ou de ovário não têm histórico familiar da doença. Em outras palavras, se você não tem histórico familiar da doença, está na categoria de 87% de mulheres que podem receber o diagnóstico de câncer de mama na vida. Assim, todas as mulheres correm risco, mas a causa do risco pode variar.

Com isso esclarecido, nesta seção falaremos de algumas das características que afetam quem corre maior risco de contrair câncer de mama.

Idade Avançada

A idade é o fator de risco número um para qualquer tipo de câncer. Quanto mais as pessoas envelhecem, maior será a incidência da doença. Os Estados Unidos, por exemplo, estão se tornando uma sociedade envelhecida, na qual os baby boomers estão ficando mais velhos e vivendo mais. Com idade avançada, há muito tempo para as células mamárias sofrerem alteração ou mutação devido a erros genéticos internos. Assim como um carro velho, algumas partes das células ficam sujeitas ao desgaste com o tempo e, como resultado, funcionam com menor eficácia. Fatores de risco adicionais, como exposições ambientais e estilo de vida inadequado, podem aumentar o risco, como discutido mais adiante neste capítulo. A Tabela 2-1 mostra a frequência na qual as mulheres são diagnosticadas com câncer de mama (taxa de incidência) e a idade do diagnóstico.

TABELA 2-1 Estimativa de Novos Casos de Câncer de Mama nos EUA por Idade e Óbito

Idade	Casos Não Invasivos	Casos Invasivos	Óbitos*
<40	1.650	10.500	1.010
40–49	12.310	35.850	3.690
50–59	16.970	54.060	7.600
60–69	15.850	59.990	9.090
70–79	9.650	42.480	8.040
80+	3.860	28.960	10.860
Todas as idades	60.290	231.840	40.290

*Aproximados para a dezena mais próxima. Dados da Sociedade Americana de Câncer, Pesquisa Investigativa, 2015

Gênero

Certamente não é surpresa que as mulheres correm muito mais risco do que os homens de desenvolver câncer de mama. Homens e mulheres possuem tecido mamário, mas os elevados níveis de testosterona nos homens evitam o crescimento de tecido mamário maduro. Assim, os homens têm uma pequena quantidade de tecido mamário pouco desenvolvido. O câncer de mama masculino totaliza cerca de 1% de todos os casos da doença. No Capítulo 17, falamos mais sobre homens e o câncer de mama.

LEMBRE-SE

Cerca de 12% das mulheres na população geral correm risco de serem afetadas pelo câncer de mama na vida. Isso é cerca de uma em oito mulheres. Para os homens, o risco de contrair câncer de mama durante a vida é muito menor: cerca de um em mil.

Além do fato de as mulheres terem níveis mais elevados de estrógeno que os homens, outros fatores de risco podem aumentar a incidência de câncer de mama em homens e mulheres. Os fatores de risco masculinos são semelhantes aos femininos e, embora o estrógeno aumente o risco da doença nas mulheres, quando elas têm certas doenças ou são expostas a toxinas ambientais, o risco de câncer de mama é muito mais elevado. Fatores que podem aumentar os níveis de estrógeno nos homens também podem aumentar o risco para que eles sejam afetados pelo câncer de mama.

A seguir, fatores de risco para o câncer de mama em homens e mulheres:

» **Idade avançada:** Homens têm câncer de mama com a idade média entre 68 e 71 anos. Mulheres, de 50 a 69 anos.

» **Mutações genéticas herdadas:** Mutações nos genes BRCA1 ou BRCA2 podem aumentar o risco de desenvolver câncer de mama para 6 em 100. Homens e mulheres podem carregar o gene. Falaremos mais sobre genética adiante neste capítulo.

» **Doença hepática:** Cirrose do fígado pode causar a redução dos hormônios masculinos, o que pode causar aumento dos hormônios femininos. Em mulheres, doenças do fígado fazem os níveis de estrógeno atingirem níveis significativamente mais altos.

» **Álcool:** Consumo excessivo de álcool pode afetar o fígado, aumentando o risco de câncer de mama.

» **Exposição à radiação:** Se um homem ou uma mulher tiver sido exposto à radiação na parede torácica (para linfoma, por exemplo), pode desenvolver câncer de mama mais tarde.

» **Obesidade:** Células adiposas convertem androgênios em estrógenos nos homens com excesso de peso, principalmente no abdômen. Nas mulheres, as células adiposas podem se converter em estrógeno, causando uma sobrecarga do hormônio.

Aqui estão os fatores de risco somente para homens:

» **Doença ou cirurgia testicular:** Se o testículo estiver doente ou foi removido, o homem corre maior risco de desenvolver câncer de mama.

» **Ocupação:** Trabalhar em indústrias que exigem que os homens trabalhem em um ambiente quente ou aquecido, como siderúrgicas, ou em funções com grande exposição a vapores de gasolina, pode afetar os testículos, dessa forma aumentando o risco de câncer de mama.

» **Síndrome de Klinefelter:** Ocorre quando o menino nasce com mais de um cromossomo X, fazendo com que tenha mais hormônios femininos.

CAPÍTULO 2 **Fatores de Risco para o Câncer de Mama** 21

Raça e Etnia

Embora mulheres brancas (caucasianas e de descendência europeia) apresentem um risco um pouco maior de desenvolver câncer de mama depois dos 45 anos, mulheres negras — descendentes de afro-americanos, africanos e afro-caribenhos — têm mais probabilidade de morrer devido à doença. Os motivos para isso são muito controversos. Pesquisas nos últimos anos mostraram que mulheres negras têm maior incidência de câncer de mama *triplo negativo* (veja o Capítulo 5), embora na prática clínica os provedores de saúde possam observar uma outra realidade. Cuidamos de número igual de mulheres de ambas as raças com a doença triplo negativa; o único denominador comum é que as mulheres são mais jovens (abaixo dos 50 anos). O veredito ainda não foi dado sobre a verdadeira incidência de acordo com a etnicidade e a doença triplo negativa. Muitas pesquisas atuais do National Cancer Institute (NCI) e de centros oncológicos designados por ele devem ajudar a esclarecer essa dúvida em um futuro próximo.

Mulheres negras também têm maior probabilidade de serem afetadas por câncer de mama com maiores graus e em estádios avançados — em outras palavras, elas tendem a ter mais câncer de mama que se espalhou para os linfonodos sob o braço e para outras partes do corpo, em comparação a mulheres brancas. Pesquisas mostraram que os fatores determinantes para a maior incidência de câncer de mama em mulheres negras com menos de 45 anos são mutação genética, histórico familiar, ambiente, estilo de vida, status socioeconômico, fatores culturais e barreiras à assistência. Falta de acesso a mamografias, demora em acompanhar o resultado anormal de mamografias, negação em relação aos sintomas nas mamas, prioridades conflitantes (mães solteiras, outras doenças, e assim por diante), falta de confiança no sistema de saúde e limitações financeiras são questões relacionadas aos elevados índices de câncer de mama entre mulheres negras com menos de 45 anos.

Mulheres asiáticas, hispânicas e indígenas norte-americanas apresentam baixo risco de desenvolver câncer de mama e morrer devido à doença.

Nos homens, o câncer de mama é mais comum em homens brancos do que em homens negros e menos comum em homens asiáticos.

As informações sobre fatores de risco de câncer de mama em mulheres hispânicas são limitadas, mesmo que elas sejam a minoria de crescimento mais rápido nos Estados Unidos. Mulheres hispânicas são frequentemente diagnosticadas com câncer de mama avançado em comparação a mulheres brancas não hispânicas. O maior fator de risco percebido para o câncer de mama em mulheres hispânicas é o menor uso de mamografias em comparação a mulheres negras e brancas.

Mulheres hispânicas podem ter menor risco de câncer de mama se tiverem o gene ESR1. Pesquisas mostram que elas são uma população heterogênea porque muitas vezes têm ascendência indígena ou europeia. Quando mulheres hispânicas em pós-menopausa foram testadas em um estudo sobre disparidades de cuidados de saúde com câncer de mama feito nos EUA/México, constatou-se que muitas mulheres hispânicas tinham o gene ESR1, tipicamente encontrado em indígenas norte-americanas, o que reduz o risco de câncer de mama.

Em geral, o risco de câncer de mama normalmente aumenta em mulheres que migraram para países com altas taxas de incidência da doença (como os Estados Unidos), saindo de outros países com baixa incidência da doença.

Menstruação Precoce e Menopausa Tardia

Mulheres cuja primeira menstruação ocorreu antes dos 12 anos de idade correm um risco levemente maior de desenvolver câncer de mama do que mulheres que menstruaram mais tarde. Da mesma forma, mulheres que entram na menopausa depois dos 55 anos correm maior risco de desenvolverem câncer de mama. Acredita-se que isso ocorre porque, quanto mais tempo ficam expostas aos hormônios sexuais, maior é o risco que correm de serem afetadas pelo câncer de mama. O corpo da mulher cuja menstruação começa cedo e termina tarde foi exposto ao estrógeno, à progesterona e à testosterona naturais por um período mais longo.

Pelos mesmos motivos, mulheres *nulíparas* (que nunca deram à luz) e mulheres que tiveram o primeiro filho após os 35 anos correm maior risco de desenvolver câncer de mama.

Uso de Pílulas Anticoncepcionais

Se você usa pílulas anticoncepcionais, pode correr um risco um pouco mais alto de desenvolver câncer de mama em comparação a mulheres que não as usaram. Entretanto, quando para de tomá-las ou não as usa há pelo menos dez anos, seu risco de ser afetada pelo câncer de mama diminui e volta ao padrão inicial (sem aumento de risco).

Você deve discutir o risco de contrair câncer de mama com seu ginecologista quando decidir tomar pílulas anticoncepcionais. O Depo-Provera é uma injeção anticoncepcional que pode ser tomada como alternativa às pílulas anticoncepcionais. É dada a cada três meses e pode aumentar o risco do câncer de mama, mas esse risco desaparece ao parar de tomá-la por pelo menos cinco anos.

Risco Genético: Os Genes BRCA1 e BRCA2

Conhecer o histórico familiar é muito importante para ajudar a determinar seu risco de desenvolver câncer de mama. Pesquise para descobrir que membros de sua família tiveram que tipo de câncer, de que lado da família (paterno ou materno) e com que idade foram diagnosticados com a doença.

Se parentes de primeiro grau (mãe, pai, irmã ou irmão) tiveram câncer de mama ou ovário (mulheres), seu risco de desenvolver a doença é pelo menos cinco vezes maior do que o da população em geral, sem histórico de câncer de mama. O risco será ainda maior se o parente de primeiro grau tiver sido diagnosticado com idade inferior a 50 anos.

DICA

Rastrear a árvore genealógica da família (genograma) sempre é útil para obter uma imagem visual dos membros da família que têm um histórico de câncer. Ela também pode ajudar os provedores de saúde na identificação de aglomerados de câncer na família e de que tipos de câncer você está sujeito a ter.

Os genes BRCA1 e BRCA2 (*BReast CAncer susceptibility* [Suscetibilidade ao Câncer de Mama]) são encontrados em homens e mulheres. Quando funcionam normalmente, esses genes produzem um tipo especial de proteínas supressoras de tumores para reparar o DNA danificado em nossas células. Entretanto, às vezes esses genes BRCA são alterados ou passam por mutação, e as proteínas não funcionam normalmente. Às vezes, o DNA danificado não é reparado corretamente e, então, é mais provável que as células continuem a se desenvolver com mudanças genéticas que podem levar ao aparecimento do câncer.

A mutação no BRCA é detectada por um exame genético, exame de sangue ou de saliva, um dos quais geralmente é recomendado se sua família tem um histórico de câncer de mama ou de ovário. O gene BRCA com mutação pode ser passado de seus pais para você ou seus irmãos. Se um de seus pais tem o gene, você tem uma chance de 50% de herdar a mutação. Os dois tipos principais de genes BRCA, chamados BRCA1 e BRCA2, estão associados ao aumento do risco de câncer de mama e de ovário e sua presença é responsável por 10% de todos os cânceres de mama e 15% dos cânceres de ovário. Quando você tem a mutação no BRCA1 ou no BRCA2, corre o risco de desenvolver câncer de mama ou de ovário com idade muito inferior a outras mulheres que não têm a mutação.

É importante notar que nem todas as pessoas com câncer de mama precisam realizar o exame genético. Os indivíduos fazem o exame para detectar a mutação no BRCA1 ou no BRCA2 com base no risco genético que avalia fatores pessoais e familiares, como os seguintes:

- » Câncer de mama diagnosticado antes dos 50 anos.
- » Câncer nas duas mamas na mesma mulher.
- » Cânceres de mama múltiplos na mesma mulher.
- » Câncer de mama e ovário na mesma mulher ou mesma família.
- » Dois ou mais tipos de câncer primários relacionados ao BRCA1 ou BRCA2 em um único membro da família.
- » Câncer de mama masculino.
- » Etnia judaica asquenaze.

DICA

Se o histórico de sua família sugere a possibilidade de mutação no BRCA1 ou no BRCA2, o melhor a fazer é realizar o exame no membro da família diagnosticado com câncer de mama. Caso se constate que essa pessoa tem uma mutação BRCA, então outros membros da família devem considerar o aconselhamento genético para compreender seu risco potencial de desenvolver câncer de mama ou de ovário.

Se você foi adotada ou não conhece o histórico de sua família e tiver câncer de mama ou de ovário com menos de 50 anos de idade, é aconselhável fazer o exame genético de BRCA1 e BRCA2. Isso vai ajudá-la a determinar seu risco de um câncer de mama ou de ovário recorrente, assim como o risco de passar a mutação para a próxima geração (se tiver ou planeja ter filhos).

CUIDADO

Se você tiver mutação no BRCA1 ou no BRCA2, a National Comprehensive Cancer Network (NCCN) recomenda medidas para reduzir o risco de câncer de mama ou de ovário, como segue:

- » Rastreando o câncer de mama:
  - Observe mudanças em suas mamas a partir dos 18 anos de idade.
  - Faça um exame clínico com seu médico ou enfermeira a cada 6/12 meses a partir dos 25 anos de idade.
  - Faça uma ressonância magnética todos os anos a partir dos 25 ou 30 anos de idade.
  - Considere realizar uma tomossíntese mamária (mamografia em 3D).
  - Faça mamografias após os 75 anos, conforme sua opção.

CAPÍTULO 2 **Fatores de Risco para o Câncer de Mama** 25

> » Reduzindo o risco de câncer de mama:
>   - Considere a remoção das mamas (mastectomia).
>   - Considere medicamentos de redução de risco (terapia endócrina: tamoxifeno, anastrozol, letrozol e assim por diante).
> » Reduzindo risco de câncer de ovário:
>   - Remova os ovários e trompas de Falópio depois da idade fértil.
>   - Adie a remoção dos ovários e trompas de Falópio até os 40 e poucos anos, principalmente pessoas que tenham realizado mastectomia de redução de risco nas duas mamas.
>   - Faça rastreamento anual para câncer de ovário com um exame de sangue CA-125 e ultrassom transvaginal, se recomendado pelo médico, a partir dos 30 aos de idade.

Se você optar por não seguir as recomendações de redução de risco, terá sete vezes mais probabilidades de desenvolver câncer de mama e 30 vezes mais probabilidades de desenvolver câncer de ovário antes dos 70 anos do que mulheres que não têm o gene.

Note que pode haver outras mutações genéticas transmitidas (passadas adiante) por familiares que causam câncer de mama. É raro, mas há famílias com vários membros que tiveram câncer de mama que não têm a mutação no BRCA1 ou no BRCA2. Pode ser que os cientistas ainda não tenham descoberto o gene envolvido. Até o momento, os genes BRCA1 e BRCA2 são os que foram estudados com mais profundidade e são a causa mais comum de câncer de mama herdado.

Má Alimentação

Quando ingerimos calorias e nutrientes em número suficiente para ter energia e auxiliar as funções e o desenvolvimento do corpo, podemos dizer que temos uma boa alimentação. Manter uma boa alimentação e as funções normais do corpo é uma espécie de medida de equilíbrio. Nossas refeições devem incluir uma variedade de frutas e legumes, grãos, fibras, proteínas com pequenas quantidades de gordura e muita água para proporcionar uma boa alimentação. O seu corpo faz grandes esforços para combater doenças sozinho, mas, para tanto, ele precisa dos recursos adequados. A má alimentação diminui a função mental e a produtividade, assim como reduz a imunidade do corpo contra doenças como o câncer.

LEMBRE-SE

Os melhores resultados em relação à saúde ocorrem quando uma boa alimentação é combinada com atividade física regular. Cento e cinquenta minutos de exercício moderado por semana podem reduzir seu risco de desenvolver câncer de mama. Não são necessários exercícios vigorosos ou intensos para reduzir o risco — se você caminhar 30 minutos por dia, o risco de desenvolver câncer será reduzido em 3%.

Todos sabemos que exercícios podem manter o seu peso ideal. Quando você está obeso, tem mais células de gordura, ou tecido *adiposo*, que podem liberar grandes quantidades de estrógeno para seu corpo. Em geral, a obesidade aumenta o risco de as mulheres contraírem qualquer câncer relacionado a hormônios, como o de mama e de endométrio. Homens obesos correm maior risco de contrair câncer de próstata.

Exercícios são ótimos para reduzir os níveis de insulina, os hormônios e as proteínas (conhecidas como fatores de crescimento). Fatores de crescimento devem estar presentes para o desenvolvimento de qualquer tipo de câncer.

Exercícios liberam endorfinas, os neurotransmissores do bem-estar, e reduzem o estresse. Mais endorfinas reduzem o desejo de fumar e beber, o que reduz o risco geral de ser afetada pelo câncer de mama. Os pesquisadores descobriram que níveis elevados de estresse podem prejudicar seu sistema imunológico, o que pode aumentar o risco de desenvolver câncer.

Gorduras

Casos de câncer são mais raros em países em que a alimentação regional é baseada em plantas ou vegetariana e com baixo teor de gordura. Estudos demonstraram que, se as garotas ingerirem uma alimentação rica em gorduras durante a puberdade, correm maior risco de desenvolver câncer de mama — mesmo que não sejam obesas.

CUIDADO

Porém, sejamos francas sobre a sequência de eventos que, em muitos casos, levam ao câncer de mama. Uma alimentação rica em gorduras significa mais calorias, e mais calorias causam ganho de peso, o que leva à obesidade e maiores níveis de estrógeno — que aumenta o risco de câncer de mama. Na próxima seção, falamos mais sobre obesidade.

Pode ser difícil entender a relação entre dietas e risco de câncer porque dietas consistem em uma variedade de alimentos e nutrientes, muitos dos quais podem afetar o risco de câncer. No Capítulo 19 há mais informações sobre nutrição.

Carne vermelha e carnes processadas

Uma dieta rica em carnes vermelhas e processadas pode aumentar o risco de desenvolver câncer, enquanto uma dieta rica em frutas, legumes e grãos diminui esse risco. Vários pesquisadores descobriram que o pigmento vermelho (chamado *heme*) das carnes vermelhas e processadas prejudica as células do estômago e dos intestinos. O heme tem uma toxicidade própria, mas também promove a formação e a liberação de compostos carcinogênicos N-nitrosos (NOCs). Pode causar a produção de toxinas a partir de bactérias do estômago, aumentando o risco de vários cânceres, como o de mama, o de estômago e o colorretal. Nitratos e nitritos são substâncias químicas muitas vezes usadas em carnes processadas e para preservar carnes. Quando são ingeridas e absorvidas pelo estômago e pelos intestinos, podem ser convertidas em NOCs. Provavelmente esse é o motivo pelo qual os pesquisadores encontraram maior risco de câncer em carnes processadas em comparação à carne vermelha. Pesquisas continuam estabelecendo elos entre NOCs e outros tipos de câncer, como o de mama.

Quem não gosta de um churrasco? Infelizmente, os pesquisadores também descobriram que cozinhar carne em temperaturas muito altas produz substâncias químicas cancerígenas chamadas aminas policíclicas (AAPs) e aminas heterocíclicas (AHCs).

DICA

Ferver ou refogar (fritar levemente) e então cozinhar lentamente carnes em um recipiente tampado são ótimas alternativas e podem reduzir o risco de câncer. Note, também, que carnes brancas (como aves, coelho e vitela) contêm pouco ou nenhum heme, e seu consumo diminui o risco de câncer.

Obesidade

Estar acima do peso ou obeso pode aumentar o risco de desenvolver câncer de mama na menopausa em 30%. Ter gordura adicional no corpo após a menopausa aumenta a produção de estrógeno e os fatores de crescimento porque os ovários não produzem mais hormônios e o tecido adiposo se torna a fonte de estrógeno para o corpo. Quando os ovários produziam hormônios, o faziam na quantidade necessária ao funcionamento do corpo. Mas, quando o tecido adiposo produz estrógeno, a quantidade não é controlada, e o corpo pode ser "inundado" com níveis elevados de estrógeno — o que pode levar ao câncer de mama.

Em resumo, acredita-se que o aumento do risco de ser afetada por câncer de mama na pós-menopausa se deve aos elevados níveis de estrógeno em mulheres obesas. Por terem mais tecido adiposo, os níveis de estrógeno de mulheres obesas são mais altos, potencialmente levando ao crescimento mais rápido de tumores mamários sensíveis ao estrógeno.

Um aumento na medida da cintura antes da menopausa também pode aumentar o risco de câncer de mama após a menopausa — separado da questão da obesidade. Muitas vezes, o índice de massa corporal (IMC) é usado para determinar o peso saudável. O IMC é uma ferramenta útil para descobrir se você está com um peso saudável para a sua altura.

LEMBRE-SE

O IMC é apenas um guia e não é acurado para alguns grupos de pessoas, como gestantes, crianças ou pessoas de descendência africana (devido à maior densidade óssea).

O cálculo do IMC é realizado pela avaliação do peso e da altura de um indivíduo. Calculadoras de IMC são facilmente encontradas online. Quando você calcular o seu IMC, os seguintes resultados são os determinantes comuns da classificação do peso:

- » IMC abaixo de 18,5 — abaixo do peso.
- » 18,5-25 — peso ideal.
- » 25-30 — sobrepeso.
- » 30-35 — obesidade
- » Acima de 35 — obesidade mórbida.

Novamente, o IMC é só um guia. Vários grupos étnicos têm diferentes características de IMC. Estilos de vida individuais diferentes podem elevar a densidade óssea e a massa muscular, provocando assim um aumento no peso em relação à previsão da tabela do IMC. É por esse motivo que algumas descendentes africanas podem pesar mais que caucasianas, mas ainda usar o mesmo tamanho de roupas.

DICA

Uma ferramenta simples e menos precisa (amplamente usada no Reino Unido) que pode ajudar a determinar o peso ideal é simplesmente medir a cintura. Use uma fita métrica para medir 2cm acima do umbigo. A cintura de uma mulher deve medir menos que 80cm, e a de um homem, menos que 93cm.

Fumo

O fumo pode causar vários tipos de câncer — principalmente de pulmão, de garganta, de esôfago, de bexiga e renal — mas também gera um pequeno risco de câncer de mama. Fumar cigarros expõe seu corpo a substâncias químicas como o benzeno, polênio-210, nitrosaminas e benzo(a)pireno, que são conhecidas por causar danos ao DNA nas proteínas supressoras de tumores que protegem as células de desenvolver câncer. Muitos cigarros contém cromo, que produz toxinas como o benzo(a)pireno, que adere ao DNA como cola e aumenta os danos às proteínas e às células. Outras substâncias químicas nos cigarros são arsênico e níquel, que bloqueiam o processo natural das células de reparar DNA danificado. Por esse motivo, células danificadas têm maior probabilidade de se tornarem cancerosas.

Os pulmões de fumantes estão comprometidos e têm menor probabilidade de tolerar exposição a substâncias químicas tóxicas do que de não fumantes com pulmões sadios. As substâncias químicas encontradas nos cigarros dificultam a tarefa de fumantes de remover toxinas naturalmente, porque seu sistema imunológico está enfraquecido.

Álcool

Consumir álcool também pode aumentar o risco de desenvolver câncer. Não importa se você tomar cerveja, vinho ou destilados, pois nenhum tipo de álcool é melhor ou pior que o outro. Beber e também fumar aumenta ainda mais o risco de câncer. Não há quantidade "segura" de álcool quando se quer prevenir o câncer, apesar de a Sociedade Americana de Câncer ter declarado que, quando se consome menos álcool, o risco diminui. É verdade que pesquisas mostraram que um copo de vinho tinto por dia pode ajudar a prevenir doenças cardíacas — mas não o câncer. Sem parar totalmente, a medida mais sensata para prevenir o câncer é beber com cautela e moderação.

CUIDADO

Lembre, então, que se você estiver habituado a tomar uma taça grande de vinho ou uma cerveja premium todos os dias, estará aumentando o risco de desenvolver câncer de garganta, de boca, de esôfago, de mama ou de intestino.

Quando o álcool entra no corpo, ele é convertido em acetaldeído, uma substância química tóxica que danifica o DNA e impede os genes supressores de tumores de repará-lo no interior das células. O acetaldeído também aumenta o crescimento das células do fígado, dessa forma aumentando a probabilidade de as células se regenerarem com alterações ou mutações que possam levar ao câncer. Nosso corpo também retira etanol (outra forma de álcool) de alimentos que ingerimos, que é uma substância química metabolizada principalmente pelo fígado. Bactérias que vivem na boca ou no estômago podem converter etanol em acetaldeído.

O álcool também aumenta os níveis de estrógeno no corpo. Elevados níveis de estrógeno no organismo podem indicar às células para se dividirem mais rapidamente e isso pode aumentar o risco de câncer de mama.

Tratamento Anterior e Exposição a Substâncias Químicas

Se você fez radioterapia de campo envolvido ou radioterapia na parede do tórax para doença de Hodgkin ou qualquer outra, pode correr risco de desenvolver câncer de mama no futuro. Esse histórico de radiação anterior aumenta o risco de câncer de mama porque a mama está localizada no campo ou área do corpo atingida pela radiação.

Muitas pessoas sem histórico familiar da doença têm câncer de mama *esporádico*. Pesquisas mostram evidências de que as causas de cânceres esporádicos são basicamente atribuídas a exposições ambientais, como a vapores industriais e silício.

Exposição a DES (dietilestilbestrol)

Se você recebeu DES (dietilestilbestrol) para evitar um aborto espontâneo entre 1940 e 1971, tem maior chance de desenvolver câncer de mama. Além disso, se foi exposta a DES durante a gestação de sua mãe, corre um risco um pouco maior de desenvolver a doença depois dos 40 anos.

Hormônios: Uso de estrógeno e progesterona

Há vários tipos de hormônios em nosso corpo, mas os mais importantes para os órgãos femininos são estrógeno, progesterona e testosterona — todos produzidos pelos ovários. As várias mudanças nos níveis hormonais do corpo ajudam a regular o ciclo menstrual e todos os sintomas associados da síndrome da tensão pré-menstrual (TPM). Quando os níveis desses hormônios naturais são mais elevados do que deveriam para regular as funções normais do corpo, o risco de câncer aumenta.

A terapia de reposição hormonal (TRH) é um tratamento oferecido às mulheres após a menopausa para tratar sintomas como fogachos e variações de humor. A TRH repõe os hormônios naturais que os ovários não produzem mais após a menopausa e pode consistir em uma forma sintética de estrógeno, chamada estradiol, ou progesterona (chamada norgestimato, noretindrona ou drospirenona), que podem ser ministrados separadamente ou em combinação.

Há fortes indícios de que o uso de TRH pode aumentar o risco de desenvolver câncer de mama, útero e ovário. Porém, é importante consultar seu ginecologista para determinar como a TRH pode beneficiá-la e afetar seu risco de contrair a doença.

Fatores ambientais

Houve um protesto público nos Estados Unidos e no Reino Unido com relação a substâncias químicas sintéticas nos alimentos, em produtos de uso doméstico e no meio ambiente. Algumas dessas preocupações se concentraram em substâncias químicas chamadas de *imitadores hormonais* e *disruptores endócrinos* (EDCs), como ftalato ou triclosan. EDCs são encontrados em todo lugar. Estão em pesticidas, plásticos, solventes, alimentos e água afetados, e em emissões de gases de veículos. As pessoas são expostas aos EDCs ao comer e beber, usar certos cosméticos e produtos para a pele, e respirar. EDCs desregulam a função normal dos hormônios no corpo, o que pode levar a doenças que incluem o câncer.

O ar que respiramos todos os dias pode ser composto de diferentes substâncias, dependendo dos tipos de poluição em sua cidade, do tempo e da época do ano. A poluição do ar pode vir em forma de vapores sintéticos causados por fumaça, emissão de veículos, queima de combustíveis pelas indústrias, assim como de fontes naturais como gás rádon, um gás radioativo natural. O rádon é encontrado no ar em nível reduzido ao ar livre, mas às vezes pode se acumular em altas concentrações em ambientes fechados.

Embora se saiba que substâncias químicas e a poluição do ar danifiquem o DNA das células de nosso corpo, ainda há evidências insuficientes para ligar os poluentes a tipos específicos de câncer. Aguardamos com ansiedade por novidades nas pesquisas atuais nessa área de interesse.

Mesmo que neste capítulo tenhamos discutido alguns fatos sombrios sobre o que aumenta o risco de se desenvolver câncer de mama, fique atento ao seguinte:

» Uma em cada oito mulheres é diagnosticada com câncer de mama.

» O câncer de mama está sendo detectado mais cedo.

» Tratamentos de câncer de mama mais eficazes estão ajudando a curar e aumentar as taxas de sobrevivência.

Nos Capítulos 4 e 5, falamos mais sobre a detecção de câncer de mama e os capítulos na Parte 3 descrevem em detalhes várias formas de tratar a doença.

NESTE CAPÍTULO

» Detectando mudanças na mama que podem ser sintomas de câncer

» Discutindo o que faz a mama aumentar ou diminuir

» Entendendo a diferença entre celulite, mastite e abscesso da mama

» Revendo outras alterações na mama não relacionadas ao câncer

Capítulo **3**

Indicadores de Câncer de Mama

Conhecer suas mamas é o segredo para identificar alterações que possam ser um sinal de câncer. Às vezes, o medo nos faz reféns e impede de apreciar a vida e nossa saúde, e o medo de desenvolver câncer de mama não foge à regra. Entender os sinais e os sintomas do câncer de mama é essencial para a detecção precoce dessa e de outras doenças de mama não cancerosas.

Tem havido muitas inovações e avanços no tratamento do câncer de mama nas últimas décadas. O tratamento para a doença no estádio inicial geralmente é menos agressivo, e a maioria das pessoas tem uma vida normal e longa depois. Por esse motivo, descobrir alterações na mama e conversar com seu médico logo no início é muito importante.

LEMBRE-SE

Se você quiser dominar a tarefa de identificar mudanças na mama, deve examiná-las regularmente. Só você saberá se algo novo surgiu em seus seios. Mudanças nas mamas podem ocorrer da puberdade até durante a vida adulta, de modo que você deve garantir que cada mudança observada seja acompanhada por seu médico. Não entre em um estado de negação, adiando a consulta se percebeu algo novo em suas mamas. Procure um médico. A detecção precoce é importante.

Procure cinco sintomas importantes que podem estar relacionados ao câncer de mama. Observe que mudanças que ocorrem apenas em uma das mamas são mais preocupantes do que as que ocorrem nas duas ao mesmo tempo:

- » Mudança no tamanho, forma ou sensibilidade da mama
- » Mudanças na pele
- » Nódulo novo na mama ou axila
- » Mudança na posição do mamilo
- » Dor na mama

Conheça suas mamas para detectar mudanças precocemente.

Monitorando Mudanças no Tamanho e na Forma da Mama

O tamanho e a forma das mamas são únicos. O crescimento das mamas é influenciado principalmente pela liberação de estrógeno e de outros hormônios em seu corpo, juntamente com os genes (DNA) que herda de seus pais. A forma e a aparência de suas mamas são influenciadas por muitos fatores:

- » Sua idade
- » Histórico da gestação
- » Amamentação
- » Histórico de infecções na mama

O fato de a mulher ter passado pela puberdade e estar com os seios totalmente desenvolvidos não significa que seu tamanho seja o mesmo durante toda a vida. Por exemplo, mudanças nos seios podem ocorrer depois da amamentação. O efeito da sucção do bebê nos mamilos e o peso das mamas com os ductos cheios de leite podem fazer com que os ligamentos que as prendem à parede torácica se distendam. A pele pode perder elasticidade e as mamas podem assumir uma forma mais alongada, em forma de gota, devido à perda de tecido conjuntivo.

É essencial usar um sutiã que ofereça uma boa sustentação para reduzir os efeitos da gravidade nos seios. As dietas *ioiô* (nas quais se emagrece, recupera peso, emagrece de novo, e assim por diante) também podem causar a flacidez dos seios por causa da perda e do ganho rápido de peso que estica a pele. Se isso acontece com você, fazer exercícios no banco com halteres (deitado de costas com os braços estendidos, um haltere em cada mão) e flexões de braço podem ajudar um pouco, porque ter os músculos peitorais definidos ajuda a dar a ilusão de seios firmes (embora o tecido das mamas não mude, já que não há músculos nelas).

Aumento no tamanho das mamas

Às vezes, já adulta, a mulher sente que os seios estão aumentando. Muitas vezes, isso ocorre devido ao ganho de peso. Os seios, afinal, são feitos principalmente de células adiposas, as quais também estão localizadas em várias outras partes do corpo. Quando se ganha peso, o número de células adiposas em todo o corpo aumenta e forma *tecido adiposo,* que armazena energia na forma de gordura e protege e isola o corpo. As mamas também contêm tecido adiposo.

A gestação pode causar o aumento das mamas devido ao aumento dos ductos de leite para auxiliar a amamentação. Pílulas anticoncepcionais também podem aumentar o tamanho das mamas devido ao aumento da sensibilidade delas às mudanças hormonais (estrógeno e progesterona) durante o ciclo menstrual.

Se seus seios aumentarem, não tente usar o sutiã que comprou no ano passado. É hora de tirar suas medidas e encontrar um sutiã novo. Isso vai garantir uma boa sustentação para os seios e conforto para você. Se apenas *uma* mama tiver alteração de forma ou tamanho, é importante procurar seu médico o mais rápido possível. Se as *duas* mamas mudarem ao mesmo tempo, é muito provável que não seja devido a um câncer.

Redução no tamanho das mamas

Os seios tendem a diminuir quando você perde peso, para de tomar pílulas anticoncepcionais e na pós-menopausa — isto é, quando seus ovários não produzem mais estrógeno.

A redução no tamanho dos seios, acompanhada por queda de cabelos e aumento de pelos faciais ou acne (no rosto, peito e costas), pode ocorrer devido a altos níveis de testosterona e deidroepiandrosterona (DHEA), que é o hormônio esteroide mais abundante no corpo. O DHEA é produzido pelas glândulas adrenais, pelas gônadas e pelo cérebro para melhorar a função do andrógeno e do estrógeno em seu corpo. Se você tiver estes sintomas, é importante conversar com seu médico. Talvez você precise fazer um exame para verificar a existência da síndrome do ovário policístico (SOP).

Pesquisas menores têm sido realizadas para analisar o efeito da cafeína no tamanho das mamas, mas não há consenso médico sobre seu efeito (em quantidades específicas) em seu tamanho. Não há relação comprovada entre consumo de cafeína e câncer de mama até o momento.

Observando Alterações na Pele

Normalmente, a cor da pele dos seios é semelhante à do resto do corpo, embora possa ser um pouco mais clara devido a menor exposição ao sol. Os mamilos e a aréola (área escura ao redor do mamilo) geralmente são mais escuros, com algumas saliências e texturas. Assim como no resto da pele, pode haver sardas ou verrugas nas mamas. Algumas pessoas também têm estrias nas mamas devido a alterações de tamanho ao longo do tempo.

Exantema

Pode ocorrer um exantema na mama fazendo você se preocupar com a possibilidade de ser câncer de mama inflamatório. A melhor coisa a se fazer nesse caso é conversar com seu médico. Exantemas podem surgir devido ao suor e em área de atrito da pele (também chamado de *fricção*), e isso geralmente acontece debaixo das mamas.

Outra causa comum de exantemas é a exposição a novos produtos ou tecidos. Avise ao médico se usou um sutiã, um hidratante ou um sabão em pó novos. Se você não puder determinar a causa do exantema, talvez seu médico receite uma pomada esteroide tópica ou um creme antifúngico ou antibacteriano. A maioria dos exantemas não tem a ver com câncer de mama.

CUIDADO

Se o exantema persistir depois do tratamento prescrito pelo médico, então você deve fazer outra avaliação com um dermatologista ou especialista em mama a fim de determinar se é outro problema na mama ou câncer.

Doença de Paget

A doença de Paget pode se manifestar em forma de exantema ao redor do mamilo, especialmente na aréola. Muitas vezes é confundida com eczema ou dermatite. Além do exantema, a doença de Paget pode apresentar os seguintes sintomas:

- » Prurido, formigamento ou vermelhidão no mamilo ou aréola
- » Mamilo invertido ou plano
- » Secreção espontânea com sangue ou amarelada no mamilo
- » Pele seca, escamosa, áspera ou espessa ao redor da aréola

Muitas vezes, os sintomas da doença de Paget são confundidos com os de outros problemas de pele. Frequentemente, é dado um diagnóstico errado, levando a atrasos no tratamento. Muitos pacientes com a doença de Paget muitas vezes têm câncer no interior da mama, geralmente CDIS ou carcinoma ductal invasivo, motivo pelo qual é importante consultar seu médico sobre exantemas persistentes na mama. O tratamento para a doença de Paget é semelhante ao do de câncer de mama, e pode incluir cirurgia conservadora da mama (lumpectomia) e radioterapia. Leia os Capítulos 8 e 9 para mais informações sobre cirurgia da mama e radioterapia.

Se o exantema na mama estiver relacionado a um câncer de mama, não vai desaparecer — ele permanecerá ou pode piorar após o tratamento tópico.

Espessamento da pele

No caso de *espessamento da pele* das mamas, ela pode parecer inchada ou ter acúmulo de fluido, e apresentar um padrão ondulado parecido com casca de laranja (às vezes chamado de *peau d'orange*, que significa "pele de casca de laranja").

Apesar de o espessamento da pele ser um dos sinais de câncer de mama inflamatório, normalmente há outros sinais que precisam ocorrer em conjunto para confirmar o diagnóstico de câncer:

- » Vermelhidão na mama
- » Sensação de calor na mama
- » Endurecimento da mama

Se ocorrer *qualquer* espessamento na mama, procure seu médico para avaliar os sintomas.

Celulite

A mama pode ficar vermelha se houver uma infecção de pele (chamada *celulite*). A celulite pode ocorrer com frequência após a radioterapia ou uma cirurgia de redução de mama, porque esses tratamentos podem causar inflamação na pele. Qualquer inflamação na pele pode aumentar o risco de uma infecção secundária.

Quando a celulite é resultado de uma infecção, é causada por bactérias que atravessam a pele por uma barreira rompida, como um ferimento. A infecção pode se espalhar depressa, produzindo inflamação nas camadas (derme e tecido subcutâneo) da pele. Quando as células brancas do sangue do sistema imunológico lutam contra a infecção, percebe-se um fluxo sanguíneo maior no local sob forma de vermelhidão.

Você pode sentir dor, sensibilidade e inchaço nas mamas e observar um caroço inchado ou um linfonodo aumentado sob o braço. Os linfonodos costumam ficar maiores perto da área de uma infecção. Esse é um sinal de que o sistema de defesa do corpo (o sistema imunológico) está ativado.

Se você sentir alguns desses sintomas, procure seu médico para ser tratada com o antibiótico adequado.

Mastite

A *mastite* é semelhante à celulite no que se refere a dor, vermelhidão e calor ao toque na mama. Entretanto, a mastite se deve a uma infecção sob a pele na glândula mamária (a glândula produtora de leite na mama). Ela ocorre com a entrada de bactérias na mama através do mamilo ou de uma fissura da pele. Muitas vezes, a mastite ocorre juntamente com a celulite da pele da mama. Outros sintomas que podem ocorrer com a mastite são dor de cabeça, fadiga, febre e calafrios.

Abscesso mamário

Um *abscesso mamário* é um espaço oco na mama que se enche de pus. Isso ocorre por causa de uma infecção nos ductos de leite ou na pele, que é causada por bactérias que penetram na pele pelo mamilo ou por uma fissura. O *staphylococcus aureus* é a bactéria mais comumente encontrada em abscessos de mama. A celulite e a mastite (veja as duas sessões anteriores), se não tratadas, podem se transformar em um abscesso.

Outros fatores que predispõem as pessoas a desenvolver um abscesso são o diabetes e o fumo. O fumo causa vasoconstrição e limita a oxigenação do tecido da mama necessária à cura, provocando uma demora na recuperação e o risco de uma infecção prolongada.

A maioria das infecções mamárias é tratada com um antibiótico para destruir o *staphylococcus aureus,* visto que esse micróbio é sua causa mais comum. Se a infecção for causada por outra bactéria, o antibiótico pode não ser útil e a infecção pode se agravar. Se isso ocorrer e a infecção piorar depois de alguns dias tomando a medicação, ela precisa ser mudada. Se a infecção provocar um abscesso, além da prescrição de um antibiótico, ele precisará ser drenado com uma agulha ou cirurgicamente.

Infecções mamárias são mais comuns em mulheres que amamentam ou que pararam de amamentar recentemente. A infecção mamária é causada por uma fissura na pele ou no mamilo pela qual a bactéria pode entrar. Isso significa que um corte ou arranhão na pele, assim como uma mordida no mamilo, pode ser um ponto de acesso para a bactéria penetrar na mama.

Infecções mamárias *não* causam ou aumentam o risco de desenvolver câncer de mama.

Investigando Nódulos e Inchaços

Às vezes, temos que dar uma de Sherlock Holmes para investigar mudanças nas mamas debaixo da pele. Nódulos, inchaços e estruturas semelhantes a uma massa podem se desenvolver nas mamas. Cistos mamários e mamas densas são resultados frequentes em mamografias e ultrassons de mama. Nesta seção, discutimos suas diferenças.

Massas mamárias e fibroadenomas

Muitas vezes, quando uma mulher sente um nódulo ou uma massa na mama, o instinto a faz entrar em pânico. Entretanto, 70% das massas ou nódulos encontrados na mama são benignos — não cancerosos. Muitas vezes, essas massas benignas são inofensivas e, se não provocam dor, podem não exigir nenhum tratamento.

Um fibroadenoma é uma massa benigna comum encontrada na mama. Ele pode provocar o seguinte sintomas:

>> Aumento no tamanho da mama

>> Dor na mama (*mastalgia*)

>> Granulosidade e rigidez nas mamas, principalmente no período pré-menstrual

Fibroadenomas são nódulos sólidos, redondos, lisos e móveis, que muitas vezes se desenvolvem na parte externa dos ductos de leite e são mais comuns em mulheres jovens. Podem se desenvolver nas duas mamas e cada mama pode ter vários fibroadenomas. Fibroadenomas podem aumentar ou desaparecer sozinhos. Eles geralmente ficam maiores durante a gestação.

Não se sabe o que causa os fibroadenomas. Por aumentarem e ficarem doloridos, especialmente durante o ciclo menstrual, os pesquisadores os relacionaram a uma resposta hormonal anormal (especificamente do estrógeno) no tecido mamário.

Cistos mamários

É possível que você sinta nódulos nos seios o tempo todo ou só na época da menstruação. Mamas nodulares podem ser causadas por mamas densas (veja a seção a seguir), mudanças hormonais ou TPM, que aumentam a formação de *cistos* benignos (não cancerosos) — sacos com material fluído na mama. Cistos mamários na mama podem parecer bolas redondas com bordas lisas. Eles já foram descritos como uvas ou pequenos balões de água.

CAPÍTULO 3 **Indicadores de Câncer de Mama** 39

Os cistos podem ocorrer em uma ou ambas as mamas, e também em quantidades desiguais em cada mama. Cistos mamários podem ficar sensíveis e mais doloridos imediatamente antes e após o período menstrual, ou podem ser doloridos o tempo todo.

O tratamento de cistos mamários doloridos pode incluir *aspiração* — remoção de fluido com uma agulha fina — ou terapia com anti-inflamatórios não-esteroides (por exemplo, ibuprofeno, naproxeno e similares).

Se você tiver um cisto mamário, converse com seu médico para receber o melhor tratamento. Diga a ele quando sentiu o primeiro nódulo, se ele aumentou, se é dolorido e o que faz a dor aumentar. Essas informações ajudarão o médico a determinar os próximos passos ou exames adequados para você.

Mamas densas

Muitas mulheres acham que mamas densas são mamas firmes e compactas, mas não é assim. Mamas densas *não* são determinadas pela firmeza ou pelo tamanho, mas *apenas* pelos resultados de uma mamografia. No Capítulo 4, falamos mais sobre mamografias.

Na mamografia, as mamas densas exibem mais tecido fibroso e glandular. Tanto o tecido canceroso quanto o de mamas densas aparecem como manchas brancas em um raio X.

Mulheres com mamas densas devem perguntar ao médico se precisam realizar uma tomossíntese digital em 3D (ou *mamografia em 3D*), como exame adicional ou na próxima mamografia anual, em vez de uma mamografia convencional em 2D. No Capítulo 4, falamos mais sobre mamografias em 3D. Atualmente, recomenda-se que mulheres com mamas extremamente densas se submetam a uma ressonância magnética e/ou ultrassom para uma avaliação mais profunda.

Lidando com Dores e Desconfortos na Mama

Dores e desconfortos nas mamas são causados pela compressão de suas terminações nervosas. Basicamente, os neurotransmissores nos nervos enviam mensagens ao cérebro de que a mama está doendo. Qualquer coisa que cause a compressão dos nervos pode provocar dor nas mamas, incluindo massas mamárias, cistos mamários, fluidos/inflamações (que podem ser causados por infecção ou trauma) e cicatrizes.

CUIDADO

Um sutiã mal ajustado também pode causar dor porque comprime áreas da mama, e fluidos podem ficar presos em certos locais que comprimem as terminações nervosas. Não usar um bom sutiã de sustentação ao correr e praticar exercícios de alto impacto pode causar trauma à parede torácica e às mamas. A sensibilidade na parede torácica pode durar por várias semanas, porque os músculos estão tensionados. Se você sentir qualquer um desses sintomas, fale com seu médico para receber tratamento.

A deficiência de ferro também pode causar dor nas mamas, devido à função do ferro de regular hormônios da tireoide. Foram realizados estudos mostrando que 6mg de suplemento de iodo pode reduzir dores nas mamas e melhorar a função da tiroide. Se você sente dores nas mamas e acha que pode ser causada por deficiência de iodo, converse com seu médico para determinar que suplementos de iodo são melhores para você.

Mudanças nos Mamilos

Você também deve se atentar aos mamilos. Esta seção descreve alguns detalhes que devem ser observados.

Inversão dos mamilos

Às vezes, as mulheres têm mamilos naturalmente invertidos — eles não são salientes. Essa é sua condição normal. Mas, em algumas mulheres, um deles pode se inverter ou retrair quando seu estado normal é ser protuberante. Se isso ocorrer, é importante consultar seu médico, pois pode ser um sinal de câncer de mama.

DICA

Porém, antes de correr para o médico, certifique-se de que o mamilo não se inverteu temporariamente por causa da compressão do sutiã esportivo. Se for esse o caso, o mamilo acabará "pulando" para fora, sem ter relação com câncer de mama.

Secreção espontânea leitosa no mamilo

E quando ouvimos as palavras *secreção espontânea no mamilo*, geralmente pensamos em gravidez e amamentação. Contudo, é normal uma secreção espontânea leitosa continuar por até dois anos após o término da amamentação. Há vezes em que a secreção no mamilo ocorre fora do período de amamentação e gestação.

A secreção no mamilo pode ocorrer durante ou depois de estímulos sexuais que incluem preliminares ou sugar os seios. Ela também pode ser causada pelo uso de medicamentos. A produção do leite materno é provocada por um hormônio chamado prolactina, produzido pela glândula pituitária no cérebro. A prolactina é regulada pela dopamina e, quando certos medicamentos interferem no nível de dopamina no cérebro, pode haver um aumento nos níveis de prolactina. Esses medicamentos incluem:

» Fenotiazinas

» Inibidor seletivo de recaptação de serotonina (ISRS), comumente conhecidos como antidepressivos

» Metoclopramida

» Risperidona

» Estrógenos

» Verapamil

Uma tiroide hipoativa também pode fazer com que o nível de prolactina aumente, causando secreção nas mamas. Doenças renais e estresse também podem elevar os níveis de prolactina. No extremo está o adenoma (tumor) não canceroso chamado *prolactinoma* na glândula pituitária que aumenta a produção de prolactina. A secreção leitosa não costuma ser vista no câncer de mama, mas se você começar a ter secreção, consulte seu médico para determinar sua causa.

Secreção espontânea com sangue no mamilo

Muitas vezes, as mulheres acham que secreção espontânea no mamilo significa que têm câncer de mama, mas a maioria dessas secreções não tem causa cancerosa.

Uma secreção espontânea com sangue muitas vezes é causada por um pequeno tumor não canceroso (benigno) chamado *papiloma intraductal* (PI), que se forma nos ductos de leite da mama. O PI é formado por tecido fibroso, glândulas e vasos sanguíneos e é comum em mulheres de 35 a 55 anos. O PI pode ocorrer em uma ou ambas as mamas ao mesmo tempo e não significa que você tem câncer de mama. Entretanto, às vezes pode conter células anormais ou atípicas, que podem aumentar o risco de câncer.

O PI geralmente é indolor, mas devido ao risco de conter células anormais ou cancerosas, o tratamento recomendado é a remoção cirúrgica. Quando o tumor é removido, pode-se examiná-lo em detalhes e determinar se contém áreas de tecido canceroso em seu interior. Geralmente, não há câncer associado ao PI, mas é importante ter certeza. Se você tiver um PI, discuta com seu médico o melhor tratamento para você.

DICA

Se você teve secreção na mama e ficou curiosa em saber por que seu médico sempre perguntava sobre os medicamentos que tomava e pedia vários exames de sangue, agora você sabe que eram para determinar se

» Seu nível de prolactina era normal.
» A função da tiroide era normal.
» Os rins funcionavam bem.
» Os medicamentos poderiam estar causando aumento da prolactina.

Além disso, seu médico pode pedir uma mamografia, um ultrassom e/ou uma biópsia da mama (veja mais informações no Capítulo 4) para ajudar a confirmar o diagnóstico do PI.

CUIDADO

A secreção espontânea no mamilo tem maior chance de indicar câncer de mama se envolver apenas um mamilo e ocorrer juntamente com mudanças na pele. Se você tiver secreção mamária e alterações na pele, consulte seu médico.

OUTRAS MUDANÇAS NA PELE

Mudanças de cor nas mamas costumam ocorrer durante a gravidez, quando os mamilos e as aréolas ficam maiores e mais escuros. Os mamilos e as aréolas também podem escurecer com a idade.

A cor das mamas também pode mudar no caso de câncer avançado, em que a pele fica mais vermelha, escura ou rugosa. Isso ocorre porque a células cancerosas podem bloquear os vasos linfáticos, o que causa inchaço.

CAPÍTULO 3 **Indicadores de Câncer de Mama** 43

PARTE 1 **Aprendendo sobre o Câncer de Mama**

2

O Diagnóstico do Câncer de Mama

NESTA PARTE . . .

Aprenda a fazer o autoexame das mamas, o que significam as diretrizes para rastreamento do câncer de mama e como funciona o diagnóstico.

Atualize-se sobre biópsias da mama e como funcionam.

Confira os estádios e graus de câncer de mama e o que significam.

> **NESTE CAPÍTULO**
>
> » Revendo como fazer o autoexame das mamas
>
> » Entendendo por que os exames para detecção do câncer de mama são necessários
>
> » Discutindo controvérsias sobre diretrizes dos exames
>
> » Sabendo como o câncer e mama é diagnosticado

Capítulo **4**

Consciência do Corpo e Detecção do Câncer de Mama

No Capítulo 3, discutimos a importância de conhecer suas mamas e identificar mudanças que podem ocorrer nelas. Na verdade, você deve conhecer todas as mudanças e sintomas do corpo. Periodicamente, dê uma boa olhada em seu corpo, principalmente nas mamas. Tenha orgulho de seu corpo. Somos todas diferentes, o que significa que a forma e o tamanho dos seios e do corpo são únicos para nós.

A detecção do câncer de mama começa com você. E, depois de uma determinada idade, você deve se submeter a exames de mama, que geralmente envolvem uma mamografia, para determinar se há problemas e se devem ser realizados exames adicionais.

DICA

A idade exata em que se deve iniciar os exames preventivos para câncer de mama é tema de discussões nas organizações de saúde pública e grupos de interesse, mas 40 é uma boa idade para começar a perguntar ao médico se você precisa fazer uma mamografia.

CAPÍTULO 4 **Consciência do Corpo e Detecção do Câncer de Mama** 47

Quanto melhor você conhecer suas mamas, mais fácil será identificar alguma mudança, e mais depressa poderá procurar seu médico para uma avaliação. É importante que conheça o histórico de sua família, faça autoexames constantes e se submeta a mamografias com regularidade à medida que envelhece para que, se houver alguma alteração, ela possa ser detectada no início.

Saiba que não existe "certo" ou "errado" no modo de examinar as mamas em busca de mudanças. Esta seção fala sobre vários métodos. Você pode examinar as mamas enquanto estiver no chuveiro, deitada na cama, passando hidratante ou se vestindo. Escolha o método mais confortável para você e use sempre o mesmo para saber como suas mamas são em determinada posição. Isso vai ajudar a notar qualquer mudança ao longo do tempo.

Todo mundo tem mamas diferentes. Algumas são nodosas, grandes, assimétricas, muito pequenas (do tipo de cabem em um sutiã para pré-adolescentes); a aréola pode ser grande ou pequena e o mamilo pode ser naturalmente plano, retraído (invertido) ou muito saliente — e podem ter sido assim desde o nascimento ou se transformaram durante seu desenvolvimento na puberdade.

O autoexame da mama gera controvérsias devido ao fato de a USPTF (Força Tarefa de Serviços Preventivos dos EUA), a Fundação Susan G. Komen e a Sociedade Americana de Câncer não o recomendarem mais em suas diretrizes. Mesmo assim, aproximadamente 43% dos cânceres de mama são detectados por uma massa sentida na mama durante o autoexame. Na prática médica, vimos homens e mulheres que sentiram uma massa mamária e, quando foi avaliada, confirmou-se a presença de câncer da mama. Se esses homens e mulheres não estivessem realizando o autoexame, não teriam detectado as massas mamárias, tampouco teriam procurado uma avaliação e isso poderia ter aumentando o risco de chegarem a um estádio de câncer de mama avançado.

O segredo está em realizar autoexames regularmente para conhecer suas mamas em seu estado normal, para poder identificar quando ocorre um nódulo ou mudança nelas. Se você notar uma alteração na mama, procure seu médico para um exame. Jamais subestime uma mudança na sua mama.

O que Procurar

Recomenda-se que o autoexame seja feito pelo menos uma vez ao mês, principalmente na semana após o período menstrual. Se você estiver na pós-menopausa, grávida ou amamentando, deve examinar as mamas no primeiro dia do mês. O tecido mamário aumenta antes e durante o período menstrual devido a mudanças hormonais e volta ao normal depois. Fazer o autoexame quando o tecido mamário estiver aumentado devido a mudanças hormonais normais pode levar a "falsos positivos", pois a pessoa acredita ter sentido um novo nódulo. Se esse nódulo regredir quando os hormônios diminuírem, não é provável que ele tenha sido causado por um câncer.

O autoexame das mamas não leva mais do que dez minutos. Ao realizá-lo, fique atento ao seguinte:

» **Direção dos mamilos:** Há mudança na direção do mamilo? Isto é, ele parece estar em um ângulo diferente? Ou o mamilo está retraído (invertido), quando costumava ser saliente?

» **Secreção nos mamilos:** A secreção no mamilo ocorre espontaneamente (sem estímulo ou pressão)? Ela é leitosa, amarela, marrom, contém sangue, ou escorre lentamente (com se estivesse pingando de um ferimento)?

» **Mudanças na aréola:** Há mudanças na pele escura ao redor do mamilo? Ela está inchada ou enrugada?

» **Espessamento da pele:** A pele parece mais espessa? É possível encontrar pele espessa na parte superior ou inferior de seios grandes, como uma protuberância.

» **Casca de laranja:** Você tem pele de "casca de laranja"? Isso ocorre quando a pele parece ter poros excepcionalmente grandes em qualquer parte da mama.

» **Depressões:** Há depressões novas na pele, ou áreas de afundamento?

» **Inchaço:** Há inchaço, acima da mama ou embaixo do braço?

Algumas dessas mudanças podem aparecer nas mamas de uma pessoa normalmente, talvez desde a puberdade. É mais importante notar *novas mudanças nas mamas* diferentes de mudanças anteriores. Se você encontrar quaisquer mudanças em suas mamas, avise o seu médico. Mudanças encontradas no início geralmente são tratáveis. Confira a Figura 4-1.

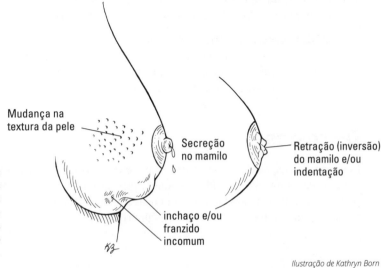

FIGURA 4-1: Alguns pontos a serem procurados na inspeção visual.

Ilustração de Kathryn Born

Fazendo o Autoexame da Mama

Como mencionamos, aqui estão alguns modos diferentes de examinar suas mamas. Esta seção fala sobre os três modos mais comuns.

No chuveiro

Passe a palma da mão delicadamente na mama e embaixo da axila em movimentos circulares. Talvez seja preciso segurar o seio "em concha" (quatro dedos no alto da mama e o polegar embaixo dela) para sentir a parte central da mama. Enquanto faz o exame, faça pressão leve para encontrar mudanças sob a pele, pressão média para sentir mudanças em uma camada mais profunda e pressão forte para sentir mudanças perto da parede torácica.

Será mais fácil deslizar os dedos sobre a pele molhada. Procure pontos espessos, nódulos e inchaços.

Diante do espelho

» **Mãos ao lado do corpo:** Coloque os braços ao lado do corpo e olhe para os seios no espelho. Gire a parte superior do corpo lentamente enquanto as mãos estão ao lado do corpo e contraia os músculos do peito.

» **Mãos na cabeça:** Erga as mãos, coloque-as na cabeça e procure inchaços ou enrugamentos em cada mama, principalmente na parte inferior. É normal ter enrugamentos em ambas as mamas no mesmo local; se as covinhas surgirem em apenas uma das mamas, consulte seu médico para uma avaliação.

» **Mãos acima da cabeça:** Erga as mãos acima da cabeça e procure mudanças na mama, principalmente na área dos mamilos (como mamilos invertidos).

» **Mãos nos quadris:** Pouse as mãos nos quadris e aperte firmemente enquanto flexiona os ombros para trás. Esta posição vai permitir que você flexione os músculos do peito enquanto gira a parte superior do corpo para procurar mudanças na forma ou na aparência.

De costas

Deite-se e coloque um travesseiro no meio das costas. Isso permite que seu peito se expanda. Em seguida, coloque a mão direita atrás da cabeça e com a palma esquerda e os dedos aperte delicadamente em movimentos circulares como se a mama fosse um relógio imaginário.

DICA

Faça o exame de mama de forma metódica. Comece pelas bordas externas da mama na posição de 12h do relógio imaginário e mova em sentido horário até voltar à posição inicial. Mova um pouco para o centro do relógio de novo e repita. Continue os movimentos circulares para dentro até chegar ao mamilo. Passe para a mão direita e repita na outra mama.

LEMBRE-SE

No final do processo, pince cada mamilo com delicadeza com o polegar e o indicador a fim de verificar se há alguma secreção. Em caso positivo, consulte seu médico. As Figuras 4-2 e 4-3 ilustram técnicas de autoexame.

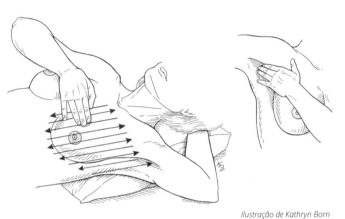

FIGURA 4-2: Faça pressão em movimentos circulares de cima para baixo (esquerda). Examine a área sob a axila com o braço levemente erguido (direita).

Ilustração de Kathryn Born

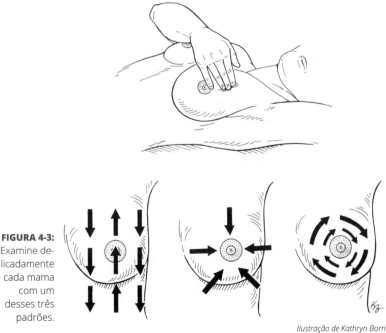

FIGURA 4-3: Examine delicadamente cada mama com um desses três padrões.

Ilustração de Kathryn Born

Diretrizes para Rastreamento de Câncer de Mama

O objetivo dos exames de rastreamento de câncer de mama é, claro, a detecção precoce da doença para que se possa obter tratamento adequado, se necessário. Quanto mais depressa qualquer problema for detectado, melhor. Isso é óbvio, certo?

Infelizmente, algumas pessoas criam barreiras psicológicas. Algumas se recusam a realizar uma mamografia, por exemplo, por medo do desconhecido, ou apenas por não quererem saber se têm câncer. Acredite quando dizemos que, ao se tratar de câncer, a ignorância decididamente *não* é uma bênção.

Muitas vezes, indivíduos que evitam a mamografia já vivenciaram algum evento traumático. Alguns tiveram um parente ou amigo próximo com diagnóstico de câncer e o avanço da doença deixou lembranças tristes.

Submeter-se a exames é uma forma de ser proativo para manter uma boa saúde. Todos poderemos ficar doentes pelo menos uma vez na vida, porém a doença *não* precisa ser a causa de nossa morte. Muitos que descobrem que têm um câncer de mama avançado dizem: "Eu gostaria de ter feito uma mamografia todos os anos", ou "Gostaria de ter pedido ao médico para examinar este nódulo dois anos atrás", ou mesmo "Gostaria de não ter ignorado o exantema no seio durante nove meses pensando que era um eczema ou uma dermatite".

DICA

Não se permita ter esse arrependimento. Faça com que o *gostaria de* de alguém seja o seu *eu vou*.

Geralmente, começa-se a realizar mamografias aos 40 anos. Recentemente, houve mudanças controversas nas diretrizes de rastreamento em várias organizações. Algumas recomendam o início do exame mais tarde (entre 45-50 anos) e outras o recomendam a cada dois anos (e não anualmente) ou só quando há expectativa de vida de dez anos ou mais.

A Tabela 4-1 mostra algumas recomendações recentes de exames em algumas organizações médicas importantes.

TABELA 4-1 ## Diretrizes para Rastreamento de Câncer de Mama

	ACR 2010	ACBG 2011	ACS 2015	USPSTF 2016	AAFP 2016
Mulheres de 40–49 anos com risco médio	Rastreamento com mamografia anual.	Rastreamento com mamografia e exame clínico completo com seu médico anualmente.	Mulheres de 40–44 anos podem optar por começar rastreamento anual com mamografias. O risco do exame e os benefícios potenciais devem ser considerados. Mulheres de 45–49 anos devem fazer mamografias anualmente.	A decisão de iniciar o rastreamento por mamografia antes dos 50 anos é individual. Se você tem mais benefícios em potencial do que riscos, então pode iniciar os exames a cada dois anos a partir dos 40–49 anos.	A decisão de iniciar o rastreamento por mamografia é individual. Se você tem mais benefícios em potencial do que riscos, então pode iniciar os exames.
Mulheres de 50–74 anos com risco médio	Rastreamento com mamografia anual.	Rastreamento com mamografia e exame clínico completo com seu médico anualmente.	Mulheres de 50–54 anos devem fazer mamografias todos os anos. 55+ devem passar a fazer mamografias a cada dois anos ou ter a opção de fazê-las anualmente.	Mamografia a cada dois anos.	Mamografia a cada dois anos.
Mulheres de 75+ com risco médio	As mamografias devem ser interrompidas quando a expectativa de vida for menos do que cinco a sete anos com base na idade e em problemas médicos crônicos.	As mulheres devem conversar com o médico para decidir continuar ou não as mamografias.	Os exames devem continuar contanto que a mulher esteja em boas condições de saúde e tenha uma expectativa de 10 anos ou mais.	Pesquisas atuais são insuficientes para avaliar os benefícios ou danos das mamografias em mulheres de 75 anos ou mais.	Pesquisas atuais são insuficientes para avaliar os benefícios ou danos de exames por mamografia.

(continua)

CAPÍTULO 4 **Consciência do Corpo e Detecção do Câncer de Mama** 53

(continuação)

	ACR 2010	ACBG 2011	ACS 2015	USPSTF 2016	AAFP 2016
Mulheres com mamas densas	Além da mamografia, deve-se considerar um ultrassom.	Evidências insuficientes para recomendar ou desaconselhar ressonâncias magnéticas.	Evidências insuficientes para recomendar ou desaconselhar ressonâncias magnéticas.	Pesquisas atuais são insuficientes para avaliar o equilíbrio dos benefícios ou danos de exames de mama por ultrassom, ressonância magnética ou tomossíntese digital (DBT) ou outros métodos em mulheres com mamas densas identificadas em mamogramas com resultado negativo.	Pesquisas atuais são insuficientes para avaliar o equilíbrio dos benefícios e danos de exames de mama por ultrassom, ressonância magnética ou DBT ou outros métodos.

DICA

Mastologistas e clínicos têm opiniões firmes sobre seus clientes realizarem autoexames, exames clínicos das mamas e mamografias. As recomendações da USPTF na Tabela 4-1 não vêm de um mastologista que cuida de pacientes recém-diagnosticados todos os dias. Inúmeras vezes nós (as autoras, especialistas em câncer de mama) tivemos pacientes que nos procuraram com a queixa de uma massa mamária que elas ou os cônjuges sentiram.

As organizações listadas na Tabela 4-1 não concordam sobre as diretrizes para rastreamento de câncer de mama. Elas concordam *sobre o fato* de que se deve iniciar o rastreamento com 40-50 anos de idade. Converse com seu médico para determinar seu risco para câncer de mama e discuta se deve realizar uma mamografia. Assim, você deve tomar uma decisão consciente sobre a mamografia que seja melhor para você, levando em consideração seu histórico familiar, exposições ao meio ambiente, comportamentos em relação à saúde e idade.

Mamografia: A Ferramenta Confiável

Uma *mamografia* (veja a Figura 4-4) é um procedimento realizado com um aparelho que tira um raio X da mama. Mamografias podem ajudar a encontrar um tumor maligno no início, às vezes até três anos antes de a massa poder ser sentida. Cânceres de mama desenvolvidos são quase sempre vistos na mamografia, mas cânceres menos avançados podem não ser vistos.

Às vezes, a mamografia mostra pequenas áreas de cálcio em padrões na mama chamadas de *calcificações*, e costumam estar presentes em mamas sem nódulos. Às vezes, as calcificações podem marcar áreas da mama que podem desenvolver um câncer ou podem estar presentes em mudanças não cancerosas. A habilidade e o conhecimento de um bom radiologista são necessários para interpretar os diferentes padrões de calcificações e determinar qual mudança tem mais probabilidade de estar relacionada ao câncer.

Tomossíntese — Mamografia em 3D

Atualmente, a mamografia *tomográfica* (às vezes chamada de mamografia em 3D, dependendo do fabricante) é a melhor mamografia para rastreamento. Uma mamografia convencional faz imagens da mama em quatro ângulos, enquanto a tomossíntese faz imagens e as divide em uma média de 40 imagens seccionais ou mais, dependendo do tamanho da mama. As mamografias tomográficas ajudam o radiologista a encontrar tumores mais cedo — mesmo muitos *anos* antes do que uma mamografia convencional os encontraria. Mamografias tomográficas também ajudam a reduzir o número de pacientes que são chamados para fazer imagens adicionais envolvendo tecidos sobrepostos ou mamas densas.

Pesquisas mostram que mamografias tomográficas detectam 30% mais cânceres de mama e reduzem chamadas para fazer imagens adicionais em 40%. Os radiologistas acham a mamografia tomográfica tão útil que quase todos os pacientes deveriam querer fazê-la.

Um inconveniente da mamografia tomográfica é o fato de não estar disponível em todas as clínicas de radiologia. E podem custar mais do que mamografias convencionais. Embora alguns planos de saúde não cubram o custo de mamografias 3D, se você somar o preço de uma mamografia convencional e o de um ultrassom de mama, geralmente irá gastar muito mais do que com uma mamografia tomográfica, uma mamografia diagnóstica (ou pedido para refazer o exame) e um ultrassom de mama.

Alguns cânceres não mostram sinais claros em uma mamografia. Assim, sempre avise seu médico se encontrar algum nódulo ou mudanças na mama, mesmo que tenha feito uma mamografia recentemente. Mamografias têm salvado inúmeras vidas, mas elas não são perfeitas. Não existe exame de rastreamento que sempre detecte cânceres. Infelizmente, sempre haverá alguns cânceres de mama que não serão encontrados ou vistos em uma mamografia. Contudo, mamografias tomográficas detectam mais cânceres em estádios iniciais de desenvolvimento.

Vantagens de mamografias de rastreamento

A maioria dos especialistas afirma que o benefício de realizar uma mamografia de rastreamento para detectar o câncer de mama precocemente compensa muito o risco de não fazê-la:

> » Quanto mais cedo uma mudança for identificada em sua mama, maiores são suas chances.

> » Receber um diagnóstico de câncer em estádio inicial aumenta suas probabilidades de não precisar de uma mastectomia (remoção total da mama) ou quimioterapia.

Sabemos que as pesquisas mostram que mulheres entre 50–69 anos são as que mais se beneficiam das mamografias de rastreamento. Entretanto, uma falha inerente a descobertas de qualquer pesquisa é o fato de somente focarem um grupo-alvo de mulheres que participa voluntariamente de um estudo de rastreamento. Por exemplo, a pesquisa pode ter sido feita somente com um ou dois grupos étnicos específicos de mulheres (como asiáticas ou caucasianas) com idade de 50 anos ou mais. Esses resultados podem ser aplicados a afro-americanas ou latino-americanas, ou a mulheres com menos de 40 anos? Essas são as questões que você deve avaliar ao tomar a decisão de iniciar mamografias de rastreamento.

Desvantagens de mamografias de rastreamento

Mamografias convencionais ainda são eficazes, mas um ultrassom pode ser necessário em pacientes com alto risco ou mamas densas. E, por mais úteis que tenham sido, elas apresentam algumas desvantagens.

Sobrediagnóstico

Apesar de a realização regular de mamografias reduzir o risco de morte por câncer de mama, ainda existe algum risco. Mulheres que se submetem às mamografias regularmente ainda recebem o diagnóstico de câncer de mama e ainda podem morrer devido à doença. O risco mais comum de realizar mamografias é que elas podem mostrar cânceres precoces que, se continuassem não detectados, poderiam não causar nenhum sintoma ou se tornar uma ameaça à vida. O carcinoma ductal in situ (CDIS) — pequenos cânceres invasivos que nunca teriam causado problemas — muitas vezes é sobrediagnosticado. Muitas vezes, o tamanho desses cânceres de mama permanece o mesmo ou até diminui sozinho. Muitas vezes, a pessoa pode morrer devido a outra causa, e não pelo câncer de mama. O sobrediagnóstico pode fazer com que você tenha que realizar exames e tratamentos desnecessários.

Sobretratamento

Pesquisas antigas realizadas nos anos de 1980 indicaram que em 40-50% das vezes os CDIS podem se transformar em cânceres invasivos. Pesquisas recentes indicam menos casos de progressão de CDIS.

É difícil dizer que tipo de CDIS se tornará um câncer de mama invasivo. Quanto mais baixo o grau do CDIS, menor a probabilidade de se tornar invasivo, ao passo que, quanto mais elevado seu grau, maior a probabilidade de se tornar invasivo. Como é difícil prever a gravidade do CDIS, a recomendação geral é remover o tumor CDIS em pacientes saudáveis. O tratamento normal para CDIS consiste em lumpectomia (cirurgia de conservação da mama) e radioterapia, mastectomia ou terapia endócrina/hormonal.

Falsos positivos e exames de acompanhamento desnecessários

Uma mamografia pode mostrar resultados *falsos positivos* — mudanças suspeitas de câncer de mama são vistas em raios X, mas a biópsia mostra resultado negativo para câncer. Às vezes, a mamografia mostra uma massa ou mudança que requer que você faça um acompanhamento a cada seis meses sem mudanças. Além de fazer mais de uma mamografia por ano, você pode ser chamada para realizar uma mamografia diagnóstica, um ultrassom de mama, uma IRM ou até uma biópsia — com um resultado negativo para câncer de mama. Embora uma biópsia de mama geralmente seja um procedimento seguro e de baixo risco, pode haver complicações, como sangramentos e infecção. Muitas mudanças nas mamas, como uma massa ou calcificações, não são cânceres de mama, mas podem indicar outros problemas, como fibroadenomas, cistos, papilomas, e assim por diante.

Como é feita uma mamografia

O tecnologista no centro de imagens pedirá que você fique diante do mamógrafo que tem duas placas de plástico transparente. Sua mama será colocada em uma placa e a outra placa será apertada com firmeza por cima da mama. As placas de plástico achatarão a mama e você deverá ficar imóvel enquanto os raios X estão sendo tirados (veja a Figura 4-4). Você sentirá alguma pressão na mama. O tecnologista repetirá o processo para pegar uma imagem lateral da mama e com a outra mama para tirar os raios X da mesma maneira. Talvez você tenha que esperar um pouco enquanto o profissional se certifica de que os raios X mostram uma imagem boa da mama e não precisam ser refeitos.

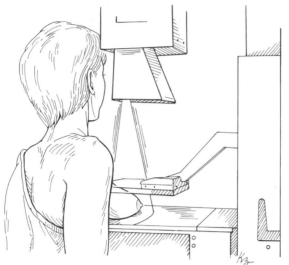

FIGURA 4-4: Na mamografia, a mama é comprimida para melhorar a imagem dos raios X.

Ilustração de Kathryn Born

LEMBRE-SE

O tecnologista não pode revelar os resultados. Seus raios X serão lidos pelo radiologista — um médico especializado no diagnóstico e tratamento de doenças e lesões usando técnicas de imagens médicas, como raios X, ultrassom, imagem por ressonância magnética (IRM), e outras. O radiologista é a única pessoa que pode lhe dar os resultados da mamografia.

Nota: Os raios X de sua mamografia serão diferentes dos de outra pessoa porque, como enfatizamos, cada mama é diferente. Algumas mamas são densas, adiposas ou fibroglandulares (discutidas na próxima seção).

MAMOGRAFIA DE RASTREAMENTO ANTES DOS 40 ANOS

Às vezes, é necessário que você comece a fazer mamografias antes dos 40. Se tem um parente em primeiro grau, como mãe, pai, irmã ou irmão que desenvolveram câncer de mama antes dos 50, seu exame deve começar dez anos antes da idade em que foram diagnosticados. Note a menção a pai e irmão, porque homens também têm câncer de mama. Para a maioria das mulheres, é aconselhável conversar com o médico sobre quando começar as mamografias.

Outros Exames de Rastreamento: IRM e Ultrassom

A *Imagem por Ressonância Magnética* (IRM) da mama — ou IRM da mama — é um exame usado para detectar cânceres e outras mudanças nas mamas. A IRM da mama produz várias imagens da mama e as combina usando o computador para proporcionar imagens mais detalhadas.

A IRM tem sido usada para detectar alguns cânceres não vistos na mamografia, mas é muito provável que se encontrem mudanças não cancerosas (um falso positivo). Para confirmar um resultado falso positivo, é necessário realizar mais exames e/ou biópsias. Talvez seja por isso que uma IRM não é recomendada como exame de rastreamento para mulheres com risco médio de câncer de mama, pois muitas vezes isso significa biópsias desnecessárias e outros exames para muitas dessas mulheres. A Figura 4-5 ilustra um procedimento de IRM de mama.

Uma IRM é usada com frequência para rastreamento em mulheres que têm alto risco de câncer de mama ou que têm uma mutação do gene do câncer de mama (como BRCA1 ou BRCA2).

A IRM de mama também é usada após o resultado positivo para câncer de uma biópsia e se você estiver pensando em se submeter a uma lumpectomia. A IRM mostrará se há cânceres adicionais, se o câncer se espalhou ou atinge uma área maior da mama, e se há cânceres adicionais ou em outro local da mesma mama ou na outra mama (contralateral).

Ultrassom, às vezes chamado de *sonografia,* é uma técnica de imagem que usa ondas sonoras de alta frequência que passam pela mama, batem no tecido mamário e voltam em forma de imagem. Você provavelmente viu ultrassons na televisão ou em filmes com mulheres grávidas. Ele consiste no uso de uma pequena sonda (*transdutor*) na pele lubrificada com gel, e as ondas sonoras formam uma imagem na tela do computador. O ultrassom não é um instrumento de rastreamento de câncer de mama de primeira linha, mas pode ser útil no exame de massas sentidas na mama.

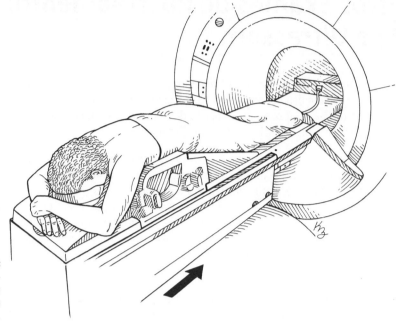

FIGURA 4-5: Procedimento de IRM de mama.

Ilustração de Kathryn Born

O ultrassom é inofensivo e não usa radiação ionizante. É usado com frequência para diagnosticar anormalidades na mama que podem ou não ser detectadas por exame físico, incluindo as seguintes:

» Nódulo na mama (benigno ou canceroso)

» Secreção no mamilo com sangue ou incolor

» Abscesso na mama

O ultrassom pode mostrar se uma massa é um cisto (com líquido em seu interior) ou se é sólido (um tumor canceroso ou não canceroso). O ultrassom também pode mostrar se a massa recebe suprimento de sangue, o que aumenta a suspeita de câncer.

O ultrassom também é usado para examinar os linfonodos axilares à procura de mudanças que possam significar a presença ativa de uma doença na mama ou na axila. Os linfonodos axilares podem ficar inchados se você cortar a pele durante a depilação, desenvolver um abscesso ou infecção na mama ou axila ou desenvolver um câncer de mama ou linfoma.

O ultrassom também é usado para avaliar mamas densas. Quando a mama é densa com tecido fibroso ou glandular, identificar um câncer em uma mamografia pode ser mais difícil — o tecido denso e o câncer aparecem em branco na mamografia. O ultrassom da mama também é usado para examinar uma massa nas mamas de mulheres grávidas, porque não é recomendado realizar uma mamografia durante a gravidez (devido à exposição à radiação durante o procedimento).

Complementar a mamografia de rastreamento com o ultrassom apresenta prós e contras. Do lado positivo está o fato de que ele proporciona um exame completo da mama e pode determinar o tipo de massa mamária que, por fim, pode ajudar a lhe oferecer um diagnóstico. Do lado negativo, o ultrassom pode mostrar mudanças anormais que não foram vistas na mamografia, e pode exigir múltiplas biópsias — com um diagnóstico final negativo para câncer de mama.

Em suma, é melhor prevenir. Pergunte-se: o que está disposta a fazer para assegurar a saúde das mamas?

Se você tem dúvidas sobre exames complementares com ultrassom de mama, discuta o assunto com seu médico para determinar se ele é adequado para você.

62   PARTE 2 **O Diagnóstico do Câncer de Mama**

NESTE CAPÍTULO

» Reconhecendo o valor da biópsia

» Sabendo por que o médico escolhe uma biópsia em detrimento de outra

» Entendendo o procedimento de uma biópsia

» Obtendo e entendendo os resultados da biópsia

Capítulo **5**

Entendendo Biópsias de Mama

Diagnóstico por imagens das mamas (mamografias, ultrassons e IRMs — veja mais detalhes no Capítulo 4) são como telas de radar que indicam a presença de objetos não identificados. As imagens dizem ao médico que há algo anormal na área, mas não indicam o que é essa anormalidade. Como um piloto que não tem certeza se o radar mostra um avião, um balão meteorológico ou uma nave alienígena, o médico precisa de informações adicionais para determinar se a imagem diagnóstica mostra um tumor canceroso ou algo menos grave. Afinal, a maioria das anormalidades não é cancerosa.

A única forma de saber com certeza a identidade de qualquer anormalidade é realizar uma *biópsia da mama* — um procedimento médico que consiste em retirar minúsculas amostras de tecido mamário e analisá-las à procura de presença ou ausência de células cancerosas.

Apesar de não esperarmos que você aguarde a biópsia com ansiedade, queremos que entenda plenamente o papel importante que ela desempenha para se chegar a um diagnóstico preciso, decidir que tratamento é necessário e avaliar as opções de tratamento. Também queremos que você saiba em que consiste

CAPÍTULO 5 **Entendendo Biópsias de Mama** 63

o procedimento e como entender o relatório da biópsia. Este capítulo mostra tudo isso e mais.

LEMBRE-SE

Segundo um mito popular que cerca as biópsias de mama, se o câncer estiver presente, a biópsia pode fazer o câncer se espalhar. Isso é *falso*. Biópsias de mama não fazem o câncer (se presente) se espalhar.

LEMBRE-SE

Se o médico pedir uma biópsia de mama, não conclua precipitadamente que ele acha que você tem câncer de mama. Ele só está reunindo informações adicionais para fazer um diagnóstico fundamentado.

É mais provável que uma biópsia detecte um dos seguintes problemas menos graves:

» **Tecido de mama denso:** O tecido de mama denso aparece em branco nas mamografias e pode ser facilmente confundido com um crescimento anormal. A densidade do tecido mamário varia de uma mulher para outra, e as pessoas podem ter áreas de tecido mamário mais denso que outras. O tecido de mama denso pode dificultar a detecção de tumores e outras anormalidades pelo diagnóstico de imagem.

» **Alterações fibrocísticas da mama:** São muito comuns em mulheres com idade entre 20–50 anos e menos comum em mulheres em pós-menopausa, a menos que estejam sendo submetidas a uma terapia de reposição hormonal. Esse problema está relacionado a mudanças hormonais e pode aumentar imediatamente antes de seu ciclo menstrual ou se você consumir mais cafeína do que o habitual. As alterações fibrocísticas da mama consistem em nódulos mamários, áreas nodosas ou espessamentos que tendem a se misturar com o tecido mamário normal adjacente. A área afetada fica firme e contém *cistos* (sacos cheios de fluido), o que pode fazer com que os seios pareçam maiores, nodosos, sensíveis ou pode provocar uma secreção espontânea marrom-escuro ou verde sem sangue que sai do mamilo sem pressão ou dor persistente.

» **Tumores mamários benignos (não cancerosos):** Um tumor *benigno* é uma massa de células que apresenta um crescimento mais rápido e denso que o normal. Ele pode doer, mas células de tumores benignos não se espalham e não são perigosas. Entretanto, alguns tumores mamários benignos, como os classificados como hiperplasia atípica ou papiloma, podem aumentar o *risco* de desenvolver câncer. (Para mais detalhes sobre tumores, veja "Entendendo os Resultados de Sua Biópsia", mais adiante neste capítulo.)

» **Calcificações mamárias:** Sais de cálcio podem se acumular nas mamas e aparecer como pontos brancos na mamografia. As calcificações são comuns e geralmente inofensivas. Você provavelmente não vai senti-las, e elas não provocam dor ou desconforto. Às vezes, podem se tornar perigosas se começarem a se agrupar.

Sabendo em que Consiste uma Biópsia de Mama

Para realizar uma biópsia de mama, o médico (geralmente um radiologista ou cirurgião) usa uma agulha ou um bisturi para remover pequenas amostras de tecido do interior da mama, da pele da mama ou dos nódulos linfáticos axilares (debaixo da axila). (Veja detalhes adicionais sobre o procedimento em "Sabendo o que esperar no dia da biópsia", mais adiante neste capítulo.)

Amostras de tecido são tiradas de várias áreas da massa ou região suspeita da mama ou axila para aumentar a chance de encontrar células cancerosas (quando presentes) em seu interior. Mesmo que várias amostras de tecido sejam colhidas no local suspeito, elas são chamadas coletivamente de *a biópsia.*

Essas amostras de tecido (chamadas *fragmentos*) são enviadas para um patologista para análise. (Um *patologista* é um médico especializado em examinar células no microscópio a fim de identificar a presença ou ausência de doenças.)

Os resultados demoram de um a sete dias para ficarem prontos. O tempo varia de acordo com a disponibilidade do patologista, a distância em que ele está de onde a biópsia foi feita e a natureza dos exames que o médico pediu. (Para mais detalhes sobre resultados de uma biópsia da mama, veja "Entendendo os Resultados de Sua Biópsia", mais adiante neste capítulo.)

Realizando o Tipo Certo de Biópsia de Mama

Todas as biópsias de mama envolvem remoção de tecido. Entretanto, o procedimento varia em termos de instrumentos e métodos usados para realizá-la. Por exemplo, uma biópsia com *punção aspirativa por agulha fina* (biópsia *core*) consiste no uso de uma agulha fina para extrair uma amostra de tecido do tamanho aproximado de um grão de arroz, enquanto uma biópsia *cirúrgica* consiste no uso de um bisturi para cortar um pedaço maior de tecido da mama. Em ambos os casos, o médico usará primeiro uma agulha menor para anestesiar a pele ao redor do local da biópsia para ajudar a minimizar qualquer desconforto ou dor. Na maioria das biópsias, você geralmente estará acordada, exceto na biópsia cirúrgica. Os procedimentos também variam na tecnologia de imagem digital usada para guiar o médico para a área de onde a amostra será retirada.

Seu médico escolherá o tipo de biópsia que apresentará os resultados mais precisos e úteis com base nas condições detectadas em exames diagnósticos anteriores, como mostra a Tabela 5-1.

TABELA 5-1   Escolhendo o Tipo de Biópsia de Mama

Problema	Tipo de biópsia de mama	Descrição
Massa detectada por mamografia ou ultrassom.	Biópsia core por agulha guiada por ultrassom.	Uma agulha fina e oca é introduzida na massa com ajuda de ultrassom para colher uma ou mais amostras.
Calcificações anormais que aparecem como pontos brancos na mamografia, mas não podem ser sentidas.	Biópsia estereotáxica (esse procedimento pode ser realizado com o paciente sentado ou deitado de bruços, dependendo do tipo de aparelho).	Amostras de tecido mamário da área anormal são retiradas com auxílio das imagens de mamografia.
Descoberta de lesão (área de tecido anormal) ou mama anormal só vista na IRM.	Biópsia core por agulha guiada por IRM.	Amostras de tecido mamário da na área anormal são retiradas com orientação de uma IRM da mama.
Nódulo suspeito na mama ou axila que pode ser sentido durante um exame clínico da mama.	Biópsia por aspiração com agulha fina (biópsia core guiada por ultrassom muitas vezes é preferida porque mais tecido é colhido para obter um diagnóstico definitivo).	Uma agulha muito fina é ligada a uma seringa e uma pequena quantidade de tecido e, às vezes, fluido, é retirada do nódulo (veja a Figura 5-1). É útil para distinguir entre um cisto cheio de fluido e uma massa sólida.
Bolhas ou úlceras na pele sentidas durante o exame clínico da mama.	Biópsia por punch (biópsia por perfurador).	Um instrumento circular é usado para remover uma pequena seção de pele e de camadas mais profundas do tecido mamário.
Massa mamária ou lesão em área de difícil acesso, mas vista no ultrassom ou IRM.	Uma biópsia cirúrgica (aberta) pode ser *incisional* (para remover amostras de tecido para exame) ou *excisional* (para remover toda a massa, como em uma lumpectomia). Este procedimento é menos usado porque a biópsia guiada por ultrassom, a biópsia guiada por IRM e a biópsia estereotáxica são tentadas antes de decidir por uma biópsia cirúrgica.	O cirurgião geral ou de mama remove a massa ou área suspeita da mama cirurgicamente. Isso envolve aplicar sedação ou *anestesia geral* (isto é, "pôr para dormir").

66   PARTE 2   **O Diagnóstico do Câncer de Mama**

Problema	Tipo de biópsia de mama	Descrição
Usada em lesão(ões) anormal(is) visualizada(s) só por tomossíntese ou mamografia.	Biópsia guiada por tomossíntese (o aparelho fica na vertical e muitas vezes é adicionado a um equipamento existente, como o aparelho de biópsia estereotáxica).	A mama submetida à biópsia será comprimida (como em uma mamografia), enquanto uma técnica de mamografia tomográfica é usada para localizar a anomalia. O radiologista injeta um anestésico local como Lidocaína na pele e nos tecidos mais profundos para amortecer a área. Uma incisão muito pequena é feita na pele. A anomalia vai ser localizada pelo aparelho e várias amostras de tecido serão extraídas e enviadas ao patologista para exame.

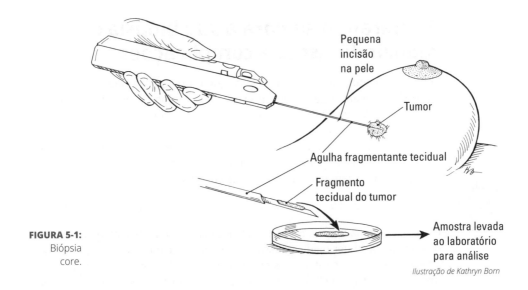

FIGURA 5-1: Biópsia core.

Ilustração de Kathryn Born

Se seu médico pediu uma biópsia estereotáxica ou uma biópsia core com agulha guiada por IRM, o procedimento pode lhe parecer um pouco estranho. Na biópsia estereotáxica, você fica deitada de bruços sobre uma mesa com a mama prestes a ser submetida ao procedimento pendendo para baixo por um orifício na mesa. A mama é comprimida entre duas placas de mamografia, e são tirados raios X para mostrar ao médico onde inserir a agulha.

A biópsia core com agulha guiada por IRM é semelhante, mas suas mamas ficam aninhadas em uma depressão na mesa. Embora pareça algo saído da Idade Média, o médico *está* realizando um procedimento médico moderno.

Participando Ativamente da Biópsia de Mama: Antes, Durante e Depois

Os resultados médicos são sempre melhores quando o paciente desempenha um papel ativo. O mesmo se aplica a uma biópsia de mama. Quando você sabe o que esperar antes, durante e após o procedimento, provavelmente ficará menos ansioso e tomará as medidas necessárias para reduzir riscos, melhorar a recuperação e acompanhar os resultados. Nesta seção, discutimos como desempenhar um papel ativo em sua biópsia de mama.

Preparando-se para a sua biópsia e reduzindo riscos e complicações

Logo após agendar a biópsia, o médico que irá realizá-la (um radiologista ou cirurgião de mama) deverá informá-lo sobre o tipo de biópsia ao qual será submetido. Ele deverá explicar por que ela foi escolhida, discutir seus benefícios e riscos e apresentar uma breve descrição do procedimento. Você deverá receber um kit que inclui a descrição do procedimento e as instruções de como se preparar para ele (por exemplo, parar de tomar determinados medicamentos e pedir a alguém que o leve para casa depois).

DICA

Se você tiver dúvidas, não hesite em ligar para o consultório e perguntar.

Os riscos de uma biópsia estão associados principalmente a alergias ou sensibilidade a quaisquer medicamentos usados durante o procedimento, reações à anestesia local ou geral, outros problemas de saúde que você possa ter (como diabetes) e outros medicamentos que toma ou substâncias que consome. Possíveis complicações resultantes do procedimento incluem equimoses ou dor, sangramento, hematomas (acúmulo ou inchaço com sangue coagulado no local dentro do tecido), infecção, cicatrização lenta ou cicatrizes.

Forme uma parceria com o médico para reduzir riscos:

» Informe ao médico sobre alergias para que ele possa evitar o uso de certos medicamentos.

» Informe ao médico se está tomando anticoagulantes, como aspirina, varfarina, heparina, ibuprofeno ou naproxeno, porque esses medicamentos podem aumentar o sangramento no local da biópsia. (Para reduzir o sangramento, pare de usar esses medicamentos durante sete dias antes da biópsia ou conforme orientação do médico.)

» Informe ao médico se você tem um histórico de diabetes e se ele está sob controle. Um controle inadequado da doença pode retardar a cicatrização no local da biópsia e aumentar o risco de infecção. Para melhorar o controle do diabetes, tome os medicamentos receitados (por exemplo, comprimido ou insulina) conforme indicação, siga a dieta alimentar recomendada com redução de carboidratos, exercite-se regularmente e teste o nível de glicose no sangue com o seu medidor de glicose (glicômetro) conforme recomendado pelo seu médico.

» Informe ao médico se você fuma produtos derivados de tabaco ou que contenham nicotina (como cigarros, tabaco de mascar, cigarros eletrônicos e assim por diante). A nicotina reduz o oxigênio dos tecidos e pode retardar a cicatrização da ferida e aumentar o risco de infecção. O médico pode recomendar que você pare de fumar ou reduza a quantidade de cigarros que fuma por vários dias antes e após o procedimento.

» Não use hidratante, talco, perfume ou desodorante nas axilas ou nas mamas antes da biópsia porque esses produtos podem aparecer na imagem ou causar reações locais na pele quando combinados com o agente de esterilização usado para fazer assepsia da pele. Por esse motivo, geralmente se recomenda que a pele esteja limpa e livre de produtos cosméticos.

Sabendo o que esperar no dia da biópsia

Familiarizar-se com o procedimento de biópsia de mama pode aliviar sua ansiedade. Esta seção mostra um passo a passo do procedimento, começando pelo momento em que o médico ou um de seus assistentes o busca na recepção:

1. **O médico ou seu assistente repassa os riscos e benefícios do procedimento e lhe pede para assinar um termo de consentimento.**

2. **O médico ou seu assistente limpa e esteriliza a área da pele onde a agulha será inserida ou será feita a incisão.**

3. **Você pode esperar receber uma anestesia local para amortecer a área da qual as amostras serão retiradas ou uma anestesia geral para você "apagar". A anestesia local pode provocar queimação ou ardência durante a aplicação, mas a dor não demora a passar. Ela é importante para amortecer a área primeiro para que o procedimento seja mais confortável. (É provável que você precise de uma anestesia geral se realizar uma biópsia cirúrgica.) Talvez você também receba um sedativo para se sentir muito bem durante o procedimento.**

4. **Talvez você seja orientado a se sentar ou deitar de costas, de lado ou de bruços em uma mesa especial. Novamente, isso depende do tipo de**

CAPÍTULO 5 **Entendendo Biópsias de Mama** 69

biópsia. (Equipamento diagnóstico de imagem pode ser usado para ajudar o médico a localizar o tecido a ser examinado.)

5. O médico que realiza a biópsia pode fazer uma incisão muito pequena para acessar o tecido que será examinado. Se você estiver sendo submetido a uma biópsia cirúrgica, talvez seja necessária uma incisão mais longa.

6. O médico insere uma agulha no tecido a ser colhido, extrai uma amostra de tecido residual e a coloca em um conservante ou formol para ser enviada ao patologista. (Este passo é repetido aproximadamente de três a cinco vezes para obtenção de amostras adicionais.)

7. O médico coloca um pequeno grampo de metal ou titânio no local da biópsia para marcá-lo para futuros exames ou cirurgia, se necessário. O grampo aparecerá em imagens diagnósticas, mas você provavelmente não irá notá-lo. A inserção desse grampo é importante, pois proporciona um mapa do local que foi submetido à biópsia na mama, caso seja necessário um novo exame no futuro.

   Uma pequena porcentagem de pacientes não quer que nada seja "deixado" em seu corpo, pois acha que causará dor ou dano. Porém, marcar esse local com um grampo será útil em futuras mamografias para que a área com a anormalidade possa ser monitorada ao longo do tempo (se não for totalmente removida cirurgicamente).

8. Se foi feita uma incisão, o médico a fecha com suturas ou fitas adesivas e faz um curativo. Se não houve incisão, o médico comprime o local ou aplica uma compressa fria para estancar o sangramento e então faz o curativo no local perfurado.

9. Para finalizar, o assistente provavelmente o levará para uma sala de observação durante vários minutos para garantir que você esteja bem antes de ser liberado. Talvez você receba instruções verbais ou escritas sobre como cuidar do ferimento, quando marcar uma consulta de retorno e para quando esperar os resultados.

Se não lhe disserem, pergunte quando receberá os resultados, quem os enviará (radiologista, cirurgião, clínico, enfermeira) e de que forma — ligação ou por escrito. Se você tiver uma preferência sobre como receber os resultados, avise; o centro médico adota procedimentos próprios, mas pode abrir uma exceção a seu pedido.

Esperando pelos resultados da biópsia

Depois da biópsia, é possível que você espere de um a sete dias para receber os resultados. O período de tempo depende de vários fatores. O método para informar os resultados da biópsia aos pacientes também varia. Em algumas clínicas, o radiologista ou cirurgião entra em contato diretamente com o paciente. Outras podem enviar o resultado ao ginecologista ou clínico geral, que então entra em contato com o paciente para discuti-lo com ele. E outras enviam os resultados pelo correio ao paciente. Independentemente de quem for o mensageiro e de que forma a mensagem é entregue, o resultado pode ser fonte de alívio ou sofrimento.

Se você tem preferência por como gostaria de ser contatado e por quem, fale com o responsável por esse assunto na clínica. A maioria das pessoas (tanto homens quanto mulheres) prefere receber as boas novas o mais depressa possível e aprecia a oportunidade de receber a notícia por telefone. Muitas dessas mesmas pessoas, contudo, preferem receber as más novas (resultados que indicam câncer) pessoalmente do médico, que pode explicar o resultado e discutir novas medidas.

LEMBRE-SE

Sempre peça uma cópia do relatório da biópsia para guardá-la em sua pasta de assuntos médicos. Ter uma cópia do resultado da biópsia evita atrasos para obter a cópia no futuro se outro médico precisar vê-lo ou se você precisar dela para consultar os resultados ou partilhá-los com familiares.

Entendendo os Resultados de Sua Biópsia

Você pode receber os resultados da biópsia de duas maneiras: um relatório breve, normalmente em forma de carta, indicando se a biópsia detectou câncer ou não, e um relatório do patologista, mais detalhado. Esta seção pretende ajudá-lo a aprender alguns termos médicos que poderá encontrar ao ler os resultados. Explicamos como interpretar relatórios de biópsias de mama (resumidos e detalhados) e oferecemos orientação adicional sobre como discutir os resultados com seu médico.

Entendendo alguns termos médicos básicos

Ao ler os resultados da biópsia, você provavelmente vai encontrar alguns termos desconhecidos. Aqui estão alguns mais comuns e suas definições:

» **Atípico:** Anormal/incomum, mas não canceroso. Porém, a cirurgia é recomendada para lesões atípicas encontradas na biópsia core.

» **Benigno:** Não canceroso sem probabilidade de se espalhar.

» **Carcinoma:** Câncer que começou com células que revestem os órgãos, chamadas *epiteliais*. Pode ser invasivo, infiltrante ou *in situ* (veja definição adiante).

» **Hiperplasia:** Mais células que o normal em uma amostra de tecido. Há diversos tipos de hiperplasia:

- **Hiperplasia ductal usual (HDU):** O padrão das células é muito próximo ao de células normais.

- **Hiperplasia ductal atípica (HDA):** A presença de mais células que o normal e células com aspecto incomum no revestimento dos ductos.

- **Hiperplasia lobular atípica (HLA):** A presença de mais células do que o normal e células com aspecto incomum nos *lóbulos* (os lobos de tecido glandular na mama são subdivididos em lóbulos que produzem leite — no Capítulo 1, falamos mais sobre lóbulos).

» **In situ:** Termo em latim para "no lugar", que significa que o câncer não se espalhou. Há dois tipo de in situ:

- **Carcinoma ductal in situ (CDIS):** Este é um câncer de mama. (Leia mais sobre CDIS na seção "Os tipos mais comuns de câncer de mama".)

- **Carcinoma lobular in situ (CLIS):** Este *não é* câncer. Ele se forma com células anormais nos lóbulos ou ductos de leite da mama. Contudo, se tiver um diagnóstico de CLIS, você *corre* um risco maior de desenvolver câncer de mama no futuro.

» **Invasivo ou infiltrante:** O câncer se espalhou ou tem probabilidade de se espalhar do local de origem para tecidos adjacentes.

» **Maligno:** Canceroso, espalhou-se ou poderá se espalhar.

» **Negativo:** É ausente (não presente).

» **Neoplasia:** Crescimento descontrolado de células que pode ser benigno ou canceroso.

» **Não invasivo:** O câncer não se espalhou nesse momento.

» **Positivo:** Está presente.

» **Sarcoma:** Câncer que começou com células que não revestem os órgãos, chamadas de células *parênquimas*.

Esses são apenas alguns termos médicos provavelmente encontrados em um relatório de biópsia. As próximas seções incluem outros termos que você poderá ver.

72   PARTE 2 **O Diagnóstico do Câncer de Mama**

Entendendo as nuances de "anormal"

Em vez de *negativo* e *positivo*, alguns relatórios usam *normal* e *anormal* para indicar a condição das células que o patologista examinou. Como você pode imaginar, normal é muito bom — o tecido submetido à biópsia é tecido normal, sem sinal de câncer. Anormal significa que as células são incomuns (atípicas), mas podem ser cancerosas ou não cancerosas.

Se seu relatório mostrar que uma amostra de tecido é anormal sem células cancerosas, você pode ter um tumor benigno ou alguma outra anormalidade, como alguma das seguintes:

» **Calcificações:** Depósitos de cálcio muito pequenos que podem se desenvolver no tecido mamário. Podem aparecer como pequenos pontos ou manchas brancas na mamografia, mas não podem ser sentidos durante um exame da mama. Calcificações mamárias podem receber vários diagnósticos. Algumas podem ser diagnosticadas como benignas, CDIS ou CDI (leia mais sobre CDI na seção "Os tipos mais comuns de câncer de mama").

» **Carcinoma lobular in situ (CLIS):** Ter um CLIS aumenta o risco de desenvolver câncer de mama (especificamente CDIS ou CDI) no futuro.

» **Cicatriz radial ou lesão esclerosante complexa:** Esta *não* é uma cicatriz. É uma área de tecido mamário enrijecido. Não é sentida, mas muitas vezes só é encontrada em mamografias de rotina ou durante avaliações de sintomas ligados à mama.

» **Cisto mamário:** Sacos cheios de fluido localizados no interior da mama, geralmente benignos (não cancerosos). Você pode ter um ou mais cistos e eles podem ocorrer em uma ou ambas as mamas. Podem lembrar uma uva ou um balão cheio de líquido e às vezes podem ser macios.

» **Fibroadenoma:** Tecido mamário fibroso e glandular. Tem-se a sensação de serem nódulos lisos e elásticos, às vezes doloridos.

» **Hiperplasia ductal atípica (HDA):** Ter HDA aumenta o risco de desenvolver câncer de mama no futuro, mas essas células não são cancerosas.

» **Hiperplasia lobular atípica (HLA):** Ter HLA aumenta o risco de desenvolver câncer de mama no futuro, mas as células em si não são cancerosas.

» **Papiloma intraductal:** Tumor parecido com uma verruga no ducto de leite, geralmente perto do mamilo, que pode causar dor e secreção espontânea no mamilo.

Se seu relatório indica uma amostra de tecido anormal e que contém células cancerosas, você tem um dos tipos de câncer de mama discutidos na próxima seção.

CAPÍTULO 5 **Entendendo Biópsias de Mama** 73

Tipos mais comuns de câncer de mama

Estes são os tipos mais comuns de câncer de mama:

» **Carcinoma ductal in situ (CDIS):** Não invasivo, o CDIS começa nos ductos da mama que conduzem o leite até o mamilo. As células cancerosas não se espalharam pelas paredes dos ductos até o tecido mamário adjacente.

» **Carcinoma ductal invasivo (CDI):** O CDI começa nos ductos da mama e se espalha pelas paredes dos ductos para o tecido mamário adjacente. Se continuar a crescer, se espalhará aos linfonodos.

Tipos de câncer de mama menos comuns

Estes cânceres são menos comuns:

» **Angiossarcoma:** Um tipo de câncer que começa nas células que revestem os vasos sanguíneos ou linfáticos. Ocorre com mais frequência como complicação de radiação anterior na área do tórax.

» **Câncer de mama inflamatório:** Um câncer de mama agressivo reconhecido pela pele espessa (como casca de laranja) vermelha e quente ao toque.

» **Doença de Paget do mamilo:** Um tipo de câncer que começa no ducto e se espalha para o mamilo e depois em volta da aréola (o círculo mais escuro ao redor do mamilo). A pele do mamilo apresenta crostas, escamas, secura e vermelhidão e pode ter áreas de sangramento. A área ao redor do mamilo pode arder e coçar.

» **Filodes:** Geralmente um tumor benigno grande e volumoso que cresce rapidamente na mama. Em casos raros, pode ser canceroso (maligno) e se espalhar para outras partes do corpo.

DICA

Se o relatório da biópsia indicar a presença de câncer, marque uma consulta com seu médico para entender os resultados e os próximos passos a serem dados.

Aprofundando-se no relatório do patologista no caso de detecção de câncer

Se os resultados da biópsia confirmarem a presença de câncer de mama, o relatório do patologista conterá resultados de exames adicionais realizados na amostra de tecido da mama. Esses resultados ajudam a indicar a rapidez com que o câncer pode crescer, a probabilidade que tem de se espalhar para outras partes do corpo, o quanto certos tratamentos podem ser eficazes e a probabilidade de o câncer voltar depois do tratamento.

Esses exames especiais incluem o seguinte:

» **Exames para receptores de estrógeno e progesterona:** Esses exames medem a quantidade de receptores dos hormônios estrógeno e progesterona no tecido mamário. Cânceres de mama que têm esses receptores são classificados como *positivos para estrógeno* ou *progesterona* (geralmente abreviados ER+ ou PR+) e podem ser tratados com hormonioterapia. Cânceres de mama sem esses receptores são negativos para estrógeno e progesterona (ER–/PR–) e não reagirão à hormonioterapia. Em geral, cânceres com ER+/PR+ têm um *prognóstico* (resultado de longo prazo) melhor do que cânceres negativos para os receptores (ER-/PR-). Como o estrógeno e a progesterona estão envolvidos no crescimento do tecido mamário normal, eles também podem causar o crescimento de tecido mamário canceroso. A hormonioterapia age de modo a bloquear os efeitos do estrógeno e da progesterona no tecido mamário.

» **Exame para receptor do fator de crescimento epidérmico humano tipo 2 (HER2/neu):** Esse exame mede quantos genes HER2/neu e quanta proteína HER2/neu há no tecido mamário. Se um dos níveis estiver muito alto, então o câncer é chamado de *HER2/neu positivo.* Este tipo de câncer se desenvolve depressa e tem maior probabilidade de se espalhar para outras partes do corpo. É importante lembrar que há um medicamento chamado Herceptin (genérico: Trastuzumabe) que inibe essa proteína, motivo pelo qual as amostras de câncer são testadas para níveis de HER2 para ajudar a determinar a terapia.

Mais exames pedidos pelo oncologista ou cirurgião de mama podem ajudar a determinar se a quimioterapia será benéfica no tratamento.

Exames multigênicos medem a atividade de genes no interior do tecido e podem ajudar a prever a probabilidade de o câncer se espalhar a outras partes do corpo ou voltar após tratamento. Os seguintes exames multigênicos são realizados com frequência:

» **Oncotype DX 21:** Este ensaio de genes tem dois tipos de exames (do Genomic Health). O primeiro, o Escore CDIS da Mama, mede o risco de recorrência local. O outro, o Escore de Recidiva de Câncer de Mama, prevê que a recidiva do câncer de mama em estádio inicial (positivo para receptor de estrógeno, negativo para linfonodo axilar, positivo para linfonodo axilar ou negativo HER2 em pacientes com um a três linfonodos positivos) irá se espalhar a outras partes do corpo. Esse escore ajudará a prever se a quimioterapia ajudará a reduzir o risco de o câncer voltar. Se o risco for alto, a quimioterapia pode ser recomendada para reduzi-lo.

CAPÍTULO 5 **Entendendo Biópsias de Mama** 75

> » **MammaPrint:** Este ensaio de 70 genes (de Avandia) é usado para prever se cânceres de mama negativos para linfonodos axilares no estádio I ou II se espalharão para outras partes do corpo. Se o risco for alto, então a quimioterapia pode ser recomendada para reduzi-lo.

Com base nos resultados desses exames especiais, o seu câncer de mama pode ser descrito como a seguir:

> » *Receptor hormonal positivo* significa que o câncer é receptor de estrógeno positivo ou receptor de progesterona positivo.

> » *Receptor hormonal negativo* significa que o câncer é receptor de estrógeno negativo ou receptor de progesterona negativo.

> » *Receptor de estrógeno positivo* (ou ER+) significa que a célula cancerosa tem receptores de estrógeno em sua superfície, o que sugere que o crescimento do câncer foi causado por estrógeno.

> » *Receptor de progesterona positivo* (ou PR+) significa que a célula cancerosa tem receptores de progesterona em sua superfície, o que sugere que o crescimento do câncer foi causado pela progesterona.

> » *HER2/neu* é um dos receptores de fator de crescimento encontrado em células normais e cancerosas.

> » *Receptores de proteínas de fator de crescimento HER2/neu* enviam sinais às células mamárias para crescerem normalmente. Se houver excesso de receptores HER2 na célula, eles enviam mais sinais, fazendo as células crescerem depressa demais. Quando o HER2/neu é positivo, seu oncologista tem outro modo de tratar o câncer de mama (veja mais detalhes nos Capítulos 10 e 13).

> » *Triplo negativo* (ER–, PR–, HER2/neu–) significa que a célula cancerosa não tem receptores de estrógeno, progesterona ou HER2/neu em sua superfície. Este tipo de câncer tem um prognóstico (resultado) pior e geralmente requer tratamento mais intensivo.

Discutindo o relatório do patologista

A pessoa mais indicada para entregar o resultado da patologia é o radiologista ou o cirurgião que realizou a biópsia, porque eles podem ajudá-lo a compreender os resultados. Os resultados da patologia serão discutidos com base na imagem de sua mama e/ou em seus sintomas. Por exemplo, se a queixa inicial foi de secreção espontânea com sangue do mamilo, um ultrassom foi realizado e uma massa mamária foi encontrada, uma biópsia será recomendada. E se a biópsia produzir um resultado de fibroadenoma (uma massa benigna)? O radiologista ou cirurgião sabe que um fibroadenoma não tem ligação com secreção com sangue do mamilo, então eles pedirão imagens adicionais para encontrar a causa da secreção com sangue no mamilo.

O provedor de cuidados primários ou o clínico geral não é a melhor pessoa para lhe dar os resultados do patologista, porque ele não conhece certas informações que o radiologista ou cirurgião pode ter.

É importante entender os resultados de sua biópsia e os próximos passos a serem dados. Os próximos passos dependerão de a biópsia ter detectado câncer ou não.

Discutindo os próximos passos se o câncer foi detectado

Se o relatório do patologista indicar que a amostra de tecido contém células cancerosas, é preciso saber se o câncer se espalhou ou tem possibilidade de se espalhar, que tratamentos podem ser eficazes, e assim por diante.

Faça essas perguntas e anote as respostas do médico para referência futura:

» O câncer é invasivo ou não invasivo?

» Se for não invasivo, pode se tornar invasivo no futuro?

» Se for invasivo, com que rapidez poderá se espalhar?

» Em que estádio o câncer se encontra?

» Exames adicionais são necessários? Que exames são esses?

» Quais tratamentos são recomendados? Por exemplo, seu médico pode recomendar hormonioterapia, quimioterapia ou cirurgia. O relatório do patologista contém informações valiosas para ajudar o médico a escolher o(s) tratamento(s) mais eficaz(es).

As graduações do resultado da patologia

O resultado da patologia pode ser definido em três áreas: preta, branca ou cinza:

» **Preto** é o resultado que confirma câncer.

» **Branco** é o resultado que *não* é câncer (benigno).

» **Cinza** é o resultado de uma lesão ou massa indefinida que pode aumentar seu risco de desenvolver câncer de mama no futuro.

A Tabela 5-2 mostra distinções adicionais.

TABELA 5-2 Descrição de Áreas Preta, Branca e Cinza do Resultado de Patologia

Tom	Resultados de Patologia	Tratamento
Área preta	CDIS	Câncer — deve ser removido por cirurgia.
	CDI	
	Câncer de mama inflamatório	
	Filodes	
	Doença de Paget	
	Angiossarcoma	
Área branca	Fibroadenoma	Não é câncer — não precisa ser removido ou aspirado (cisto), a menos que cause dor ou desconforto.
	Cisto	
	UDH	
Área cinza	HLA	Indefinido — pode ser benigno, mas deve ser removido por cirurgia.
	HDA	
	CLIS	
	Papiloma	
	Cicatriz radial ou lesão esclerosante complexa	

Acompanhamento quando o câncer não foi detectado

Se o relatório da patologia descartar câncer, você pode ficar feliz, mas talvez ainda não esteja fora de perigo. O médico pode marcar uma mamografia, um ultrassom ou uma IRM de acompanhamento para dali a seis meses para comparar ou documentar que não houve mudança no tecido anormal.

LEMBRE-SE

Enquanto isso, continue os autoexames da mama regularmente e contate seu médico imediatamente se notar quaisquer mudanças nelas.

> **NESTE CAPÍTULO**
>
> » Discutindo estádios e graus do câncer de mama
>
> » Entendendo a diferença entre estádios clínicos e patológicos
>
> » Como o estádio é usado para prever resultados

Capítulo **6**

Estádios do Câncer de Mama

Quando alguém descobre que tem câncer de mama, vai querer saber em seguida se ele está no estádio inicial. Geralmente, consegue-se detectar um câncer de mama em *estádio inicial* com mamografias de rastreamento regulares. Contudo, o rastreamento não é infalível — ele não detecta todos os cânceres em estádio inicial.

Alguém pode ter realizado uma mamografia há sete meses cujo resultado foi negativo para quaisquer massas ou calcificações suspeitas nos raios X e, no entanto, uma massa de 3cm acabou de ser descoberta na mama e foi confirmada como câncer. Agora, a questão é se o câncer se espalhou para os linfonodos na axila ou outras partes do corpo.

É importante saber o máximo e o mais depressa possível sobre qualquer câncer pelos seguintes motivos:

» Para calcular seu *prognóstico* — a evolução provável da doença e as chances de recuperação.

» Para identificar o estádio de seu câncer e quaisquer *ensaios clínicos* — procedimentos de investigação nos quais você pode ser voluntário para testar novos tratamentos para prevenir, detectar, tratar ou controlar várias doenças ou problemas de saúde.

» Para se comunicar com eficiência sobre sua doença. Seus médicos entendem a doença usando terminologia comum para avaliar os resultados do tratamento, assim como os resultados dos ensaios clínicos.

Testando para Determinar Estádios

Os seguintes tipos de exames ajudam a determinar o estádio de seu câncer:

» **Histórico médico e exames físicos:** Reúnem informações gerais sobre você, incluindo outros problemas de saúde que possa ter (como hipertensão arterial, doenças hematológicas etc.) e sobre o seu câncer de mama. Além disso, o especialista pode lhe pedir informações sobre o histórico de sua família e detalhes adicionais sobre quaisquer familiares que tenham tido câncer. O especialista examinará seu corpo olhando, sentindo e ouvindo quaisquer sinais ou sintomas incomuns. Muitas vezes, o exame poderá mostrar a localização e, às vezes, o tamanho do tumor de mama ou se ele se espalhou para os linfonodos na axila.

» **Estudos por imagem:** Produzem imagens do que está ocorrendo em seu corpo. Mamografias, IRMs, ultrassons, TCs (tomografias computadorizadas), PET/TCs (tomografias por emissão de pósitrons) fazem parte de estudos por imagem usados para mostrar a localização do câncer de mama, o tamanho dos tumores e se o câncer se espalhou para outras partes do corpo. TCs e PETs são usados principalmente para procurar a doença fora da mama em mulheres com doença avançada ou tumores que têm alto risco de se espalhar para outras partes do corpo.

» **Exames laboratoriais:** Incluem amostras de sangue, urina e outros fluidos do corpo para obter mais informações sobre seu câncer de mama e funções de seu corpo. Por exemplo, o painel metabólico abrangente (PMA) mede os níveis das enzimas do fígado aspartato aminotransferase (AST) e alanina aminotransferase (ALT). Uma dosagem mais alta do que o normal indica que o fígado não está funcionando bem, o que pode fazer com que o médico peça imagens adicionais do fígado a fim de determinar se o câncer de mama se espalhou até ele.

» **Patologia:** É o relatório da biópsia com as informações sobre tamanho, nível de crescimento do tumor, tipo de células cancerosas na mama, grau do tumor e se receptores de estrógeno e progesterona e HER/neu estão presentes.

Nos Capítulos 4 e 5, descrevemos esses exames com mais detalhes.

Uma Visão Geral do Estadiamento do Câncer de Mama

Dez mulheres com o mesmo tipo de câncer de mama podem estar em estádios muito diferentes. O *estadiamento* do câncer de mama é um sistema de classificação que analisa o tamanho do tumor e determina se ele se espalhou para outros órgãos do corpo. Às vezes, o câncer fica somente na mama, mas outras vezes ele se espalha para os linfonodos axilares e, talvez, mais além. Obviamente, quanto mais se espalha, mais perigoso ele é.

O *grau* do tumor faz parte do relatório de patologia. Os patologistas classificam a aparência das células cancerosas em comparação ao tecido normal da mama. Células cancerosas que são apenas levemente anormais e que ainda conservam alguma semelhança com células mamárias normais são chamadas de bem diferenciadas. Tumores *bem diferenciados* geralmente têm melhor prognóstico do que tumores mal diferenciados. Células de tumores *mal diferenciados* (também chamadas de *indiferenciados*) têm pouca semelhança com células normais do tecido mamário.

O estádio e o grau de câncer de mama também são importantes porque ajudam seu médico a determinar o melhor tratamento para você, além de determinar o prognóstico. Muitas vezes, o tratamento específico para o câncer de mama é baseado no estádio, no grau e no histórico médico individual de doenças. Por exemplo, alguns pacientes mais velhos com problemas múltiplos de saúde não suportam certos tipos de quimioterapia e/ou cirurgia, de modo que seu tratamento deve mudar devido às suas *comorbidades*, ou outros problemas de saúde.

VISÃO GERAL DOS GRAUS DO CÂNCER DE MAMA

Talvez você tenha ouvido falar sobre graus do câncer de mama. O *grau* do câncer de mama refere-se à aparência das células ao microscópio e à rapidez com que crescem. Há três graus principais no câncer de mama:

- **Grau 1:** Grau baixo (crescimento lento, bem diferenciado)
- **Grau 2:** Grau intermediário (crescimento moderado, moderadamente diferenciado)
- **Grau 3:** Grau elevado (crescimento mais rápido, pouco diferenciado)

CAPÍTULO 6 **Estádios do Câncer de Mama** 81

Aqui estão alguns termos comuns que usaremos neste capítulo:

» **Local:** O tumor ou câncer está localizado no interior da mama.

» **Regional:** O tumor se espalhou para os linfonodos debaixo da axila ou da mama ou há tumores grandes que envolvem a pele da mama.

» **Distante:** Células do câncer de mama se espalharam para outras partes do corpo, como pulmão, fígado, cérebro, ossos, e assim por diante.

» **Oncologista:** Médico especializado em *oncologia,* o estudo de tumores. O especialista pode ser um cirurgião mamário ou cirurgia geral. Pode realizar uma biópsia do tumor na mama e, se detectado o câncer, remover o tumor. O médico oncologista trata do câncer de mama usando quimioterapia, terapia endócrina ou outras, como a terapia-alvo.

Inicial

Quando lhe dizem que você tem câncer de mama *inicial* ou em estádio 1, significa que o câncer *não* se espalhou além da mama para os linfonodos embaixo da axila. As células geralmente se movem para os linfonodos no mesmo lado do corpo da mama afetada. O estádio inicial certamente é o melhor porque é o mais fácil de ser tratado e lhe dá a melhor chance de cura.

Localmente avançado

Se lhe disserem que seu câncer de mama está *localmente avançado* ou é *regional*, significa que o câncer se espalhou para os linfonodos, mas não para outra parte do corpo além deles. O tumor também tem uma ou mais das seguintes características:

» Tamanho superior a 5cm

» Crescimento através da pele ou do músculo torácico

» Presente nos linfonodos axilares que parecem estar presos uns aos outros e a estruturas adjacentes

Recorrência local

Recorrência local é o termo usado para descrever quando o mesmo tipo de câncer voltou à área da mama que foi tratada anteriormente.

Câncer de mama metastático ou secundário

Muitas vezes, o câncer de mama *metastático* também é chamado de distante, avançado, secundário ou de estádio IV (discutido em mais detalhes adiante neste capítulo). Um modo simples de descrever o câncer de mama secundário é dizer que ele se espalhou do local original para outras partes do corpo. Às vezes, câncer de mama secundário significa que múltiplos locais no corpo requerem tratamento ao mesmo tempo.

LEMBRE-SE

Câncer de mama nos linfonodos nas axilas *não* é câncer de mama secundário.

Apesar de a cura para o câncer secundário ainda não ter sido encontrada, novos progressos nos tratamentos médicos podem controlar seu crescimento e estabilizar a doença por vários anos. Se você responder bem a esse tratamento, muitas vezes o câncer é tratado como uma doença crônica como *artrite reumatoide*, uma doença autoimune no qual o sistema imunológico do corpo equivocadamente ataca as articulações, o que provoca inflamação, inchaço e dor, ou *lúpus*, uma doença autoimune crônica em que o sistema imunológico do corpo ataca tecido normal e saudável, causando inflamação, inchaço e dano às articulações, pele, sangue, coração, pulmões e rins. O câncer metastático toma novo impulso de tempos em tempos e requer tratamento ativo até se estabilizar novamente.

Decifrando o Sistema de Estadiamento TNM

O estadiamento é usado para qualquer tipo de câncer para medir sua extensão e localização. O sistema de estadiamento e classificação TNM de câncer é usado por especialistas para determinar o melhor tratamento do câncer de mama, além de ajudá-los a avaliar seu prognóstico.

O sistema TNM é o sistema mais amplamente usado do mundo. O sistema é mantido pelo Comitê Conjunto Americano para Estadiamento de Câncer (AJCC) e pela União Internacional de Controle do Câncer (UICC) e é atualizado a cada seis a oito anos para incluir novos avanços na compreensão do câncer.

TNM é um acrônimo:

» **T significa tumor:** Indica o tamanho do tumor e é essencial para determinar os estádios do câncer de mama. Só pode ser definido a partir de exames de imagem e do relatório de patologia cirúrgica. O tamanho de todo o tumor não pode ser determinado pela biópsia (que examina um pequeno pedaço do tumor). Imagens e/ou patologia cirúrgica final (quando o tumor é totalmente removido) são as únicas formas de determinar o T.

>> **N significa linfonodos:** Indica se o câncer se espalhou para os linfonodos regionais.

>> **M significa metástase:** Indica se o tumor se espalhou além dos linfonodos, para outros órgãos, chamada de *metástase distante.*

A Tabela 6-1 resume os valores de T, N e M e o que significam.

TABELA 6-1 Como Interpretar o Sistema de Estadiamento TNM

TX	O tumor não pode ser medido.
T0	*Não* há evidência de tumor primário.
TIS	As células do câncer de mama crescem apenas no tecido superficial, e não em tecidos profundos da mama. Também pode ser chamado de câncer de mama *in situ* (daí o IS).
T1, T2, T3, T4	Os números depois do T descrevem o tamanho do tumor em centímetros e/ou quanto o tumor se espalhou para tecidos próximos. Quanto mais alto o T, maior o tumor ou mais ele se disseminou para tecidos próximos. T1 < 2cm T2 = 2–5cm T3 > 5cm T4 = Qualquer tamanho que invadiu a pele ou parede torácica
NX	Linfonodos regionais não podem ser avaliados.
N0	O câncer de mama não se espalhou para os linfonodos regionais.
N1, N2, N3	O câncer de mama se espalhou para os linfonodos regionais (número de linfonodos e/ou extensão da disseminação). Quanto mais alto o número do N, mais linfonodos estão envolvidos.
MX	Metástase distante não pode ser avaliada.
M0	Ausência de metástase distante ou o câncer não se disseminou além dos linfonodos axilares ou para o pulmão, fígado, cérebro, ossos, ou outros.
M1	Presença de metástase distante.

O especialista recebe as informações depois de seu exame completo e as reúne em formato TNM para lhe apresentar seu estádio clínico. Por exemplo, um câncer de mama classificado como T3 N2 M0 se refere a um tumor grande que se disseminou para linfonodos próximos, mas não para outras partes do corpo.

PARTE 2 **O Diagnóstico do Câncer de Mama**

Vamos analisar outro exemplo. T2 N1 M0 significa o seguinte:

» Um único tumor de 2,1 a 5cm de diâmetro.
» Há evidência de disseminação para linfonodos regionais (axilares ou mamários).
» Ausência de sinal de disseminação fora da mama.

As informações TNM são usadas para justificar quaisquer exames e referências adicionais para outros especialistas. Também são usadas para desenvolver o plano de tratamento.

Entendendo os Estádios do Câncer de Mama

Em termos de câncer de mama, o processo é descrito em cinco estádios amplos classificados de 0 a IV. Nesta seção, os descrevemos em detalhes.

Estádio 0 (zero)

Há dois tipos de câncer de mama neste estádio:

» Carcinoma ductal in situ (CDIS)
» Carcinoma lobular in situ (CLIS)

(Veja um exemplo de CDIS na Figura 1-2 no Capítulo 1.)

Estádio I

O estádio I do câncer de mama é dividido em duas partes, A e B:

» **Estádio IA de câncer de mama:** O tumor tem 2cm ou menos e não se disseminou para os linfonodos.
» **Estádio IB do câncer de mama:** Células de câncer de mama microscópicas são encontradas nos linfonodos perto da mama ou nenhum tumor é encontrado na mama ou o tumor mede menos que 2cm.

A Figura 6-1 ilustra o estádio IA e o estádio IB.

Estádio II

O estádio II do câncer de mama também é dividido em duas partes, A e B:

» **Estádio IIA:** Ausência de tumor ou tumor na mama com menos de 2cm, e células de câncer de mama microscópicas encontradas em de um a três linfonodos axilares ou nos linfonodos perto do esterno. Ou há um tumor entre 2–5cm com ausência de linfonodos positivos. A Figura 6-2 ilustra o câncer de mama em estádio IIA.

» **Estádio IIB:** O tumor na mama mede mais que 2cm, mas menos que 5cm, e pequenas áreas de células de câncer de mama estão nos linfonodos perto do esterno. Ou há um tumor maior do que 5cm, com ausência de linfonodos positivos. A Figura 6-3 ilustra o câncer de mama no estádio IIB.

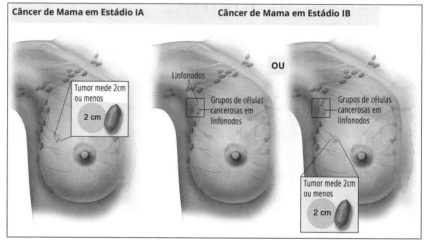

FIGURA 6-1: Câncer de mama nos estádios IA e IB.

© 2012 Terese Winslow LLC. U.S. Govt. detém certos direitos.

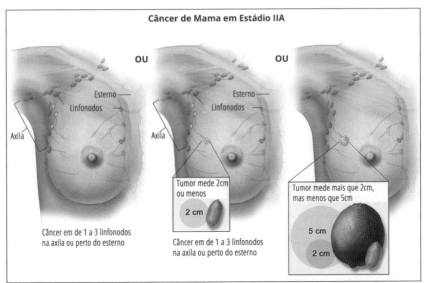

FIGURA 6-2: Câncer de mama em estádio IIA.

Estádio III

O câncer de mama em estádio III é dividido em três grupos, A, B e C:

» **Estádio IIIA:** Ausência de tumor na mama ou tumor de qualquer tamanho, e o câncer é encontrado em quatro a nove linfonodos axilares ou nos linfonodos junto ao esterno. A Figura 6-4 ilustra o câncer de mama em estádio IIIA.

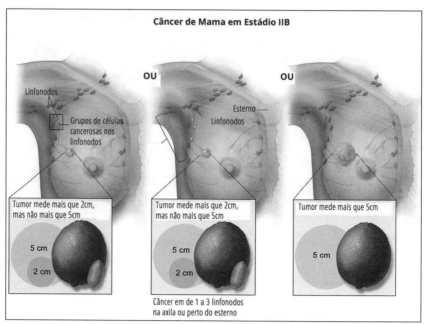

FIGURA 6-3: Câncer de mama em estádio IIB.

© 2012 Terese Winslow LLC. U.S. Govt. detém certos direitos.

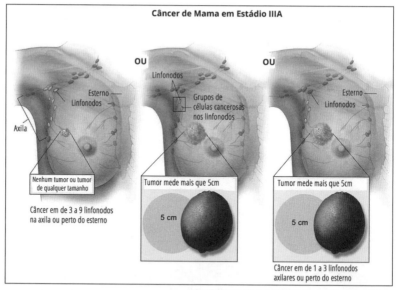

FIGURA 6-4: Câncer de mama em estádio IIIA.

© 2012 Terese Winslow LLC. U.S. Govt. detém certos direitos.

» **Estádio IIIB:** O tumor se espalhou pela pele da mama ou pela parede torácica, e a pele se rompeu e formou uma úlcera ou causou inchaço. O câncer pode ter se espalhado para não mais que nove linfonodos axilares ou perto do esterno. A Figura 6-5 ilustra o câncer de mama em estádio IIIB.

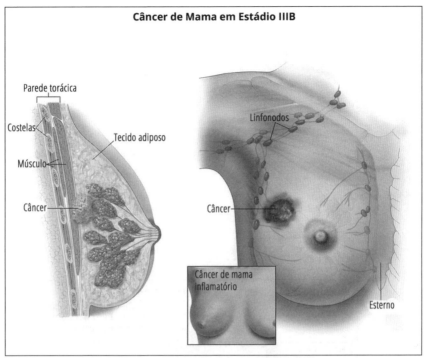

FIGURA 6-5: Câncer de mama em estádio IIIB.

© 2012 Terese Winslow LLC. U.S. Govt. detém certos direitos.

O câncer de mama que se disseminou para a pele também pode ser diagnosticado como câncer de mama inflamatório.

» **Estádio IIIC:** Tumor de qualquer tamanho ou ausência de tumor. Entretanto, o câncer de mama se disseminou pela pele, causando inchaço ou formando uma úlcera, e se disseminou para a parede torácica. O câncer de mama também se espalhou para pelo menos dez linfonodos axilares ou perto do esterno. A Figura 6-6 ilustra o câncer de mama em estádio IIIC.

Estádio IV

O estádio IV significa presença de tumor de qualquer tamanho, que os linfonodos podem ou não conter células cancerosas e que o câncer se disseminou para outras partes do corpo como pulmão, cérebro, fígado e/ou ossos.

A Figura 6-7 ilustra o câncer de mama em estádio IV.

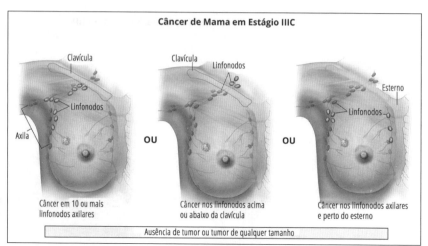

FIGURA 6-6: Câncer de mama em estádio IIIC.

© 2012 Terese Winslow LLC. U.S. Govt. detém certos direitos.

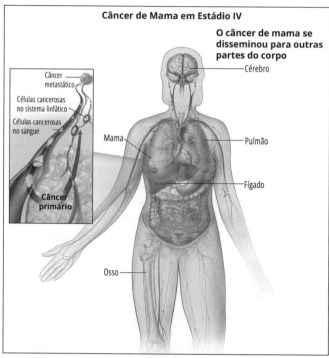

FIGURA 6-7: Câncer de mama em estádio IV.

© 2012 Terese Winslow LLC. U.S. Govt. detém certos direitos.

ESTADIAMENTO CLÍNICO E PATOLÓGICO

Quando o câncer de mama é diagnosticado, o paciente consulta um especialista que completa o exame físico, revê exames de imagens (mamografias, raios X, IRM) e resultados de biópsias, e avalia a extensão do câncer. Isso se chama *estadiamento clínico*. O estadiamento clínico é usado para ajudar a determinar o melhor tratamento inicial para o câncer e também serve como base de comparação de como o câncer responde ao tratamento.

O *estadiamento patológico* é determinado depois que o câncer na mama e os linfonodos próximos são removidos por cirurgia. A cirurgia pode ser realizada para retirar uma amostra de tecido sem remover toda a mama para oferecer um estadiamento correto ou pode se feita para remover todo o tumor e todos os linfonodos.

Às vezes, no exame clínico, a imagem da mama e os exames físicos podem mostrar um câncer em estádio inicial, mas após a cirurgia o tumor se revela maior do que o previsto — o câncer se espalhou para os linfonodos axilares, mesmo que em uma cirurgia anterior o especialista não os tenha detectado.

Em outras palavras, o estadiamento clínico é uma "estimativa por adivinhação", e a única descrição correta virá do estadiamento patológico no final da cirurgia para remover o câncer. Infelizmente, a lição é esta: não confie demais no que o oncologista ou o clínico disserem sobre seu estádio antes do tratamento. O estadiamento clínico é útil para determinar se você deve ser submetido a cirurgia, quimioterapia ou hormonioterapia como tratamento inicial para o câncer de mama. Porém, o estádio real da doença será determinado ao final da cirurgia, quando receber o relatório patológico final, mesmo que tenha feito primeiro uma quimioterapia ou hormonioterapia *neoadjuvante* — tratamento dado como primeiro passo para reduzir o tumor antes da cirurgia.

3

Tratando o Câncer de Mama

NESTA PARTE . . .

Tenha uma visão geral de todos os principais tratamentos.

Descubra os diferentes tipos de cirurgia de mama e qual (se for o caso) pode ser indicada para você.

Informe-se sobre radioterapia, como ela funciona e o que esperar.

Confira tudo que sempre quis saber sobre quimioterapia.

Obtenha dados detalhados sobre tratamentos hormonais (endócrinos), biológicos e outros tratamentos de ponta.

Atualize-se sobre as inovações em termos de reconstrução de mama.

Descubra opções de tratamento para câncer de mama avançado.

NESTE CAPÍTULO

» **Discutindo a sobrevivência ao câncer de mama**

» **Entendendo como o médico determina o melhor tratamento para você**

» **Obtendo detalhes sobre diversos tipos de tratamento de câncer de mama**

» **Considerando ensaios clínicos e medicina de precisão**

Capítulo 7

Analisando Opções de Tratamento

Q uando ocorre um diagnóstico de câncer de mama, imediatamente se pensa em questões de tratamento. Se você se submeter a tratamento, quais são suas expectativas? E você pode ser curado para sempre?

Há boas e más novas quando se fala de tratamento. Uma boa notícia é que há muitas opções de tratamento hoje em dia. Outra boa notícia é que, se detectado no início, as taxas médias de sobrevivência ao câncer de mama são realmente muito boas. O "tempo de sobrevivência de cinco anos" muitas vezes é usado quando se fala de prognóstico em relação ao câncer. Esse número representa a porcentagem de pessoas com câncer que estarão vivas cinco anos após o diagnóstico. A sobrevivência de cinco anos depende do estádio de seu câncer. Se você combinar todos os estádios de câncer de mama, as taxas de sobrevivência são muito boas:

» A taxa de sobrevivência de 5 anos é de 89%

» A taxa de sobrevivência de 10 anos é de 83%

» A taxa de sobrevivência de 15 anos é de 78%

Se o câncer estiver localizado só na mama, a taxa de sobrevivência de 5 anos pode chegar a 99%, e aproximadamente 61% dos cânceres de mama são diagnosticados no estádio 1, ou estádio inicial. Se o câncer se espalhou para os linfonodos axilares, a taxa de sobrevivência de cinco anos cai levemente para 85%. A má notícia é, claro, que tudo piora se ele se espalhou. Se o câncer de mama se disseminou além dos linfonodos axilares para os ossos, fígado, cérebro ou pulmão, então a taxa de sobrevivência de cinco anos cai para 26%.

Sobreviver ao câncer de mama depende principalmente de seu estádio quando do diagnóstico. Fatores adicionais que podem afetar a sobrevivência incluem o status (positivo ou negativo) do estrógeno, da progesterona e dos receptores HER2/neu e se o câncer é sensível a medicamentos específicos. O *grau* das células cancerosas do câncer de mama (o quanto elas são anormais) também pode ser incluído no cálculo de seu prognóstico.

O prognóstico de seu câncer depende basicamente do estádio da doença quando diagnosticada — incluindo seu tamanho e, mais importante, se ele se espalhou para outras áreas do corpo.

Às vezes, o câncer desaparece, mas depois volta. Se o câncer de mama voltar, isso geralmente ocorre nos primeiros três anos. Alguns tipos de câncer de mama são considerados *curados* se não voltam dentro de cinco anos. Infelizmente, o câncer de mama pode reaparecer 10 ou 20 anos depois do diagnóstico, embora isso seja incomum. Em geral, quanto mais tempo passa desde o diagnóstico inicial, menor é a probabilidade de ele voltar. Porém, saiba que você pode desenvolver um novo câncer em outro local da mesma ou da outra mama.

Os médicos podem usar uma das seguintes ferramentas para calcular os resultados de seu câncer de mama:

» Indicador de Prognóstico Nottingham (NPI)
» Adjuvante! Online
» PREDICT

Essas ferramentas usam informações sobre o estádio, grau e receptores hormonais das células cancerosas da mama para ajudar a calcular seus resultados. Os médicos vão escolher a melhor ferramenta para você e as informações muitas vezes vão ajudá-los a tomar decisões sobre os riscos e os benefícios de tratamentos específicos para o câncer de mama.

O diagnóstico precoce e tratamento imediato podem melhorar significativamente sua sobrevivência em longo prazo ao câncer de mama.

Mas chega de prognósticos e sobrevivência. Vamos falar de tratamento. Neste capítulo, oferecemos uma visão geral das principais opções de tratamento de câncer de mama, incluindo cirurgia, quimioterapia, radioterapia e terapia hormonal/endócrina, assim como terapias-alvo usando uma abordagem de equipe multidisciplinar. Também damos uma olhada na ideia de participar de ensaios clínicos e nas vantagens do novo campo de medicina de precisão (personalizada) e como ele se relaciona ao câncer de mama. Quando você conhecer as possibilidades, poderá passar aos demais capítulos desta seção, nos quais daremos muito mais detalhes de todas essas opções de tratamento.

Existem cinco tipos principais de tratamento para câncer de mama:

>> Cirurgia

>> Radioterapia

>> Quimioterapia

>> Hormonioterapia ou terapia endócrina

>> Terapia-alvo ou tratamentos biológicos

Dependendo do estádio da doença ou de outros problemas de saúde, você pode receber um tipo de tratamento ou uma combinação de vários tipos de tratamento. Não existe um tratamento único quando se fala de câncer de mama. O tratamento é determinado pelo relatório da patologia, a idade e a saúde geral da pessoa que, é claro, pode ser diferente para cada uma.

Seu médico revisará vários fatores antes de decidir qual tratamento é melhor para você. Os seguintes fatores são os mais comuns:

>> O *estádio* (o tamanho do tumor e se ele se disseminou para outras partes do corpo) do câncer de mama

>> O *tipo* (por exemplo, CDIS ou carcinoma ductal invasivo) do câncer de mama

>> O *grau* (a aparência das células cancerosas e se são bem diferenciadas ou mal diferenciadas) de suas células cancerosas

>> Se você entrou na menopausa

>> Se suas células cancerosas têm estrógeno, progesterona ou receptores HER2/neu (sensíveis a drogas anticancerosas específicas)

>> Sua saúde em geral, incluindo outras doenças e se estão sob controle

>> Sua idade, porque pessoas mais velhas com câncer de mama inicial provavelmente não morrerão (ou terão sintomas) por causa da doença

DICA

Talvez você tenha suas próprias experiências com pessoas próximas que têm ou tiveram câncer. Algumas dessas experiências podem ser positivas e, outras, negativas. Além disso, pode ter preferências específicas em relação ao tipo de tratamento que *você* quer para o seu câncer de mama. É importante discutir suas preferências e experiências pessoais sobre tratamento com o médico, de modo que essas preferências ou dúvidas possam ser respondidas ou analisadas de outra forma. Os cientistas estão sempre desenvolvendo novos tratamentos para o câncer e esses tratamentos sempre estão melhorando os prognósticos dos pacientes. É possível que o tratamento que um ente querido recebeu não seja o mesmo que o seu médico recomende para você — e mesmo que pareça idêntico, talvez não funcione do mesmo jeito. Mantenha a mente aberta para que o médico possa informá-lo sobre todas as opções e identificar os prós e contras para ajudá-lo a tomar uma decisão consciente.

Cirurgia

A maioria das pessoas começará o tratamento com cirurgia. Seu médico pode apresentar vários tipos de cirurgia de mama e/ou uma opção de tratamento mais adequado para você. O tipo de cirurgia recomendada será baseado, entre outras coisas, no que o relatório de patologia diz sobre o tamanho e a localização do tumor.

Nesta seção, falaremos brevemente sobre as principais opções de cirurgia de mama.

Lumpectomia ou mastectomia parcial (cirurgia com conservação de mama)

Em uma lumpectomia, o nódulo é removido da mama com uma pequena área de tecido normal adjacente. Isto é, a mama inteira não é removida. A lumpectomia normalmente é seguida de várias semanas de radioterapia. A Figura 7-1 ilustra o processo de lumpectomia.

Mastectomia (total ou simples)

Provavelmente é nisso que a maioria das pessoas pensa quando se fala em cirurgia de câncer de mama — remoção de toda a mama. Quando a mama é removida, diz-se que foi realizada uma mastectomia *total* ou *simples*. A Figura 7-2 mostra o resultado da mastectomia. A Figura 7-3 ilustra algumas técnicas possíveis, cada qual com aspectos positivos e negativos.

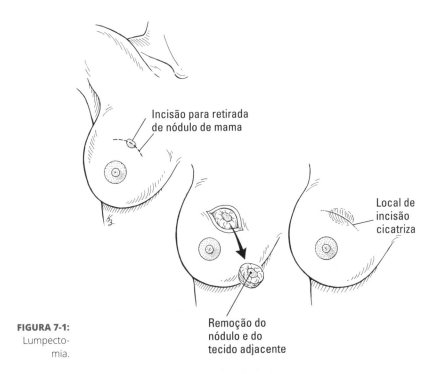

FIGURA 7-1: Lumpectomia.

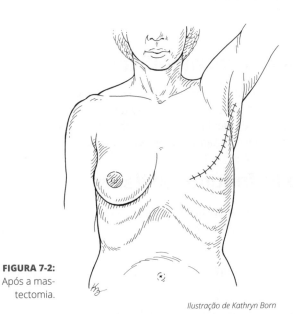

FIGURA 7-2: Após a mastectomia.

Ilustração de Kathryn Born

CAPÍTULO 7 **Analisando Opções de Tratamento**

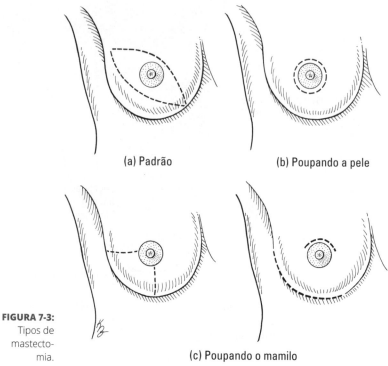

FIGURA 7-3: Tipos de mastectomia.

(a) Padrão
(b) Poupando a pele
(c) Poupando o mamilo

Ilustração de Kathryn Born

Mastectomia radical modificada

A mastectomia radical modificada (Figura 7-4) ocorre quando a mama e os linfonodos axilares são removidos. Se houver sinais evidentes ou patologia confirmada (de biópsia dos linfonodos axilares) de que o câncer se disseminou aos linfonodos, então uma mastectomia radical pode ser realizada.

Dissecção de linfonodos axilares

Este tipo de cirurgia consiste na abertura da axila para examinar ou remover linfonodos — pequenas glândulas, parte do sistema linfático, que filtram fluído das células.

LEMBRE-SE

Converse mais com seu médico sobre esse assunto para determinar o melhor tratamento para você.

Linfonodos axilares têm três níveis, mostrados na Figura 7-5:

» O nível I é o axilar inferior, localizado na borda inferior do músculo peitoral menor.

» O nível II está localizado sob o músculo peitoral menor.

» O nível III está localizado acima do músculo peitoral menor.

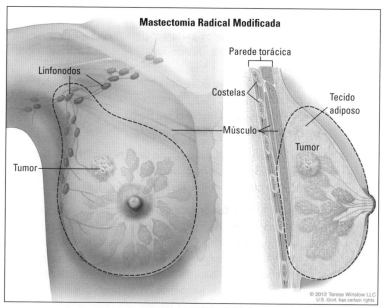

FIGURA 7-4: Mastectomia radical modificada.

© 2012 Terese Winslow LLC. U.S. Govt. detém certos direitos

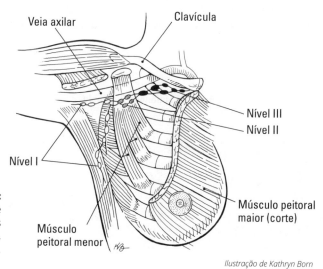

FIGURA 7-5: Níveis de linfonodos axilares I, II, e III.

Ilustração de Kathryn Born

A dissecção de linfonodos axilares pode ser oferecida se o câncer se disseminou para os linfonodos. Entretanto, estudos recentes mostraram os benefícios da radiação dos linfonodos em vez da dissecção axilar para pacientes selecionados com disseminação mínima ou micrometástase (células cancerosas microscópicas) para os linfonodos axilares e com tumores T1 e T2 (5cm ou menos):

» **Dissecção de linfonodos axilares:** Geralmente consiste na remoção de linfonodos de nível I e II, que podem chegar de 5 a 30 linfonodos. Esse procedimento pode ser feito ao mesmo tempo que a mastectomia para mulheres que têm câncer de mama invasivo. Ele também pode ser feito ao mesmo tempo ou após uma lumpectomia. O total de linfonodos *envolvidos* (mostrando evidência de câncer) é mais importante do que a extensão do câncer em qualquer nódulo específico.

» **Mastectomia profilática:** Quando uma pessoa decide remover uma ou ambas as mamas antes do câncer, por causa de fatores de risco familiar ou genético, ou pela possibilidade de recorrência do câncer.

» **Biópsia de linfonodo sentinela:** O cirurgião injeta um corante azul e/ou um corante radioativo sob a área do mamilo várias horas antes da cirurgia. A maior sensibilidade para encontrar um nódulo sentinela (o primeiro linfonodo atingido na mama) ocorre quando ambos os corantes são usados durante a biópsia do linfonodo. Durante a cirurgia, o cirurgião remove o tumor e pode encontrar o linfonodo que absorveu o corante. O primeiro linfonodo a absorver o corante é chamado de linfonodo *sentinela*. O corante vai seguir o mesmo caminho que uma célula cancerosa que se solta do tumor principal percorreria até o linfonodo. O corante forma uma "trilha de migalhas de pão" para o cirurgião encontrar os linfonodos com maior probabilidade de terem células cancerosas (isto é, a metástase nos linfonodos). Veja a Figura 7-6.

Biópsia de Linfonodo Sentinela

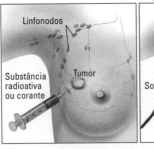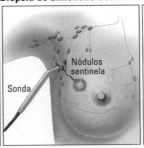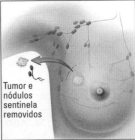

FIGURA 7-6: Biópsia de linfonodo sentinela.

© 2010 Terese Winslow LLC. U.S. Govt. detém certos direitos

No Capítulo 8, descrevemos cirurgias de câncer de mama com mais detalhes.

Reconstrução de Mama

A reconstrução da mama ocorre quando o cirurgião a restaura usando um de dois tipos principais de reconstrução mamária: implante ou tecido próprio (tecido do abdômen, costas, coxa ou nádegas). A Figura 7-7 ilustra fontes de construção de mama.

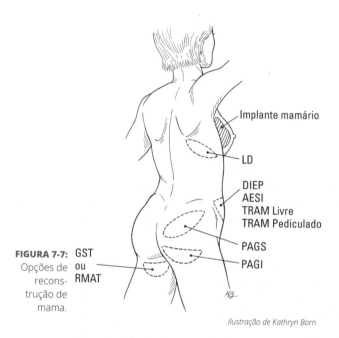

FIGURA 7-7: Opções de reconstrução de mama.

Ilustração de Kathryn Born

Como você pode ver, existem várias opções cirúrgicas para tratar o câncer de mama, mas é o estádio da doença que determina quais opções cirúrgicas são melhores para você. Às vezes, com base no tamanho do tumor, o médico pode recomendar uma lumpectomia com ou sem biópsia de linfonodos sentinela seguida de várias semanas de radiação (mais sobre esse assunto adiante), com mudança mínima no tamanho de seus seios. Mas você pode preferir a remoção total da mama (mastectomia) e, talvez, fazer uma reconstrução mamária. Independentemente do que o médico recomendar e de suas preferências, aqui estão alguns fatos úteis para considerar enquanto decide entre as opções:

» Como você se sente sobre a remoção total da mama?

» Como você se sente com a remoção parcial da mama?

» Como você se sente sobre a radioterapia?

» Com que rapidez deseja ver o tratamento completado?

> Como você vai enfrentar deslocamentos diários para se submeter à radioterapia diariamente durante várias semanas?

> Você vai querer reconstruir a mama imediatamente ou esperar alguns meses após a cirurgia?

Não há respostas certas ou erradas para essas perguntas — elas se baseiam em seus valores e preferências. Cada mulher é diferente e tomará decisões sobre seu tratamento de maneiras diferentes, que poderão ser pessoais, sociais, financeiras, religiosas ou culturais.

Algumas mulheres podem se sentir compelidas a manter a mama e escolher uma lumpectomia, mesmo que não seja recomendada pelo cirurgião por causa do estádio do câncer. Se você é essa pessoa, fale com seu médico ou psicólogo para ajudá-la a determinar por que está disposta a pôr sua vida em risco ao não realizar o tipo de cirurgia recomendada. Nesse caso, uma mastectomia teria mais chances de assegurar que todo o câncer fosse removido e o risco de ele retornar seria mínimo.

Se você estiver pensando seriamente em não se submeter à radiação, a lumpectomia não será uma opção, porque você não vai receber o tratamento padrão para o seu câncer de mama. A mastectomia e possível reconstrução de mama poderá ser a única opção nesse caso, segundo as diretrizes-padrão da NCCN.

O tipo e o momento de reconstrução de mama podem depender de sua necessidade de tratamento adicional após a cirurgia, como quimioterapia ou radioterapia. A reconstrução da mama é opcional — não é uma exigência e não vai mudar o resultado em relação ao câncer.

Não se apresse em tomar a decisão certa depois de ouvir todas as opções disponíveis para seu tratamento. Cada decisão que tomar poderá impactar sua sobrevivência de modo positivo ou negativo. Você pode discutir suas preocupações com o médico, familiares e amigos. Sinta-se à vontade para contatar o especialista de mama ou enfermeira se tiver outras dúvidas antes de tomar uma decisão. O Capítulo 12 trata da reconstrução mamária com muito mais detalhes.

Radioterapia

A *Radiação*, ou *radioterapia*, consiste no uso de um feixe de raios de alta energia para destruir as células cancerosas na mama, nos linfonodos axilares ou na parede torácica. A radioterapia geralmente é recomendada após uma lumpectomia, quando o câncer se disseminou para os linfonodos axilares, ou após uma mastectomia e as margens cirúrgicas ainda são positivas para câncer.

Efeitos Colaterais

Os efeitos colaterais da radiação podem ser *imediatos* (também chamados de efeitos colaterais *agudos* ou *precoces*) ou de *longo prazo*, ocorrendo após seis meses de tratamento.

Os efeitos colaterais imediatos normalmente estão associados a reações de pele que podem ocorrer durante a radiação e podem durar até seis meses. Se você ficar muito exposta ao sol sem usar protetor solar, por exemplo, tem mais probabilidade de ter uma queimadura solar. Da mesma forma, a radiação vai aumentar o risco de danos à pele e outros efeitos colaterais que incluem os seguintes:

» Queimadura.

» Escurecimento.

» Sensibilidade e/ou prurido da pele na área do tratamento.

» Escamação da pele durante o tratamento, o que pode causar vermelhidão, bolhas e secreção. Note que muitas pessoas não apresentam esses sintomas, e seu radioterapeuta pode lhe fornecer cremes tópicos especiais para usar durante a radiação para reduzir o risco de ocorrer escamação e bolhas.

Efeitos colaterais que podem ocorrer imediatamente e em longo prazo

» Dor na mama ou no peito na forma de desconforto ou pontadas agudas

» Inchaço na mama ou no peito

» Rigidez ou desconforto em volta da mama/peito ou ombro

» Fadiga ou cansaço

» Perda de pelos na área da axila e peito

» Dor de garganta

» Endurecimento do tecido, conhecido como fibrose, causada pelo acúmulo de tecido cicatricial

» Tosse seca ou dificuldade para respirar por causa da área de tratamento inflamada

CAPÍTULO 7 **Analisando Opções de Tratamento**

Efeitos colaterais que podem ocorrer mais tarde

» Enfraquecimento dos ossos sob a área tratada, o que pode causar fraturas nas costelas e na clavícula

» Lesões nos nervos do braço, que pode causar dormência, formigamento, fraqueza, dor e possível perda de movimento

Os efeitos colaterais imediatos geralmente ocorrem por volta de 10-14 dias após o início do tratamento de radiação, mas podem ocorrer mais tarde ou depois de seu término.

A gravidade das reações de pele depende de alguns fatores:

» Dose de radiação aplicada
» Seu tipo de pele
» Problemas de pele existentes, como eczema, psoríase e assim por diante

Se você tiver problemas de pele, avise seu médico/oncologista antes de iniciar o tratamento, porque pode ser útil consultar um dermatologista (especialista de pele) em busca de conselhos.

Cuidados com a pele durante a radioterapia

Você precisa dedicar cuidado especial à pele que está sendo tratada com radiação. O rádio-oncologista ou *tecnologista* de radiação (que administra tratamentos com radiação) lhe dará instruções específicas sobre o cuidado com a pele na clínica. A maioria das instruções incluirá as seguintes medidas e precauções:

» Tomar banho de chuveiro e não de imersão.

» Lavar a área tratada delicadamente com água morna usando um sabonete neutro e secar a pele dando tapinhas com uma toalha macia.

» Usar desodorante sem perfume.

» Usar um hidratante suave ou creme tópico recomendado para manter a pele macia.

» Se quiser usar outro produto na pele da área de tratamento, discuta o assunto com o rádio-oncologista.

» Evitar expor a área tratada a temperaturas extremas, como compressas quentes, saunas ou compressas geladas durante o tratamento.

- » Evitar expor a área tratada ao sol enquanto for submetida à radiação e depois, até que todas as mudanças da pele no local do tratamento tenham sarado.

- » Evitar queimaduras de sol após o tratamento. Sempre usar protetor solar com *fator de proteção solar* (FPS) de 50 ou mais. Aplicar protetor solar também sob as roupas pois, embora não seja de conhecimento geral, é possível ter queimadura de sol através das roupas.

- » Evitar nadar durante o tratamento e depois, até que todas as reações da pele tenham sarado. Substâncias químicas na piscina podem causar irritação na pele e um traje de banho pode causar atrito e desconforto na área tratada.

- » Usar um sutiã ou top macio de algodão durante o tratamento para evitar atrito ou fricção que possa agravar as reações na pele.

- » Evitar usar sutiãs com aros até a pele sarar.

O tecnologista de radiação monitorará a sua pele durante o tratamento. Quando surgir uma reação na pele, ele a aconselhará sobre os cuidados a tomar.

CUIDADO

Se você desenvolver uma reação de pele durante a radiação, ela deverá sarar dentro de quatro semanas a partir da data do último tratamento. Se sua pele levar mais que quatro semanas para sarar, ou você tiver um caso grave de bolhas e descamação, *contate* a equipe de radiação ou enfermeira oncológica em busca de orientação.

No Capítulo 9, falamos sobre radioterapia com muito mais detalhes.

Quimioterapia

A *quimioterapia* consiste na administração de drogas que destroem as células que se dividem rapidamente no corpo — as células cancerosas. Às vezes, a quimioterapia é aplicada como um medicamento único ou uma combinação de medicamentos. Medicamentos combinados são ministrados para aumentar a chance de destruir muitas células diferentes em seu câncer de mama.

A quimioterapia também pode causar lesões nas células saudáveis, aumentando assim o risco de efeitos colaterais indesejados, incluindo os seguintes:

- » Refluxo ácido
- » Anemia
- » Alteração de apetite
- » Alteração no paladar
- » Alterações na circulação do sangue

> Diarreia

> Fadiga

> Queda de cabelo

> Lesão nos nervos

> Dores estomacais

Leia no Capítulo 10 informações detalhadas sobre quimioterapia.

Terapia Endócrina ou Hormonal

A terapia *endócrina* ou *hormonal* é usada para reduzir o risco de retorno do câncer de mama ou de ele se desenvolver em um indivíduo sem diagnóstico anterior da doença. Leia o Capítulo 11 para descobrir como a terapia endócrina é usada como tratamento inicial no câncer de mama, pós-tratamento depois da cirurgia e como prevenção do câncer de mama em pessoas com risco de desenvolver a doença.

Terapia-alvo: Herceptin e Outros

A terapia-*alvo* também é chamada de terapia *biológica*. Ela afeta receptores de proteína específicos, ou seja, os alvos (chamados de *biomarcadores*) encontrados apenas nas células cancerosas. Esses alvos são responsáveis pelo crescimento e pela disseminação de células cancerosas. As drogas da terapia-alvo bloqueiam o crescimento e a disseminação do câncer porque interferem nos processos nas células que promovem seu crescimento.

DICA

A terapia-alvo causa menos efeitos colaterais severos ou tóxicos porque não afeta células saudáveis que se dividem rapidamente.

A terapia-alvo mais conhecida é o trastuzumabe (comercializado como Herceptin), uma droga que destrói células cancerosas específicas que são HER2+ (HER2-positivo). Uma proteína chamada de *receptor de fator de crescimento epidérmico humano 2* (HER2) encontrada na superfície da célula cancerosa, quando em grandes quantidades, pode causar o crescimento rápido das células doentes. Cerca de 20 a 25 em cada 100 pacientes com câncer de mama são HER2+ e têm maior probabilidade de responder bem ao tratamento com Herceptin.

A Figura 7-8 ilustra receptores HER2.

É difícil prever como uma pessoa vai responder a um tratamento. Assim, terapias--alvo foram desenvolvidas com base em um grupo específico de fatores que podem ser encontrados em um tumor. O tratamento com Herceptin se tornou possível pelos resultados de ensaios clínicos que mostram que terapias são mais eficazes em certos tipos de células de câncer de mama. Ensaios clínicos mostraram que o Herceptin reduz o risco de cânceres de mama HER-2 positivos voltarem. Em outras palavras, indivíduos com câncer de mama HER2+ recebem tratamento personalizado, que é resultado da *medicina de precisão* (veja o box para mais detalhes sobre medicina de precisão).

A Figura 7-9 ilustra como o Herceptin age nas células cancerosas HER2+.

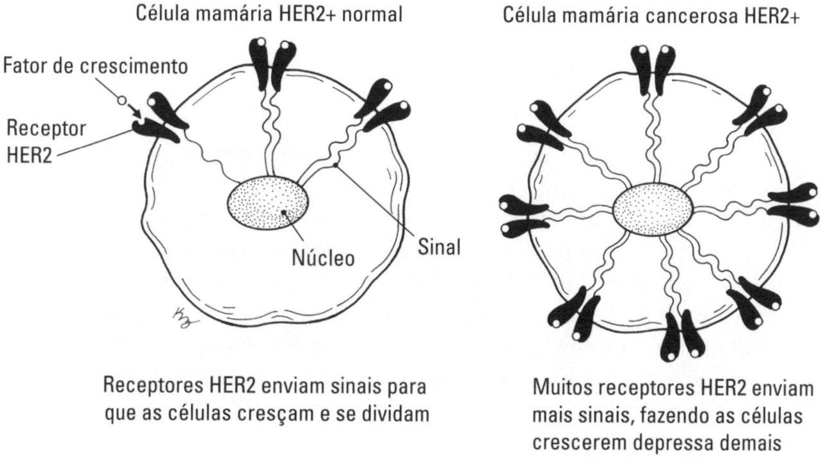

FIGURA 7-8: Como o câncer desestabiliza as células cancerosas HER2+.

Ilustração de Kathryn Born

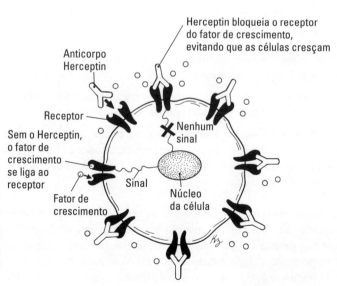

FIGURA 7-9: Ação do Herceptin (anticorpo) nas células cancerosas HER2+.

Ilustração de Kathryn Born

CAPÍTULO 7 **Analisando Opções de Tratamento** 109

UMA OLHADA NO FUTURO: MEDICINA DE PRECISÃO

Muitas pessoas são diagnosticadas com doenças para as quais não há tratamento comprovado disponível. Há muito que não sabemos sobre doenças e como achar a melhor droga para combatê-las. O que ocorre em nosso corpo ou células que causam o desenvolvimento de certas doenças? Há algo no DNA das pessoas que talvez as tornem especialmente vulneráveis? A medicina de precisão foca a descoberta da melhor droga para tratar uma doença com base em fatores específicos de uma pessoa:

- Os genes da pessoa
- Fatores de seu estilo de vida (características pessoais não genéticas)
- Características moleculares (células) da doença

Em 2015, o presidente Barack Obama anunciou o programa de Medicina de Precisão durante o discurso do Estado da Nação. Esse programa envolveu o recrutamento de mais de 1 milhão de voluntários que oferecem informações sobre sua saúde aos pesquisadores para desenvolver tratamentos especializados para câncer com base em perfis genéticos e moleculares. Esse método de testes analisa o tumor canceroso de cada pessoa e estuda as características genéticas, assim como quaisquer proteínas ou biomarcadores únicos.

A medicina de precisão representa um "novo modelo de pesquisa científica", no qual os pacientes estão engajados em uma parceria com pesquisadores para encontrar a cura de doenças que incluem o câncer. A meta da medicina de precisão é dar o melhor tratamento para o câncer de mama de cada pessoa, que inclui o seguinte:

- Obter os melhores resultados evitando, ao mesmo tempo, tratamentos e efeitos colaterais desnecessários.
- Desenvolver terapias dirigidas para tipos específicos de tumores e identificar as pessoas para quem o tratamento será eficaz.
- Identificar fatores que contribuem para personalizar o tratamento do câncer de mama do indivíduo. Fatores relacionados ao tipo de tumor proporcionarão uma indicação melhor do prognóstico e ajudarão a adaptar o tratamento com maior benefício.

Com o tempo, os pesquisadores aprenderam que o câncer se desenvolve como resultado de mutações genéticas nas células devido à combinação de fatores ambientais e genéticos que causam dano às células. Isso pode levar ao seu crescimento descontrolado, o que leva ao desenvolvimento de tumores e, às vezes, à disseminação desses tumores para outras partes o corpo. A descoberta de mutações genéticas e a influência de fatores ambientais foram a base do nascimento da ciência da medicina de precisão.

A ideia da medicina de precisão é acabar com "um modelo para todos" no planejamento de tratamentos médicos. No futuro, os tratamentos médicos serão personalizados de acordo com diferenças nos genes, nos estilos de vida e no ambiente dos indivíduos. A Food & Drug Administration (FDA) já tem aprovado tratamentos específicos para o perfil genético do câncer do paciente. Os pacientes estão sendo submetidos a testes moleculares de rotina — uma coleção de técnicas usadas para analisar marcadores biológicos proteicos no código genético do indivíduo e como suas células expressam seus genes como proteínas — por especialistas em oncologia para determinar o melhor tratamento para aumentar sua sobrevivência e reduzir o risco de reações adversas. A FDA continuará a supervisionar a precisão dos testes genéticos usando sequenciamento genético que inclui *sequenciamento de nova geração* (NGS).

Outras terapias-alvo além do Herceptin incluem as seguintes:

» **Bevacizumabe (comercializado como Avastin):** Usado para tratar câncer de cólon e de ovário.

» **Lapatinibe:** Usado para tratar câncer de mama metastático HER2+.

» **Everolimo (comercializado como Afinitor):** Usado para tratar câncer renal, câncer de mama e cerebral.

» **Pertuzumabe (comercializado como Perjeta):** Usado em combinação com Herceptin e/ou Taxotere para tratar câncer de mama metastático.

» **T-DM1 (comercializado como Kadcyla):** Usado para tratar câncer de mama metastático HER2+.

» **Denosumab (comercializado como Xgeva):** Usado para tratamento de câncer de mama secundário nos ossos.

Considerando Ensaios Clínicos

Talvez você tenha trabalhado em um projeto de ciências para a feira da escola para determinar se poderia provar sua *hipótese* — uma ideia ou explicação que testa em seu estudo ou experimento. Um *ensaio clínico* segue o mesmo princípio de seu projeto de ciências. É um projeto de pesquisa que tenta provar que um novo tratamento ou procedimento médico funciona nos pacientes.

Em ensaios pré-clínicos, a medicação ou tratamento é testado em laboratório em células ou em animais. O sucesso de ensaios pré-clínicos determina se o tratamento é seguro e ajudará pessoas. Só depois o ensaio clínico é iniciado em pacientes. Antes que comece, ele precisa ser aprovado, primeiro por um grupo de cientistas independentes e depois por um comitê de ética em pesquisa chamado Comitê de Ética Institucional ou Federal. Muitas vezes, esses comitês ficam baseados em hospitais locais e são compostos por profissionais de saúde e não médicos. No caso do câncer de mama, diferentes tipos de ensaios clínicos analisam diferentes aspectos da doença, incluindo os seguintes:

> » Modos de reduzir o risco de desenvolver câncer de mama
> » Diagnosticar câncer de mama
> » Tratar o câncer de mama
> » Efeitos de um tratamento específico na qualidade de vida
> » Terapias complementares (não médicas), como psicoterapias, apoio social, dieta alimentar e atividade física

Novos medicamentos passam por várias fases de testes em pacientes em ensaios clínicos antes de serem usados como tratamento de rotina. Você pode se apresentar como voluntário e participar de um ensaio clínico.

Ensaios controlados randomizados (ECR)

Um *ensaio controlado randomizado* (ECR) é um tipo de ensaio em que os participantes são designados aleatoriamente a diferentes grupos e recebem tratamentos diferentes. Geralmente, um grupo recebe tratamento para câncer padrão (o tratamento que você receberia mesmo que não participasse de um ensaio clínico). Este grupo também é chamado de grupo de *controle*. O outro grupo de participantes recebe o tratamento novo, que não é padrão. Este grupo é chamado de grupo *experimental*.

A alocação a um dos grupos geralmente é feita por computador em um processo chamado *randomização*. A randomização evita parcialidades e garante a integridade do experimento. Se você decidir ser parte de um ensaio clínico ECR, nem você, nem o médico vão poder escolher que tipo de medicamento irá receber.

Placebos e ensaios duplo-cegos

Em um ensaio duplo-cego, um medicamento novo é comparado a um *placebo* — um remédio falso que não tem ingredientes ativos, mas é feito para parecer exatamente como o medicamento testado.

Quando um placebo é usado em um ensaio clínico, significa que o efeito do medicamento novo pode ser avaliado com acurácia por comparação. Isso é necessário porque, por mais estranho que pareça, algumas pessoas parecem se sentir melhor só por estarem participando de um ensaio clínico. Os motivos para esse *efeito placebo* são desconhecidos, mas alguns afirmam que a melhora nos sintomas ocorre por causa do monitoramento frequente e rigoroso e do otimismo do paciente e do médico.

Se decidir participar de uma ensaio clínico duplo-cego/placebo, nem você nem o médico saberão se está recebendo o tratamento ativo ou o placebo.

Duração dos ensaios clínicos

Ensaios clínicos podem durar menos de um ano ou vários anos. A duração de um ensaio clínico depende do que está sendo procurado. No final, os resultados são revelados se puderem respaldar um novo tratamento e transformá-lo em um tratamento padrão.

Se você for designado aleatoriamente para receber um novo tratamento durante um ensaio clínico, há a possibilidade de que ele ajude a diminuir ou curar seu câncer. Mas também há a chance de que o novo tratamento possa não ter efeito. Há a chance de que o novo tratamento o faça sentir-se mal devido aos efeitos colaterais, e ainda não afete o tumor. Como existe a chance de o tratamento novo não surtir efeito, pacientes que não obtiveram sucesso com tratamentos tradicionais ou não são qualificados para recebê-los normalmente são convidados a participar de ensaios clínicos.

Um bom motivo adicional para participar de ensaios e experimentos é que, daqui a alguns anos, você poderá dizer que ajudou na descoberta e validação de um tratamento novo que pode gerar benefícios significativos para populações no mundo inteiro no futuro. Participar de ensaios clínicos é, na verdade, apoiar um "bem maior" para a sociedade.

114   PARTE 3 **Tratando o Câncer de Mama**

NESTE CAPÍTULO

» **Explorando diferentes tipos de cirurgia de câncer de mama**

» **Reduzindo o risco e preparando-se para a cirurgia**

» **Recuperando-se após a cirurgia**

Capítulo **8**

Cirurgia de Mama

Então, você está pensando na cirurgia de mama — ou, talvez, ela já esteja agendada. Decidir qual o melhor tipo de cirurgia pode ser intenso e pode representar um dilema. Aqui estão algumas questões para ajudá-la a tomar uma decisão:

» Você quer manter a mama ou removê-la (se aplicável)?

» Qual será o aspecto da mama após a lumpectomia?

» Qual será o aspecto da mama após a mastectomia?

» Você quer uma reconstrução de mama?

» Você quer a reconstrução de mama imediatamente ou mais tarde?

» Que tipo de reconstrução da mama você quer? Com ou sem implantes?

» Você quer uma cirurgia plástica no abdômen para que o tecido possa ser usado para formar a mama?

» Quanto tempo você pode ficar afastada do trabalho?

» Quem vai auxiliar sua família enquanto você estiver se recuperando da cirurgia?

Essas perguntas são válidas e suas respostas podem exercer um impacto enorme na decisão que tomar, independentemente do que o cirurgião possa sugerir.

CAPÍTULO 8 **Cirurgia de Mama** 115

Tipos de Cirurgia de Mama

Os tipos mais comuns de cirurgia de mama são os seguintes:

» **Lumpectomia (mastectomia parcial):** O tumor é removido da mama juntamente com uma pequena borda de tecido normal saudável.

» **Mastectomia (total ou simples):** Toda a mama é removida.

» **Mastectomia radical modificada:** Toda a mama e os linfonodos axilares são removidos.

» **Mastectomia profilática:** Ocorre quando uma pessoa escolhe remover uma ou as duas mamas devido a fatores de risco familiares ou genéticos.

» **Mastectomia com reconstrução:** Aqui a reconstrução é realizada ao mesmo tempo que a remoção da mama. Muitos tipos de reconstrução incluem colocação de material estranho (implante ou expansor de tecido) ou uso de tecido próprio para reconstruir a mama.

A Figura 8-1 ilustra como funciona um expansor de tecido.

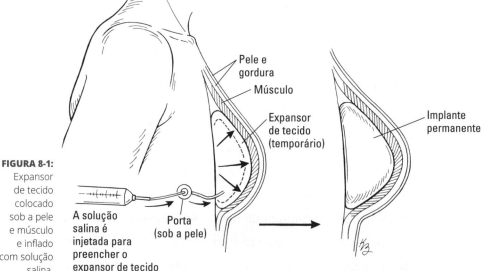

FIGURA 8-1: Expansor de tecido colocado sob a pele e músculo e inflado com solução salina.

Ilustração de Kathryn Born

» **Biópsia de linfonodo sentinela:** O cirurgião injeta um corante azul e/ou um corante radioativo sob a área do mamilo (região *subareolar*) várias horas antes da cirurgia. Após a injeção, a mama é massageada por alguns minutos para permitir que o corante seja absorvido pelo sistema linfático. O caminho do corante representará o padrão de drenagem da mama.

Durante a cirurgia, o cirurgião remove o tumor e, graças aos corantes, pode descobrir se algum linfonodo os absorveu. O corante azul pode ser visualizado a olho nu, e o corante radioativo é rastreado usando um instrumento chamado *sonda gama*. O primeiro linfonodo a absorver ambos os corantes é chamado de linfonodo *sentinela*. Os linfonodos sentinela são os primeiros a serem atingidos pelo câncer ou tumor. O corante azul vai do tumor da mama aos linfonodos por meio do *fluido linfático* (plasma sanguíneo, proteínas, glicose e oxigênio nos vasos linfáticos). O objetivo de usar corante azul na biópsia é identificar os linfonodos sentinela. No Capítulo 1, falamos mais sobre vasos linfáticos e fluido linfático.

Normalmente, o cirurgião remove de um a três nódulos para exames. Depois da cirurgia, o patologista determinará se o câncer se espalhou ou não para esses linfonodos sentinela. Isso vai ajudar a determinar se você precisará de outra cirurgia para remover todos os linfonodos (uma dissecção de linfonodos axilares completa) e/ou quimioterapia ou radiação.

DICA

Talvez você se preocupe com a exposição causada pelo corante radioativo. Fique tranquila de que a quantidade de corante e radiação é tão pequena que é seguro usá-lo até em mulheres grávidas que têm câncer de mama. Ela equivale à radiação que você recebe do ambiente.

» **Dissecção de linfonodos axilares:** O cirurgião remove a maioria dos linfonodos (níveis um e dois) da axila para determinar até onde as células cancerosas se espalharam e parar a sua disseminação. Esse procedimento é feito com tumores grandes ou quando se sabe que há câncer nos linfonodos (por exemplo, após um resultado positivo de uma biópsia de linfonodo sentinela). Remover muitos dos linfonodos axilares aumenta o risco de você ter um inchaço no braço chamado de *linfedema*.

Preparando-se para a Cirurgia

Independentemente do tipo de cirurgia de mama à qual você for submetida, provavelmente terá perguntas. Prepare uma lista com suas perguntas para levar à consulta com o cirurgião para se certificar de que todas as preocupações sejam discutidas. Ele vai lhe dar instruções sobre o que evitar antes da cirurgia. É importante compreender os riscos e como o procedimento será realizado.

Lumpectomia, mastectomia (total ou radical modificada), dissecção axilar e procedimentos relativos a linfonodos sentinelas não exigem *internação*, quando você pernoitará no hospital. Esses procedimentos normalmente são realizados como serviços ambulatoriais, o que significa que o paciente não é admitido ao hospital. Isso mesmo, você provavelmente irá para casa no mesmo dia. Entretanto, indivíduos com mais idade ou que sofram de várias doenças crônicas (chamadas *comorbidades*) podem precisar ficar no hospital por uma noite.

O procedimento de lumpectomia geralmente dura cerca de uma hora, com tempo adicional necessário para cuidados pré e pós-operatórios. O procedimento total de mastectomia pode durar cerca de uma hora e meia, com tempo adicional para cuidados pré e pós-operatórios. Se você remover ambas as mamas ou se submeter a uma mastectomia com colocação de tecido expansor, a cirurgia será mais longa. Converse mais com o cirurgião sobre o tempo necessário para a sua cirurgia de mama específica. Os preparativos para uma dissecção de nódulos axilares e biópsia de linfonodos sentinelas são iguais aos necessários para a lumpectomia ou a mastectomia.

Conversando com o cirurgião antes da cirurgia

Você vai se encontrar com o cirurgião ou com a sua equipe (geralmente composta de anestesista, enfermeiro oncológico, enfermeiro navegador ou coordenador) vários dias antes da cirurgia (lumpectomia, mastectomia, dissecção axilar). A equipe conversará com você sobre o que acontecerá durante a operação. Eles apresentarão algumas restrições pré-operatórias específicas que deverá cumprir. Talvez façam isso na consulta antes da cirurgia e mais uma vez quando você chegar ao hospital no dia da cirurgia.

O cirurgião explicará o que farão e o que esperar quando você despertar da anestesia. Não se esqueça de levar uma lista com todas as dúvidas que possa ter ou informações que gostaria de saber. Quanto mais você souber sobre o que vai acontecer, menos preocupada ficará. Entenda o procedimento cirúrgico, os riscos e os efeitos colaterais.

Os riscos comuns e efeitos colaterais gerais da cirurgia e da anestesia incluem os seguintes:

>> Coágulos de sangue

>> Ataque cardíaco

>> Náusea e vômitos (geralmente ocorrem imediatamente após a cirurgia e podem durar mais um dia ou dois)

>> Dor de garganta (durante a cirurgia, um tubo pode ser inserido em sua garganta para ajudá-la a respirar, o que depois pode provocar dor)

118   PARTE 3 **Tratando o Câncer de Mama**

MARCANDO A ÁREA COM CANETA

O cirurgião pode usar uma caneta para assinalar onde os cortes ou incisões serão feitos na mama no dia da cirurgia, imediatamente antes de você ir para a sala de cirurgia. Isso é útil porque você vai saber onde irão cortar e as marcas servem como guia para saber onde fazer as aberturas para remover o tumor ou os linfonodos. As marcas podem ser feitas na mama e/ou debaixo do braço.

Os riscos e efeitos colaterais de uma cirurgia na mama incluem os seguintes:

» Sangramento

» Hematomas (acúmulo de sangue sob a pele)

» Linfedema (inchaço no braço no mesmo lado do câncer de mama)

» Reação negativa à anestesia

» Nevralgia

» Dormência (perda de sensibilidade debaixo do braço e na axila)

» Dor

» Má cicatrização da lesão

» Seroma (acúmulo de líquido sob a pele)

» Rigidez no ombro

» Inchaço no local da cirurgia

» Infecção na lesão

Restrições pré-cirúrgicas

Anestesia e cirurgia são procedimentos delicados e podem ser complicados. Você deve informar o cirurgião sobre todos os medicamentos que toma (inclusive suplementos fitoterápicos/naturais). Essas substâncias podem alterar o modo como seu corpo metaboliza os agentes anestésicos, de modo que a equipe médica precisa saber se deve ajustar a dose. Alguns medicamentos também podem interagir com os agentes anestésicos.

Aqui estão alguns riscos comuns associados a vitaminas e suplementos:

» Vitamina E pode retardar a coagulação do sangue.

» Erva-de-são-joão, equinácea, efedra, alho, ginkgo, ginseng, kava e valeriana também podem causar hemorragia, afetar o nível de glicose no sangue e prolongar a anestesia.

CAPÍTULO 8 **Cirurgia de Mama** 119

Ajude o cirurgião a mantê-la em segurança durante a cirurgia dando-lhe estas informações, se aplicáveis a você:

>> Todos e quaisquer medicamentos prescritos, incluindo adesivos e cremes.
>> Todos e quaisquer medicamentos de venda livre, fitoterápicos, vitaminas, minerais ou remédios naturais ou caseiros.
>> Se você tem alergias, incluindo alergia a látex e esparadrapo.
>> Se você usa um marcapasso, um cardioversor desfibrilador implantável automático (CDIA) ou outro dispositivo cardíaco.
>> Se você sofre de apneia do sono.
>> Sua disposição para receber transfusão de sangue.
>> Se você toma anticoagulantes como aspirina, acetaminofeno, ibuprofeno, heparina, varfarina (Coumadin), clopidogrel (Plavix) e assim por diante. Ter sangue fino pode dificultar a cirurgia. Certifique-se de contar ao cirurgião *todos* os medicamentos que toma.
>> Se você faz terapia de reposição hormonal (TRH).
>> Se você teve problemas com anestesia no passado.
>> Se você fuma, quanto e há quanto tempo.
>> Se você toma bebidas alcoólicas e quanto.
>> Se você usa drogas recreativas, lícitas ou não.

Preocupações Especiais Pré-cirurgia

Nesta seção, falamos sobre preocupações comuns sobre pré-cirurgia.

Consumo de álcool

Não consuma álcool pelo menos 24 horas antes da cirurgia. Beber grandes quantidades de álcool antes da cirurgia pode afetá-la durante a cirurgia e sua recuperação posterior.

CUIDADO

Se você bebe muito, é importante que comece a reduzir gradativamente a quantidade de álcool ingerido assim que souber a data da cirurgia. Se você é alcoólatra e parar de beber de repente, pode sofrer sintomas de abstinência que incluem delírios, convulsões e, por fim, morte. *Não oculte essa informação de seu médico.* Se o médico souber do risco de você experimentar sintomas de abstinência, por exemplo, poderá prescrever medicamentos para evitá-los.

Além disso, o abuso de álcool também pode causar hemorragias, problemas cardíacos, infecções, dificuldade de recuperação pós-cirúrgica, maior dependência de cuidados por parte da enfermagem e possível necessidade de uma permanência mais longa no hospital para controlar complicações.

É essencial que você converse com o médico sobre a ingestão de álcool.

Consumo de tabaco ou maconha

O cirurgião pode pedir que você pare de fumar antes da cirurgia. O fumo pode levar a problemas na recuperação da anestesia e a complicações devido à cicatrização lenta. A nicotina priva o coração de oxigênio pela constrição dos vasos sanguíneos e, claro, o sangue rico em oxigênio é necessário não só para a respiração como para a cicatrização.

Quanto antes você parar de fumar antes da cirurgia, mais você reduz o risco de complicações relacionadas ao fumo durante e após a cirurgia. É melhor que pare de fumar pelo menos 30 dias antes da cirurgia ou o mais cedo possível. Entretanto, parar alguns dias antes da cirurgia provou ainda gerar algum benefício. Até mesmo evitar o fumo 12 horas antes da operação melhora as funções cardíacas e pulmonares e o fluxo de sangue.

Se você fuma maconha (marijuana), poderá querer argumentar que não se trata de cigarros e você não precisa parar antes da cirurgia. Entretanto, a maconha exerce efeitos semelhantes aos da nicotina durante a cirurgia. Fumar maconha antes da cirurgia pode fazer com que a anestesia seja menos ou mais eficaz. Ela também pode afetar a pressão sanguínea de modo semelhante à nicotina por causa do aumento de dióxido de carbono e da redução nos níveis de oxigênio no sangue.

Este é outro fato que não deve ser ocultado do cirurgião. Converse com ele sobre o uso de tabaco ou maconha.

Apneia do sono

Se você foi diagnosticada com apneia do sono, deve ter participado de um estudo do sono — um teste usado para diagnosticar distúrbios do sono. A *polissonografia* registra as ondas cerebrais, o nível de oxigênio no sangue, a frequência cardíaca e a respiração, assim como movimentos dos olhos e pernas durante o estudo.

A apneia do sono é um distúrbio respiratório comum que pode fazer com que você pare de respirar durante períodos breves e frequentes durante o sono. A apneia obstrutiva do sono (AOS) é o tipo mais comum. Ela ocorre quando as vias aéreas ficam totalmente bloqueadas durante o sono, fazendo com que nenhum ar ou oxigênio passe pelo nariz ou pela boca. O que acontece é que os músculos na parte posterior da garganta que sustentam o palato mole, as amídalas, a língua e a úvula (o pedaço de tecido que pende do palato mole) ficam muito relaxados. Músculos relaxados fazem com que a via aérea se feche ou estreite quanto você inspira (inala) e a absorção de oxigênio pode ser inadequada por alguns segundos. Isso reduz o nível de oxigênio no sangue e aumenta o nível de dióxido de carbono.

A anestesia também faz com que os músculo da boca e da garganta relaxem, como no processo que ocorre durante o AOS. Contudo, pacientes com AOS são mais sensíveis à anestesia do que os que não sofrem do problema, e os músculos podem ficar relaxados demais. Em alguns casos, pacientes com AOS podem ter dificuldade de se recuperar da anestesia.

CUIDADO

É importante contar ao cirurgião se você tiver AOS para reduzir o risco durante a cirurgia. Muitas vezes, o cirurgião vai pedir que você se encontre com o anestesista para ser avaliado quanto ao melhor tipo de anestesia para minimizar as complicações durante a cirurgia. Se você vai ser internada (paciente de cirurgia), provavelmente poderá levar o seu próprio aparelho de CPAP (pressão positiva contínua das vias aéreas) para usar no hospital.

Mesmo que não tenha um diagnóstico de AOS, mas suspeita de sofrer do problema, você deve avisar ao cirurgião para que possa ser melhor avaliada. Sinais comuns a relatar no caso de suspeita de AOS incluem:

- Excesso de sono diurno
- Ronco alto
- Observar pausas na respiração durante o sono
- Acordar de repente sufocando, resfolegando ou engasgando
- Acordar com boca seca e garganta irritada
- Insônia ou acordar durante a noite, agitação, dificuldade de retomar o sono
- Dor de cabeça matinal
- Esquecimento e dificuldade de concentração
- Mudanças de humor, como depressão ou irritabilidade
- Pressão arterial elevada
- Suores noturnos
- Diminuição da libido
- Ir ao banheiro com frequência durante a noite

Seguindo uma lista de verificação antes da cirurgia

Você vai precisar de um exame pré-operatório realizado pelo clínico geral cerca de 30 dias antes da data da cirurgia. Esse exame é necessário para garantir que a cirurgia possa ser realizada, com prioridade para a segurança. O cirurgião poderá pedir os seguintes exames de seu clínico geral:

» Exame físico para verificar seu estado de saúde geral

» Exames de sangue para verificar os rins e o fígado e avaliar o risco de hemorragia durante a cirurgia

» Raio X do tórax para verificar a saúde dos pulmões

» Eletrocardiograma (ECG) para verificar a saúde do coração

Quanto ao que você pode fazer sozinha, aqui está uma lista de coisas a fazer para reduzir o risco de problemas antes da cirurgia:

» **Depile as axilas:** Se você for submetida à remoção de linfonodos axilares, talvez precise retirar os pelos daquele lado imediatamente antes da cirurgia. É possível que a enfermeira lhe dê um creme depilatório ou lhe peça para raspar os pelos antes da operação. Depilar os braços também reduz o risco de infecções. Como alternativa, podem lhe pedir que apare os pelos em vez de raspá-los. Raspar poderá causar abrasão na pele, permitindo a entrada de bactérias. Alguns hospitais realizam a depilação durante a cirurgia, portanto, informe-se durante a avaliação pré-operatória.

» **Pare de fumar e beber:** Receber um diagnóstico de câncer de mama e enfrentar uma cirurgia muda a sua vida. Em vez de encarar esse momento como um gatilho estressante para desencadear seus piores hábitos, encare-o como uma oportunidade de fazer um balanço sobre seu estilo de vida e como motivação para mudar comportamentos. Esse momento é uma grande chance para você se comprometer a parar de fumar e parar ou reduzir o consumo de álcool para melhorar a qualidade de vida nos próximos anos. Se precisar de ajuda para parar de fumar, procure grupos de apoio. Se não souber como parar de fumar ou beber e precisar de ajuda, converse com seu médico sobre opções de tratamento, como ser encaminhada para buscar recursos na comunidade.

CUIDADO

Seja franco com o cirurgião sobre a quantidade de álcool que você ingere. Tente parar de beber quando a cirurgia for planejada. Lembre-se de que você pode reduzir a ingestão de álcool aos poucos para evitar parar de repente.

Se você parar de beber e sentir náusea, dor de cabeça, aumento de ansiedade ou dificuldade de dormir, avise ao médico imediatamente. Esses podem ser sinais de abstinência que podem ser tratados. Conte ao médico se você não conseguir parar de beber.

» **Consulte seu plano de saúde:** Verifique se seu plano de saúde cobre o procedimento cirúrgico, se você vai ter alguma despesa própria ou dedutível (e de quanto será) e se existem restrições sobre o local da realização da cirurgia.

» **Pare de tomar analgésicos:** Dispense aspirina, naproxeno (Aleve), ibuprofeno (Advil), acetaminofeno/paracetamol (Tylenol) e outros medicamentos com efeito anticoagulante pelo menos uma semana antes da cirurgia para reduzir o risco de hemorragia. Há exceções para indivíduos que sofreram um derrame ou ataque cardíaco ou fizeram um implante de stent cardíaco, quando medicamentos anticoagulantes serão modificados na preparação para a cirurgia, mas essas decisões são orientadas por um *cardiologista* (especializado em coração e vasos sanguíneos) ou *hematologista* (especializado em sangue e medula óssea).

» **Pare de comer e beber:** Não coma ou beba depois da meia-noite do dia do procedimento cirúrgico ou oito horas antes da operação para reduzir o risco de alimentos entrarem nos pulmões enquanto submetido à anestesia geral. É importante que você confira com seu cirurgião quais são os requerimentos pré-operatórios.

» **Leve um acompanhante:** Leve alguém no dia da cirurgia. Você vai precisar de alguém para levá-la para casa. É importante ter mais alguém para ouvir as instruções pós-operatórias e de alta, porque você ainda estará sob efeito da anestesia quando for liberada. A anestesia leva várias horas para passar.

Durante a Cirurgia

A lumpectomia e a mastectomia geralmente são realizadas sob *anestesia geral*, o estado de amnésia, analgesia, paralisia muscular e sedação induzida por medicamentos que a deixarão maravilhosamente inconsciente do que está ocorrendo durante o procedimento e incapaz de sentir dor.

Para a lumpectomia, o cirurgião fará um corte acima do tumor ou sobre a área que contém o fio da agulha de localização (veja o Capítulo 7), removerá o tumor e tecido saudável circundante e o enviará para o patologista para análise. O cirurgião realizará um procedimento semelhante na biópsia de um linfonodo sentinela ou dissecção axilar. Ele fechará as aberturas na mama ou axila com a intenção de preservar a forma da mama o máximo possível usando *suturas*, pontos que podem se dissolver sozinhos ou serem removidos mais tarde pelo médico.

Se você estiver se submetendo a uma mastectomia, o cirurgião fará uma abertura maior do que o necessário para uma lumpectomia para remover o tecido da mama. Se você for fazer uma reconstrução de mama, eles removerão o tecido da mama e deixarão a pele com ou sem o mamilo, dependendo do tipo de reconstrução.

Dicas Pós-cirúrgicas

Após a cirurgia, você vai acordar com uma máscara de oxigênio ou *cânula nasal* (tubos no nariz) para lhe dar oxigênio extra. Quando estiver totalmente acordada, será levada à sala de recuperação, onde sua pressão sanguínea, seus batimentos cardíacos e respiração serão monitorados por uma enfermeira.

Talvez você acorde rapidamente da anestesia ou se sinta atordoada, tonta e letárgica durante várias horas após a cirurgia. É por esse motivo que você precisa levar alguém para levá-la para casa.

Drenos e sondas

Quando você acordar, talvez esteja com uma *infusão intravenosa* (IV), tubos que entram em seu corpo fornecendo fluidos até você comer e beber de novo. E poderá estar com um ou mais drenos saindo da incisão da mastectomia ou da axila devido à dissecção axilar. Os drenos ajudam a coletar sangue e fluido que se acumula no local da cirurgia. Se esse líquido não for liberado, poderá causar inchaço, hematomas e infecção. O cirurgião poderá querer que você esvazie o dreno e meça a quantidade de fluido todos os dias. É importante anotar essa informação e levá-la à consulta de acompanhamento. Isso ajudará a determinar se é seguro remover o dreno.

Se sua cirurgia for mais longa, como uma reconstrução mamária, você pode receber um *cateter urinário*, um tubo que vai até a bexiga a fim de coletar urina. Durante a recuperação, a enfermeira removerá o cateter antes da alta ou quando você puder se mover pelo quarto.

Indo para casa

Se você foi submetida a uma lumpectomia, biópsia de linfonodo sentinela ou mastectomia simples, será liberada para voltar para casa quando sua condição for *estável* — ou seja, quando estiver acordada e a pressão, os batimentos cardíacos e a respiração estiverem normais, e o curativo estiver no local sem sinais de sangramento.

Se você for submetida a uma dissecção de linfonodos axilares ou mastectomia com reconstrução (expansor de tecidos e implantes), talvez precise ficar no hospital por um dia ou dois se estiver com dor e sangramento.

Espere ter o seguinte quando receber alta:

> » Um curativo (atadura) no local da cirurgia.
> » Alguma dor, dormência e pontadas na axila.
> » Instruções por escrito sobre cuidados pós-operatórios, incluindo cuidados com a incisão e o curativo e reconhecimento de sinais de infecção.
> » Receitas para analgésicos e, possivelmente, um antibiótico.
> » O local da incisão ou lesão pode estar selado com Dermabond ou algum outro tipo de supercola para a pele. Com a cola cirúrgica, não há necessidade de cuidar do curativo, exceto limpar a área com sabonete e água conforme orientação do cirurgião. Não use unguentos, cremes, loções ou talcos sobre o Dermabond. Não esfregue a cola nem a puxe — ela vai se soltar depois de algumas semanas.

Você pode tomar uma ducha de 48 a 72 horas após a cirurgia, conforme orientação do cirurgião. Você pode usar sabonete e água nas incisões, mas evite aplicar muita pressão de água no local. Fique de costas para o jato de água. Lave o local da incisão com delicadeza com sabonete e água e seque com palmadinhas. Não mergulhe o local da cirurgia na água. Se você tiver drenos, pergunte ao médico se pode tomar banho de banheira ou chuveiro. Às vezes, terá que esperar até que eles sejam removidos (você pode tomar banho de esponja enquanto isso).

DICA

Você poderá receber um sutiã cirúrgico para melhorar a sustentação pós-cirurgia. Use-o até o médico indicar uma alternativa. É importante evitar sutiã com aros de metal durante a recuperação.

Restrições a atividades

Durante as primeiras 48 horas, movimente o braço o mínimo possível, principalmente se foi submetida a uma biópsia de linfonodos sentinelas ou dissecção de linfonodos. Os seus braços não devem ser usados para sustentar seu corpo ou erguer algo pesado. Depois disso, você pode movimentar o braço só à altura do ombro. O médico lhe dará mais instruções na consulta de acompanhamento sobre exercícios que deve realizar ou poderá encaminhá-la a um fisioterapeuta.

Você terá uma consulta de acompanhamento com o médico, geralmente de 7 a 14 dias após a cirurgia. O cirurgião examinará o local da operação para assegurar que ele está cicatrizando bem e discutir o relatório da patologia ou resultados da cirurgia. Os resultados da patologia ajudarão o cirurgião a determinar de quais tratamentos vai precisar. O médico poderá recomendar algum dos seguintes:

- » **Mais cirurgia:** É possível que as bordas ao redor do tumor ainda mostrem evidências microscópicas de câncer que não podiam ser sentidas ou vistas a olho nu (chamada de *margem positiva*).

- » **Médico oncologista:** Esse médico pode discutir outros tipos de tratamento, incluindo terapia endócrina (se seu câncer for positivo para receptores de estrógeno e/ou progesterona), quimioterapia ou ambos. (Veja mais detalhes nos Capítulos 10 e 11.)

- » **Rádio-oncologista:** Esse médico pode discutir radioterapia para a mama ou axila. A radiação geralmente é recomendada após a lumpectomia, ou se o resultado de patologia da dissecção de linfonodos sentinelas ou axilares for positivo para células de câncer de mama. (Veja mais detalhes no Capítulo 9.)

- » **Assistente social:** Talvez você queira ou precise de ajuda para encontrar recursos para atender suas necessidades sociais e físicas enquanto recebe tratamento.

- » **Psiquiatra, terapeuta ou grupo de apoio:** Eles podem ajudá-la a lidar com o diagnóstico e o tratamento do câncer de mama.

DICA

É melhor adotar uma dieta leve nos primeiros dias após a cirurgia, pois o medicamento usado na anestesia geral pode causar náuseas. Comece com a ingestão lenta de líquidos e passe para sopas ou gelatina. Retome a alimentação normal quando se sentir preparada.

LEMBRE-SE

Se sentir dor ou desconforto, tome o remédio dado quando recebeu alta e preste muita atenção às instruções. Às vezes, será receitado um narcótico, como Tylenol com oxicodona (Percocet), hidrocodona (Vicodin), propoxifeno (Darvocet) ou codeína (Tylenol #3) para controle da dor nos primeiros cinco dias após a cirurgia. Para evitar inflamação ou inchaço e melhorar a cicatrização, o médico pode receitar Ibuprofeno, Aleve ou algo semelhante. Ingira os analgésicos com bolachas, gelatina ou após uma refeição. Se não sentir dor, não tome remédio. Álcool e analgésicos não devem ser tomados em conjunto.

NESTE CAPÍTULO

» Discutindo tipos de radiação

» Compreendendo prós e contras

» Analisando os efeitos colaterais da radiação

» Preparando e planejando a radioterapia

» Conhecendo cuidados e mudanças pós-radiação

Capítulo 9

Terapia de Radiação

Há diversos mitos sobre a radiação. Segundo um deles, a exposição da mama à radiação pode ser mortal. Não é, quando realizada adequadamente. Vamos começar resolvendo essa questão. É bom ser curiosa, mas também cética. Certifique-se de que há provas para corroborar as alegações que ouve antes de acreditar nelas. O ser humano tem o infeliz hábito de pôr a culpa de uma doença em algo sem conhecer todos os fatos. É importante separar o mito da realidade.

A terapia de radiação (ou radioterapia) é um tipo de tratamento para câncer de mama. Para câncer de mama primário — câncer que não se disseminou além da mama ou dos linfonodos axilares —, ela usa raios controlados de alta energia para destruir células cancerosas que estão no caminho ou sobraram na mama ou *axila* (debaixo do braço) após a cirurgia. Muitos pacientes não entendem como ou por que células tumorais são deixadas para trás na cirurgia. Muitas vezes, elas chegam à clínica depois e perguntam, "por que você não tirou tudo enquanto o corte estava aberto?" Alguns tumores podem ser vistos a olho nu ou sentidos com a mão, visto que contém milhões, às vezes bilhões de células cancerosas. Contudo, muitos tumores não podem ser vistos ou sentidos, pois podem conter apenas milhares de células. É por esse motivo que alguns locais do tumor podem ser deixados para trás. A radiação é uma ótima ferramenta para ajudar a destruir células residuais que não podem ser vistas ao mesmo tempo que poupa você de uma operação de grande porte que criaria um grande problema físico.

CAPÍTULO 9 **Terapia de Radiação**   129

A radiação também é usada para tratar câncer de mama secundário, que é o câncer que se disseminou além da mama e dos linfonodos axilares, muitas vezes para os tecidos dos pulmões, fígado, cérebro e ossos. O objetivo de usar radiação para tratar câncer de mama secundário é controlar e retardar a disseminação do câncer, aliviar sintomas e melhorar sua qualidade de vida.

Segundo as diretrizes da National Comprehensive Cancer Network (NCCN), o tratamento do câncer de mama com uma lumpectomia deve ser seguido por tratamento por radiação para reduzir o risco de o câncer voltar na região da mama. Muitas vezes você pode ouvir esse tratamento ser chamado de radiação *adjuvante* ou terapia *adicional*. A terapia adjuvante pode ser quimioterapia ou radioterapia aplicada depois da cirurgia. *Terapia neoadjuvante* (aplicada antes da cirurgia) e *terapia adjuvante* (aplicada após a cirurgia) são termos comuns no tratamento do câncer.

Essa regra tem exceções. O seu médico pode não recomendar a radiação por que os riscos superam os benefícios pelos seguintes motivos:

» Você já foi submetida à radiação nessa mama (há uma quantidade limitada de radiação que se pode receber na vida com segurança).

» Você está grávida.

» Você tem 70 anos ou mais (é improvável que o câncer reapareça e, assim, a radiação não ofereceria benefício terapêutico).

» Você sofre de várias doenças crônicas.

A terapia por radiação pode lhe ser oferecida com base em sua situação. O *rádio-oncologista* (médico especialista em tratamento radioterápico) vai considerar o estádio, o grau e o tamanho do tumor, assim como sua idade e se você tem outras doenças crônicas antes de recomendar a radiação.

Como Funciona a Terapia de Radiação

A radiação trata o local em que o câncer começou com raios de alta energia produzidos por uma máquina chamada *acelerador linear* ou LINAC. O acelerador linear foca os raios de alta energia na parede torácica na área em que o tumor se encontra (ou se encontrava, se você foi operada) para destruir as células cancerosas ao mesmo tempo em que poupa a maior parte do tecido normal saudável adjacente. Ele possui medidas de segurança incorporadas para garantir que não aplique uma dose de raios maior que a prescrita e é rotineiramente verificado por um físico-médico para garantir que esteja funcionando adequadamente.

Apesar de o acelerador linear ser aplicado de modo a exercer o maior efeito sobre as células cancerosas possível, ele também pode prejudicar tecido saudável normal — que geralmente é capaz de se recuperar e se reparar. A terapia de radiação é um tratamento altamente especializado e pode não estar disponível em todos os hospitais ou comunidades. Você deve receber tratamento no centro radiológico mais próximo ao qual será atendida em regime ambulatorial.

Se não estiver fazendo quimioterapia, a terapia de radiação geralmente é aplicada após uma lumpectomia. Se *estiver* recebendo quimioterapia, terá que aguardar o tratamento terminar antes de começar a radiação. Geralmente, há uma espera de 30 dias para iniciar a radioterapia após a cirurgia ou quimioterapia. Entretanto, algumas pessoas podem ter que esperar mais dependendo do tempo que as incisões da cirurgia demoram para cicatrizar, ou por outros motivos médicos.

Primeiro, você verá o rádio-oncologista no ambulatório para discutir seu tratamento. Quando o tratamento, seus benefícios, riscos e possíveis efeitos colaterais tiverem sido totalmente explicados, você deverá assinar um termo de consentimento. Então, outra consulta será marcada para planejar o tratamento.

A radioterapia é feita em um centro de tratamento radiológico ou hospital. Para reduzir o risco, o tratamento por radiação é dividido em vários módulos menores — receber a dose total de radiação de uma vez prejudicaria o corpo. Assim sendo, o tratamento é dividido em pequenas doses iguais, chamadas de *frações*, geralmente aplicadas todos os dias da semana durante três a seis semanas (com descanso nos finais de semana), dependendo de seu plano de tratamento. A fração dada geralmente é igual em todas as vezes.

A terapia por radiação para câncer de mama primário pode ser aplicada de diversas formas e em diferentes doses, dependendo de seu plano de tratamento. O objetivo final da radiação é conseguir controlar o local ou área do tumor. Não conseguir controlá-lo pode resultar na possibilidade de o câncer se disseminar para outras partes do corpo, em graves limitações físicas ou até na morte.

Os principais tipos de radiação são:

> » **Radioterapia com feixe externo:** Este é o tipo mais comum de radioterapia para tratar o câncer de mama primário. Os raios de alta energia são aplicados no acelerador linear com o feixe dirigido para o corpo através da pele da mama ou da axila. O tratamento por radiação foca a área na qual o tumor estava ou está e algum tecido normal adjacente receberá radiação.

> » **Radioterapia de intensidade modulada (IMRT):** A intensidade da radiação pode ser modificada com IMRT durante o tratamento a fim de proteger o tecido normal saudável em volta do tumor em comparação a uma terapia de radiação convencional, como a radiação de feixe externo. Devido à flexibilidade proporcionada pela IMRT, doses mais altas de radiação podem

ser aplicadas ao local do tumor. A IMRT também é chamada de radiação *conformal* porque muda a forma do feixe para espelhar o tumor. A terapia de radiação convencional ou de feixe externo aplica raios de alta energia com intensidade uniforme na área do câncer, aumentando o risco de danos ao tecido normal saudável. A IMRT pode aplicar esse feixe externo com mais precisão.

» **Reforço da terapia de radiação:** Esta técnica aplica mais algumas sessões de radiação depois que o tratamento regular tiver terminado. O reforço de radiação tem sido muito eficaz em evitar a recorrência do câncer. Se você estiver fazendo uma IMRT, o reforço será incluído no planejamento estratégico da radiação para ser aplicado em uma dose mais alta na área quando toda a mama estiver sendo tratada. Na radiação convencional, o reforço será dado no final das sessões de radiação e normalmente serão de cinco a oito sessões adicionais. O reforço de radiação normalmente é oferecido a pacientes com cerca de 40 anos ou menos porque as pesquisas mostram que são quem mais se beneficiam dele. Entretanto, pacientes de todas as idades podem correr um risco menor de recorrência do câncer de mama quando recebem o reforço de radiação.

Outros tipos de radioterapia são menos usados e podem não estar amplamente disponíveis:

» **Gating respiratório:** Este sistema envolve respirar fundo em um momento específico no seu ciclo respiratório e prender a respiração por algum tempo em cada sessão de radiação de feixe externo. O objetivo do gating respiratório é proteger o coração e a parede torácica se o local da radiação estiver na mama ou no lado esquerdo. A técnica de prender a respiração ajuda a proteger tecidos sadios sob a mama, o que pode reduzir os efeitos colaterais de longo prazo para o coração, como doenças cardíacas.

» **Braquiterapia:** A fonte de radiação é colocada no interior do corpo do local a ser tratado, dessa forma protegendo a pele de queimaduras por radiação. Tubos estreitos ocos ou um balão pequeno são colocados onde o tecido mamário foi removido. Em seguida, fios radioativos são inseridos nos tubos ou no balão e deixados por um curto período todos os dias ou por alguns dias. Você pode ser internada para o tratamento dependendo do tipo de braquiterapia que fizer, por causa da exposição à radiação ativa.

» **Radiação intraoperatória:** É outro meio de aplicar radiação interna, como na braquiterapia. Esse tipo de tratamento usa raios de baixa energia do aparelho na sala de cirurgia durante a lumpectomia ou cirurgia de conservação de mama. A radiação é aplicada diretamente no local em que o tumor foi removido. É aplicada apenas uma dose por tratamento. Às vezes, essa será a única dose de radiação que você vai receber; outras vezes, poderá ser necessário continuar com a radiação de feixe externo por um período curto de tempo. Esse tipo de radiação não é comumente usado ou disponível.

132 PARTE 3 **Tratando o Câncer de Mama**

Planejando o Tratamento por Radiação

A equipe que vai planejar seu tratamento determinará a área a ser tratada com radiação. O momento e a quantidade de radiação dependerão de sua situação individual. Normalmente, a radioterapia é oferecida em três opções de tratamento:

» Após uma lumpectomia ou cirurgia de conservação da mama.

» Após uma mastectomia. A radiação é aplicada na parede torácica e na área da axila porque o tumor era grande, estava próximo da parede torácica e células cancerosas ainda podem estar presentes, ou porque células cancerosas foram encontradas nos linfonodos axilares e áreas circundantes.

» A radioterapia nos linfonodos será aplicada se o câncer for encontrado nos linfonodos axilares ou acima da clavícula.

A equipe de planejamento de tratamento de radiação geralmente é composta de:

» **Físico-médico:** O físico-médico é um especialista que usa técnicas de física aplicada no uso da radiação para diagnosticar e tratar a doença e garantir a segurança.

» **Dosimetrista:** O dosimetrista é especialista em aparelhos e equipamentos de tratamento por radiação e tem instrução e conhecimento para gerar distribuição de doses de radiação e cálculos de doses em colaboração com o físico médico e o rádio-oncologista.

» **Rádio-oncologista:** Um rádio-oncologista é um médico especializado em terapias de radiação para pacientes de câncer.

A equipe de radioterapia calcula quanta radiação é necessária para tratar seu câncer de mama. Uma mamografia ou uma tomografia computadorizada pode ser usada para mostrar o tumor na mama e as estruturas à sua volta. Antes de o tratamento começar, a equipe planeja cuidadosamente a sua radioterapia de feixe externo (a técnica mais comumente usada). Isso significa calcular quanta radiação você precisa para tratar o câncer e exatamente onde você precisa dela.

Após planejar o tratamento de radiação, a equipe pode fazer marcas com tinta em sua pele para garantir que trate a mesma área todos os dias. Às vezes, são usados pontos para fazer as marcações. A equipe de tratamento poderá ainda definir áreas na mama ou na axila para limitar as doses de radiação ou para

CAPÍTULO 9 **Terapia de Radiação** 133

serem evitadas totalmente. Este processo é chamado de *contorno*. A equipe finaliza o plano para a radiação usando um software avançado.

Como sempre, você deve saber o máximo possível sobre o tratamento. Pergunte ao médico sobre a radioterapia para o seu câncer de mama. Aqui estão algumas perguntas que você pode fazer:

» Por que está recomendando radioterapia para mim?

» Em que consiste o tratamento e quanto tempo vai durar?

» Que áreas serão tratadas?

» A radioterapia irá mudar a forma e textura da mama?

» Há outras opções de tratamento?

» Quais são os efeitos colaterais em curto e longo prazo da radiação?

» O que posso fazer para aliviar as reações na pele?

» Vou precisar pedir licença do trabalho durante os tratamentos por radiação?

» Posso obter auxílio de transporte para ida e volta da clínica ou do hospital?

» A radiação afetará as chances de fazer uma reconstrução de mama mais tarde?

» Quem posso procurar para apoio emocional?

» Há alguém em sua equipe para quem eu possa ligar e conversar se sentir sintomas novos ou tiver preocupações?

Coisas para Fazer Antes da Radioterapia

Aqui está uma lista de itens a resolver antes de iniciar um tratamento por radioterapia:

» Conte ao oncologista quais remédios, fitoterápicos, vitaminas e suplementos está tomando para garantir que essas substâncias não causem complicações durante o tratamento.

» Agende os horários para as sessões de radiação quando receber o plano de tratamento. Assim, você poderá se certificar de marcar datas convenientes, principalmente se trabalha.

- » É melhor marcar suas sessões no mesmo horário todos os dias para que você possa criar uma rotina e seu corpo se acostume a mudanças internas também.
- » Compareça às sessões. Se perceber que poderá ter dificuldade para chegar ao local por causa de falta de transporte, doença grave ou viagem já marcada, informe ao oncologista.

 Alguns centros de radiação oferecem ajuda com transporte para e do local do tratamento. Converse com a enfermeira da oncologia ou com o oncologista se você prever dificuldades de transporte.

Cuidados com a Pele Após a Radiação

Cuide da pele da área sendo tratada durante e após a radiação. Ela pode ficar queimada durante o tratamento, mas quase sempre sara com o tempo. A equipe de rádio-oncologia vai lhe dar instruções específicas para cuidar da pele, que você deve seguir para reduzir o risco de reações graves. As instruções especiais para cuidados com a pele serão personalizadas para você, mas podem incluir o seguinte:

- » Lavar a área tratada delicadamente com água morna e sabonete neutro e secá-la dando tapinhas com uma toalha macia.
- » Tomar banho de chuveiro e não de banheira.
- » Receber o jato de água do chuveiro nas costas, e não na frente.
- » Usar desodorante sem perfume.
- » Usar hidratantes suaves para manter a pele macia. Se não souber o que usar, pergunte ao oncologista.
- » Evitar exposição da área tratada a temperaturas extremas, como compressas de gelo, compressas quentes, saunas e assim por diante.
- » Evitar exposição da área tratada ao sol durante e após o tratamento para reduzir o risco de reações na pele.
- » Evitar queimadura de sol na área tratada usando protetor solar com FPS 50 ou mais. Aplicar o protetor mesmo se a área tratada estiver coberta, pois os raios do sol podem atravessar as roupas.
- » Evitar nadar durante e logo após o tratamento até que quaisquer reações de pele tenham sarado. Substâncias químicas na piscina podem irritar e causar uma reação na pele. Se você nada com regularidade e tiver dificuldade em se abster da natação, converse com o oncologista.

» Usar um sutiã ou top de algodão macio para evitar atrito ou fricção na pele, o que poderia piorar reações da pele. Se você tiver sido submetida a uma mastectomia total e estiver usando uma prótese de silicone, pode ser mais confortável trocá-la por uma prótese mais leve.

Se você tiver uma reação na pele, ela deve sarar em três ou quatro semanas depois do último tratamento. Se ela não sarar dentro desse prazo, ou se você tiver uma reação mais grave, como escamação ou bolhas, peça orientação à equipe de radioterapia, ao enfermeiro oncológico ou ao clínico geral.

Efeitos Colaterais da Terapia de Radiação

Os efeitos colaterais da radiação podem variar de uma pessoa a outra, sendo que alguns são mais comuns que outros. A maioria dos efeitos colaterais é imediata e temporária (chamados de *imediatos*), mas alguns podem ser permanentes ou perdurar por vários meses ou anos após o tratamento (chamados de *tardios*).

Efeitos colaterais imediatos podem ocorrer durante o tratamento ou até seis meses após seu término. As seções a seguir descrevem esses efeitos colaterais.

Reações de pele

Você pode notar vermelhidão na pele, como uma queimadura de sol, prurido, sensibilidade e escurecimento no local do tratamento. Essas mudanças geralmente ocorrem entre 10 a 14 dias após o início do tratamento, mas podem surgir perto do final ou quando você receber um reforço de radiação. É possível que você note uma escamação gradativa da pele que mais tarde pode se transformar em bolhas e exsudação, mas muitas pessoas não sofrem reações tão graves.

O nível de reação de pele à radiação depende do seguinte:

» A intensidade da dose de radiação recebida

» Tipo de pele

» Problemas de pele existentes, como eczema ou psoríase

Informe ao rádio-oncologista sobre quaisquer problemas de pele específicos para ajudar a reduzir o risco de reações graves.

Mudança no tamanho ou consistência da mama

A mama pode parecer mais firme, rija ou até espessa após a radiação. Algumas mulheres até notam que a mama, objeto da radiação, parece mais alta ou levantada após a radioterapia e diferente da outra mama.

Inchaço ou edema da mama

Pode ocorrer inchaço durante o tratamento, e você pode sentir aumento de volume no peito ou desconforto na mama. Às vezes, o inchaço desaparece depois de algumas semanas, mas, se continuar, fale a respeito com o oncologista. Ele pode querer que você seja examinada por um *especialista em linfedemas*, que realizará uma drenagem linfática manual usando técnicas de massagem especiais para mover fluido para os linfonodos, onde serão drenados.

Dor na região da mama

Esse tipo de dor pode se manifestar com pontadas ou fisgadas fortes na mama/região do peito ou na axila. Geralmente, essas dores são brandas e podem continuar após o término da radiação, mas a frequência da dor vai diminuir gradativamente com o tempo. Se você recebeu radiação na axila, talvez sinta dor/desconforto ou rigidez no ombro.

A Importância dos Exercícios

LEMBRE-SE

É importante fazer exercícios com os braços e ombros durante várias semanas depois da radioterapia para reduzir a rigidez ou o desconforto. Normalmente, esses exercícios são indicados pelo cirurgião de mama ou rádio-oncologista. Veja mais informações sobre exercícios no Capítulo 18. Nesta seção, sugerimos alguns exercícios que podem ser úteis após a radiação ou cirurgia da mama.

Exercícios de aquecimento e desaquecimento

» **Encolhendo os ombros:** Encolha os ombros para cima na direção das orelhas e abaixe-os delicadamente. Mantenha os braços soltos ou relaxados enquanto faz o exercício.

» **Girando os ombros:** Encolha os ombros para cima, na direção das orelhas, depois gire-os de volta para trás e para frente, depois para baixo e para os lados. Se você sentir rigidez no peito ou no local da incisão, faça círculos menores, mas passe a círculos mais amplos à medida que a rigidez diminuir. Você vai sentir que girar os ombros para trás é mais difícil do que para frente. Continue fazendo os exercícios e sentirá menos rigidez em ambas as direções.

Exercícios básicos para fazer na primeira semana após a cirurgia ou radiação e depois

» **Flexão do braço:** Levante os dois braços para frente, mantendo-os em ângulo reto com o corpo. Dobre os cotovelos e pouse as mãos levemente nos ombros. Abaixe os ombros devagar, depois levante-os de novo. Alternativa: pouse as mãos nos ombros, mas estenda os cotovelos para os lados. Abaixe os ombros devagar, e levante-os de novo.

» **Coçar as costas:** Estenda os braços para os lados e dobre-os na altura do cotovelo. Lentamente, estenda-os para as costas até abaixo das omoplatas.

» **Mãos atrás da cabeça (em forma de asa):** Ponha as mãos atrás da cabeça com os cotovelos diante do rosto. Leve os cotovelos para trás apontando-os para os lados, depois volte à posição inicial.

Exercícios avançados para a segunda semana após a cirurgia ou radiação e depois

» **Exercício do W:** Forme um *W* com os braços para os lados, as palmas viradas para frente. Levante as mãos até a altura do rosto. Erga os braços em uma posição confortável. Junte as omoplatas para baixo como se estivesse apertando um lápis entre elas.

» **Subindo a parede:** Fique de frente para a parede com os pés separados. Ponha as duas mãos na parede na altura dos ombros. Olhando para frente, use os dedos para "subir" o mais alto que puder, sentindo um estiramento, mas não dor. Pare e conte até dez. Deslize os dedos de volta à posição inicial antes de repetir o exercício. Tente ir mais alto a cada vez.

» **Rastejando na parede:** Fique de lado com o local afetado próximo à parede. Ponha a mão na parede mantendo o cotovelo dobrado e os ombros relaxados. Olhando para frente, "suba" a parede com os dedos até onde alcançar, permitindo ao ombro se endireitar. Pare e conte até dez, depois volte à posição inicial.

> **Erguendo os braços:** Deite na cama ou no chão com a cabeça apoiada em uma almofada. Ainda deitada, respire fundo três ou quatro vezes e concentre-se em relaxar os ombros para que não fiquem curvados na direção das orelhas. Junte as mãos ou segure um bastão ou cabo de vassoura. Com os ombros retos, levante os braços acima da cabeça até onde se sentir confortável. Segure a posição e conte até dez, depois abaixe os braços devagar. Alternativa: se tiver dificuldade para se deitar — por exemplo, por causa de falta de ar — você pode fazer esse exercício sentada, recostada à cadeira.
>
> **Exercício com o cotovelo:** Deite de costas com as mãos atrás da cabeça e os cotovelos apontados para o lado. Delicadamente, empurre os cotovelos para o chão até onde for confortável. Pare e conte até dez e relaxe. Este exercício é especialmente útil se você for submetida à radioterapia, pois o tratamento muitas vezes vai exigir que você fique em posição semelhante.

Faça dez repetições de cada exercício, cinco vezes por dia, até recuperar o movimento total do ombro e dos braços.

Cansaço e fadiga

Geralmente, a radiação na mama é bem tolerada, e muitas pessoas podem continuar a trabalhar durante o tratamento. Entretanto, ter que se submeter à radiação cinco dias por semana pode ser cansativo se somado ao trabalho e aos cuidados da casa, e pode ser fisicamente estressante. Além do cansaço habitual, a radiação em si pode causar *fadiga* — cansaço e exaustão extremos que não desaparecem com sono ou descanso. A fadiga pode afetá-la emocional e fisicamente e pode aumentar a fadiga já sentida devido à cirurgia ou quimioterapia. A fadiga pode ocorrer durante ou após a radiação.

As pessoas são diferentes e o nível de fadiga e recuperação também pode variar. Conheça seus limites e não espere demais de si mesmo.

Linfedema

Esse é um inchaço na região da mama que já descrevemos, mas neste caso também ocorre no braço e na mão, causado pelo acúmulo de fluido linfático nos tecidos superficiais do corpo. O linfedema pode ocorrer após a cirurgia e durante e após a radiação. Se você tiver sintomas de aperto, inchaço ou peso nessas áreas, fale com seu oncologista imediatamente. O linfedema pode ocorrer no longo prazo, mas você pode controlá-lo com estratégias de manipulação e tratamento adequado. Entretanto, ele pode não desaparecer por completo.

Mudança na forma, tamanho e cor da mama

Geralmente, quando você é submetida à radiação após uma lumpectomia, o tecido da mama do lado tratado parecerá mais rijo, ou a mama poderá encolher ou parecer mais firme e elevada. Isso ocorre porque a mama tem uma forma arredondada e não é possível distribuir doses perfeitamente uniformes de radiação em toda a área.

A mudança na forma do seio é normal — não se preocupe. Porém, se você estiver apreensiva com a diferença de tamanho da mama, fale com o cirurgião.

Perda de pelos na axila ou área do tórax

A radioterapia na axila causará a perda de pelos debaixo do braço e, no caso de homens, no peito. Geralmente eles voltam a crescer, mas nem sempre.

Dor de garganta

Se você receber radiação perto da clavícula, poderá sentir dor de garganta ou ter dificuldade para engolir durante ou após o tratamento. Se isso ocorrer, fale com o rádio-oncologista. Às vezes, será preciso tomar analgésicos (preferência para a forma líquida) antes de comer para reduzir o desconforto na garganta.

Efeitos colaterais tardios

As seções anteriores descreveram efeitos colaterais imediatos. Aqui, analisaremos os efeitos colaterais que podem surgir vários meses ou anos após o tratamento por radiação. A melhoria em técnicas como IMRT e a exatidão na marcação do local que será tratado ajudam a minimizar os efeitos colaterais tardios.

Tosse seca

Se parte de seus pulmões receber radiação, ela pode causar uma "tosse por radiação" — uma tosse seca que pode surgir e durar vários anos após o término da radiação.

Fibrose na axila

A fibrose na axila ocorre pelo enrijecimento do tecido debaixo do braço causado pela radiação, provocando acúmulo de cicatrizes. Quando a fibrose é acentuada, a mama pode parecer muito menor e firme por até vários meses após o término da radiação. Às vezes, minúsculos vasos sanguíneos rompidos podem ser vistos sob a pele, chamados de *telangiectasia*, atualmente intratável.

Sensibilidade nas costelas durante o tratamento

Isso pode ocorrer durante e após o tratamento, mas deverá melhorar gradativamente. A radiação pode causar o surgimento de uma dor semelhante à inflamação da artrite ao redor da área que liga o esterno às costelas. Às vezes, a sensibilidade nas costelas lembra uma dor no peito. Se você tiver sensibilidade ou dor no peito, informe ao rádio-oncologista.

Fibrose na parte superior do pulmão

A fibrose (cicatrizes) pode surgir no pulmão em casos raros.

Problemas cardíacos

CUIDADO

Embora sejam tomadas precauções especiais para proteger os tecidos do coração durante a radiação, existe um risco de desenvolver problemas cardíacos no futuro. Esses problemas podem ocorrer devido a cicatrizes/fibrose do músculo cardíaco que recebeu radiação. A porção do coração com cicatriz não funcionará tão bem, podendo provocar insuficiência cardíaca ou infarto. Alguns problemas sérios que podem ocorrer incluem infarto devido a obstrução arterial ou até morte por causa da diminuição da irrigação sanguínea do coração, chamada de *isquemia*. Quanto mais alta a dose de radiação, maior é o risco de problemas cardíacos.

Enfraquecimento dos ossos

Os ossos na área de tratamento por radiação, como clavícula e costelas, podem enfraquecer e fraturar.

Formigamento, dormência e dor no braço

Esses efeitos colaterais são causados por lesões nos nervos e podem resultar em alguma perda de movimento.

142   PARTE 3 **Tratando o Câncer de Mama**

NESTE CAPÍTULO

» Discutindo o papel da quimioterapia

» Explorando os efeitos colaterais da quimioterapia

» Usando Oncotype DX e MammaPrint no tratamento quimioterápico

» Preparado-se para a quimioterapia

Capítulo **10**

Quimioterapia

A *quimioterapia* usa drogas anticancerígenas (*citotóxicas*) para destruir células doentes. As drogas circulam na corrente sanguínea pelo corpo e atuam para interromper o crescimento das células cancerosas.

A quimioterapia pode operar milagres, mas muitas vezes é alvo de comentários negativos por parte de amigos, familiares e conhecidos devido aos seus efeitos. E, de fato, ela causa alguns, como tantos medicamentos. O Tylenol ou acetaminofeno (analgésico) pode causar náuseas, erupções cutâneas e dor de cabeça. A metformina (usada para tratar o diabetes), pode causar diarreia, dor de cabeça, náuseas/vômito e erupções cutâneas. E um medicamento como docetaxel (remédio quimioterápico usado para o câncer de mama) pode causar diarreia, náuseas/vômitos, fadiga e alterações nas unhas. A quimioterapia funciona erradicando células cancerosas, mas infelizmente algumas células normais em seu corpo também são prejudicadas, motivo pelo qual provoca efeitos colaterais. Cientistas, médicos e a Food and Drug Administration (FDA) trabalham intensamente para estudar agentes quimioterápicos para garantir que os benefícios superem os riscos para as pessoas antes de aprovar seu uso.

Diferentes Tipos de Quimioterapia e Como Funcionam

A quimioterapia pode ser dividida em três categorias:

» **Quimioterapia neoadjuvante:** Este tipo de quimioterapia é administrado antes da cirurgia a fim de diminuir o tamanho do tumor. Operar um tumor menor pode tornar a cirurgia mais viável ou menos desfigurante. Ela também é usada para determinar a sensibilidade do tumor a esse tipo de tratamento. O objetivo desse tipo de quimioterapia é trabalhar na direção da cura, muitas vezes em combinação com outros tratamentos.

» **Quimioterapia adjuvante:** Este tipo é administrado após a cirurgia para reduzir a chance de o câncer se disseminar ou retornar. Ela destrói quaisquer células cancerosas que possam estar no corpo. Este tipo de quimioterapia também pode ser administrado para tumores de mama que retornaram. Como na quimioterapia neoadjuvante, seu objetivo é atingir a cura.

» **Quimioterapia paliativa:** Este tipo é administrado quando o câncer se espalhou para outros órgãos ou progrediu para o estádio IV. Ele pode ser administrado indefinidamente a fim de prolongar a vida, inibir ou controlar o tumor e reduzir sintomas. O objetivo deste tipo de quimioterapia é proporcionar bem-estar — aliviar a dor que pode ser causada pelo tumor invadindo órgãos do corpo, mas *raramente cura.*

Medicamentos quimioterápicos comuns usados para quimioterapia adjuvante e neoadjuvante (muitas vezes usados em uma combinação de dois ou três) incluem os seguintes:

» Carboplatina (Paraplatin)

» Ciclofosfamida (Cytoxan)

» Docetaxel (Taxotere)

» Doxorrubicina (Adriamicina)

» Epirrubicina (Ellence)

» 5-fluorouracil (5-FU)

» Paclitaxel (Taxol)

A quimioterapia comumente usada para câncer de mama avançado ou para cuidado paliativo ou de bem-estar (muitas vezes usada para tratar câncer de mama que se disseminou para outras partes do corpo) inclui o seguinte:

>> Paclitaxel (ligado à albumina) (nab-paclitaxel ou Abraxane)

>> Capecitabina (Xeloda)

>> Carboplatina (Paraplatin)

>> Cisplatina (Platinol)

>> Docetaxel (Taxotere)

>> Eribulina (Halaven)

>> Gemcitabina (Gemzar)

>> Ixabepilone (Ixempra)

>> Doxorrubicina lipossomal (Doxil)

>> Mitoxantrona (Novantrone)

>> Paclitaxel (Taxol)

>> Vinorelbina (Navelbine)

Como você pode ver, realmente *muitos* tipos de medicamentos quimioterápicos são usados para tratar o câncer de mama.

Mas como eles agem? Para entender isso, vamos observar o ciclo celular. Afinal, a quimioterapia age sobre as células.

As células em seu corpo se reproduzem por divisão, o que significa que uma célula se divide em duas células idênticas. Quase sempre que isso ocorre, as duas células novas são idênticas à célula–mãe. Contudo, como mencionamos no Capítulo 1, às vezes pode haver dano nas instruções que dizem à célula o que fazer, gerando células novas de alguma forma diferentes da célula–mãe. Tal mudança é chamada de *mutação*. Uma mutação pode fazer com que uma célula normal se desenvolva e se transforme em um tumor maligno ou canceroso.

Talvez você se lembre das aulas de biologia, nas quais foi ensinado que o ciclo celular tem cinco fases:

1. **Fase G1, vida normal:** É aqui que as células aumentam de tamanho, produzem RNA e sintetizam proteínas. Esta fase também é chamada de *ponto de checagem G,* porque garante que toda a atividade celular está pronta para a replicação do DNA.

2. **Fase S, replicação do DNA:** É quando são produzidas duas células-filhas semelhantes, cada uma contendo as instruções completas para replicação do DNA.

3. **Fase G2:** É o crescimento da célula preparando-se para a divisão — a célula continua a crescer e produz novas proteínas. Esta fase também é chamada de *ponto de checagem G2,* porque determina se a célula pode prosseguir e entrar na Fase M e se dividir.

CAPÍTULO 10 **Quimioterapia** 145

4. **Fase M, mitose e citocinese:** A *mitose* é o processo que duplica o genoma em uma célula e o separa em metades idênticas. A *citocinese* é o processo em que o *citoplasma* da célula — o fluido que preenche a célula e cumpre várias funções essenciais à sua saúde e produtividade — se divide para formar duas *células-filhas* (como discutido no Capítulo 1).

5. **Fase G0, ciclo de repouso da célula:** É quando a célula vai deixar o ciclo e parar de se dividir. Pode ser um período de repouso temporário ou mais permanente.

Uma célula de câncer de mama é uma célula danificada (que passou por mutação) que continua a se duplicar de maneira descontrolada, formando um tumor que pode ficar maior e, por fim, se espalhar para outras partes do corpo. Como a quimioterapia age atacando diferentes fases do ciclo celular, as quimioterapias mais eficazes para o câncer de mama precisam poder agir em cada ciclo da célula (exceto a G0, o ciclo de repouso).

A Tabela 10-1 mostra as diferentes classes de medicamentos quimioterápicos usados para tratar o câncer de mama:

» As *antraciclinas* são um tipo de antibiótico derivado de certos tipos de bactérias *Streptomyces*. As antraciclinas são usadas para tratar muitos tipos de câncer. Elas danificam o DNA nas células cancerosas, erradicando-as. A daunorrubicina, doxorrubicina e a epirubicina são antraciclinas.

» Os *taxanos* são um tipo de droga que bloqueia o crescimento das células interrompendo a mitose (divisão celular). Os taxanos interferem nos *microtúbulos* (estruturas celulares que ajudam a mover os cromossomos durante a mitose). Eles são usados no tratamento do câncer. O taxano é um tipo de inibidor de mitose e um tipo de agente antimicrotúbulo.

» Os *antimetabólitos* são um tipo de droga muito semelhante a substâncias químicas naturais em uma reação bioquímica normal nas células, mas diferente o suficiente para interferir em sua divisão e funções normais.

» Os *agentes alquilantes* provocam a substituição do hidrogênio por um grupo alquila para inibir a divisão e o crescimento celular.

» Os *antineoplásicos* inibem ou evitam o crescimento e a disseminação de tumores ou células malignas.

» Os *alcaloides da vinca* são um tipo de droga que bloqueia o crescimento das células interrompendo a mitose (divisão das células). Os alcaloides da vinca interferem nos microtúbulos (estruturas celulares que ajudam a mover os cromossomos durante a mitose). São um tipo de inibidor mitótico e de agente antimicrotubular.

» As *epotilonas* são obtidas a partir de bactérias e interferem na divisão das células.

TABELA 10-1   # Medicamentos Quimioterápicos e Seu Alvo

Classe	Fase S	Fase M	Fase G1	Fase G2
Antraciclinas	Doxorrubicina (Adriamicina)	Doxorrubicina (Adriamicina)	Doxorrubicina (Adriamicina)	Doxorrubicina (Adriamicina)
	Epirubicina (Ellence)	Epirubicina (Ellence)	Epirubicina (Ellence)	Epirubicina (Ellence)
	Lipossomal doxorrubicina (Doxil)			
Taxanos		Paclitaxel (Taxol)		Paclitaxel (Taxol)
		Docetaxel (Taxotere)		Paclitaxel ligado à albumina (nab-paclitaxel ou Abraxane)
		Pacitaxel ligado à albumina (nab-paclitaxel ou Abraxane)		
Antimetabólitos	Metotrexato (Trexall)			
	5-fluorouracil (5-FU)			
	Gemcitabina (Gemzar)			
	Capecitabina (Xeloda)			
Agentes alquilantes	Ciclofosfamida (Cytoxan)	Ciclofosfamida (Cytoxan)	Ciclofosfamida (Cytoxan)	Ciclofosfamida (Cytoxan)
	Mitomicina (Mitomycina C)	Mitomicina (Mitomicina C)	Mitomicina (Mitomicina C)	Mitomicina (Mitomicina C)
	Cisplatina (Platinol)	Cisplatina (Platinol)	Cisplatina (Platinol)	Cisplatina (Platinol)
	Carboplatina (Paraplatin)	Carboplatina (Paraplatin)	Carboplatina (Paraplatin)	Carboplatina (Paraplatin)
Antineoplásicos		Eribulina (Halaven)		Mitoxantrona (Novantrone)
				Eribulina (Halaven)
Alcaloides da vinca		Vinorelbina (Navelbine)		
Epotilonas		Ixabepilona (Ixempra)		Ixabepilona (Ixempra)

CAPÍTULO 10 **Quimioterapia**   147

> ### A QUIMIO "DIABO VERMELHO"
>
> Talvez você tenha ouvido o oncologista dizer que você receberá uma terapia do *diabo vermelho*. Não leve esse nome a sério! O diabo vermelho nada mais é do que a Adriamicina. O tratamento com Adriamicina recebeu esse apelido por que a solução é vermelha e pode causar vários efeitos colaterais indesejáveis, incluindo baixa contagem de glóbulos vermelhos (anemia), baixa contagem de glóbulos brancos (neutropenia), baixa contagem de plaquetas, feridas na boca, perda de cabelo, mudanças nas unhas e descoloração da urina.

Infelizmente, medicamentos quimioterápicos não sabem a diferença entre células normais e cancerosas. Eles destroem ativamente células em processo de crescimento e divisão. Células cancerosas crescem e se dividem ativamente com mais frequência do que células normais, então têm maior probabilidade de serem destruídas pela quimioterapia. E mesmo que, às vezes, as células normais morrem, elas têm melhores condições de reparar o dano causado pela quimioterapia do que as células cancerosas.

Como a Quimioterapia É Administrada

Normalmente, a quimioterapia é administrada por via *intravenosa* (na veia) na forma de infusão durante várias horas ou de injeção durante alguns minutos. Algumas são administradas semanalmente.

Geralmente, ela é administrada em *ciclos*. Cada ciclo de tratamento é seguido por outro de repouso para dar ao corpo (suas células normais) tempo de se recuperar antes do próximo ciclo. A equipe de tratamento colherá amostras de sangue antes de iniciar o ciclo seguinte para se certificar de que a contagem de glóbulos vermelhos esteja normal.

Alguns ciclos de quimioterapia podem ser administrados semanalmente ou a cada duas ou três semanas, e em combinação. A ordem na qual a quimioterapia é administrada pode variar com base em seu plano de tratamento. Muitas vezes, os ciclos serão encurtados, com um período de repouso mínimo, porque pesquisas mostraram essas *doses densas de quimioterapia* podem reduzir a chance de recorrência do câncer.

As quimioterapias adjuvantes e neoadjuvantes geralmente são administradas ao longo de um período de três a seis meses, dependendo da eficácia da medicação. Para pacientes com câncer de mama avançado ou em estádio IV, a quimioterapia é administrada continuamente, mas pode ser mudada ou interrompida, dependendo de como estiver funcionando ou se o paciente está tolerando os efeitos colaterais.

Efeitos Colaterais Comuns de Diferentes Quimioterapias

Os efeitos colaterais provocados pela quimioterapia dependem do tipo de medicação usada. Como mencionamos, a quimioterapia destrói células normais em processo de divisão ativa. A maioria das células do corpo divide-se e multiplica-se ao longo do tempo, mas as que se renovam rapidamente são as mais afetadas pela quimioterapia. Entre elas estão as da pele, do cabelo, das unhas, da boca, do revestimento do estômago e sistema digestivo e da medula óssea (que produz novas células sanguíneas). Assim, muitos dos efeitos colaterais mais comuns ocorrem nesses órgãos, e também em outros.

Algumas quimioterapias podem causar um efeito, outras não. Por exemplo, o paclitaxel pode provocar danos aos nervos, cérebro e medula espinhal que podem levar à *neuropatia periférica*, um problema do sistema nervoso que causa dor, dormência, formigamento, inchaço ou fraqueza muscular em diferentes partes do corpo. A doxorrubicina pode causar danos ao coração, incluindo a *cardiomiopatia*, uma doença crônica do músculo cardíaco. O fato de a quimioterapia poder causar certos efeitos colaterais não significa que eles irão ocorrer. Contudo, é importante ficar ciente de efeitos colaterais comuns para poder relatar os sinais e sintomas ao seu médico o mais cedo possível. Ele poderá ajustar a dose, pular uma dose ou mudar totalmente a terapia, se necessário.

A Tabela 10-2 enumera efeitos colaterais relacionados aos sistemas do corpo humano.

TABELA 10-2 **Efeitos Colaterais Comuns da Quimioterapia Baseados no Sistema do Corpo**

Sistema Corporal	Efeitos Colaterais
Medula óssea	Cansaço ou fadiga
	Hematomas
	Sangramento
	Risco de infecções: sinais e sintomas incluem temperatura elevada ou mais baixa que o normal, sensação de frio, tosse, dores musculares, dor de garganta, dor ao urinar
Sistema digestivo	Feridas na boca
	Alterações de paladar
	Diarreia
	Constipação
	Falta de apetite
	Perda de peso

(continua)

(continuação)

Sistema Corporal	Efeitos Colaterais
Cabelo, pele e unhas	Cabelo mais fino
	Perda de cabelo e pelos, incluindo sobrancelhas
	Pele seca
	Pele sensível
	Lesões na pele
	Sulcos nas unhas
	Unhas quebradiças
	Linhas brancas nas unhas
Sistema nervoso central e periférico	Dormência ou dor nas mãos e nos pés
	Perda de audição, principalmente para sons agudos
	Zumbido no ouvido
Rins	Insuficiência renal (mal funcionamento dos rins)
	Edemas (inchaço ou acúmulo anormal de líquido) podem ocorrer em todo o corpo. O rosto, as mãos, ou pernas ficam mais "inchados" do que o normal. Muitas vezes, os pacientes notam o problema nas pernas com mais frequência, pois a força da gravidade acumula o líquido ali.
Fígado	Insuficiência hepática
	Icterícia (cor amarelada da pele)
	Sangramento fácil
	Inchaço abdominal
	Confusão ou desorientação
	Sonolência
Coração	Batimentos cardíacos irregulares
	Batimentos cardíacos rápidos (taquicardia)
	Dificuldade de respirar
	Tosse seca
	Fadiga
	Inchaço nas mãos e nos pés (edema)
	Insuficiência cardíaca congestiva (o coração não bombeia sangue suficiente)
Pulmão	Inflamação/infecção do pulmão (pneumonite)
	Formação de tecido cicatricial (fibrose pulmonar) limitando função
	Tosse seca
	Dificuldade para respirar
	Fadiga
	Sibilos

150   PARTE 3 **Tratando o Câncer de Mama**

O Efeito "Quimio-cérebro"

Quando o tratamento quimioterápico termina, algumas pessoas se queixam de dificuldade de se concentrar e se lembrar de tarefas diárias. Algumas se veem precisando anotar tudo o que farão durante o dia. Geralmente, elas conseguem realizar as atividades normais do dia, mas às vezes não conseguem realizar tarefas específicas que conseguiam fazer antes da quimioterapia.

Esse sintoma foi relatado pela primeira vez por pacientes de câncer de mama e passou a ser chamado de *quimio-cérebro*. O quimio-cérebro é causado não só pela quimioterapia, mas também por outros tratamentos para câncer, incluindo cirurgia, radiação e imunoterapia, que podem aumentar a inflamação e prejudicar o sistema imunológico que, por sua vez, pode causar mudanças no funcionamento do cérebro.

Quando o sistema imunológico está danificado, há um aumento na liberação de *citocinas* (proteínas que enviam mensagens entre as células) no cérebro, o que afeta o funcionamento cerebral. Contudo, um estudo realizado pelo City of Hope Medical Center indicou que os sintomas de quimio-cérebro provavelmente são causados pelo aumento da liberação de citocinas no cérebro pelo *câncer*, não pela quimioterapia. As causas do quimio-cérebro continuam sendo controversas.

A seguir, estão alguns sintomas comuns vistos no quimio-cérebro:

» Dificuldade em encontrar a palavra certa

» Dificuldade em acompanhar uma conversa

» Incapacidade de se concentrar

» Dificuldade em multitarefas

» Esquecimento

» Perda de aptidão matemática

» Fadiga, falta de energia

» Confusão ou atordoamento

Mesmo que você tenha quimio-cérebro, saiba que ele não é permanente. E há estratégias que podem ser usadas para melhorar sua memória e funções cognitivas. Veja o que você pode fazer para ajudar seu quimio-cérebro:

» **Mindfulness (atenção plena):** Participe de sessões de ioga e mindfulness/meditação para ajudá-lo a desenvolver a habilidade de prestar atenção.

» **Exercícios cognitivos:** Faça exercícios intelectuais, como palavras cruzadas, testes de matemática ou qualquer tipo de atividade ou jogos de tabuleiro, como xadrez.

» **Exercícios físicos:** A sua memória e funções físicas melhoram com exercício devido à liberação de endorfinas e à redução de processos inflamatórios. Contudo, exercite-se com moderação devido à fadiga causada pela quimioterapia.

» **Pedindo ajuda:** Se você tem um exame marcado ou um trabalho orientado para tarefas e vai precisar trabalhar mais, peça uma carta ao oncologista para levar à escola ou chefe para levar em consideração seu déficit de memória. Não sofra em silêncio por causa de uma falha temporária na memória.

» **Focar pontos fortes, não fracos:** Mesmo que a sua memória esteja um pouco falha, isso não significa que você não é mais uma excelente cozinheira ou orientadora. Continue a trabalhar nas tarefas que realiza bem para se sentir estimulada enquanto sua memória se recupera.

Entendendo o Teste Oncotype DX

O *Oncotype DX* é um teste genômico. *Genômico* significa que é um teste que envolve genes, e grupos de genes contêm as instruções para criar as moléculas exigidas para a vida, como as proteínas. O Oncotype DX é usado com frequência por equipes de tratamento em casos em que o tumor é receptor hormonal positivo para determinar se a quimioterapia e terapias hormonais têm probabilidade de serem benéficas para o tratamento. Esse teste analisa a expressão de um grupo de 21 genes em um tumor a partir de uma amostra retirada durante a cirurgia. Como as células cancerosas têm mutações e são diferentes das células normais, o padrão dos genes nas células tumorais pode ajudar a indicar sua sensibilidade a certos agentes quimioterápicos.

Há dois tipos diferentes de testes Oncotype DX — um para pacientes com CDIS e outro para pacientes com câncer de mama em estádio inicial. Há dois motivos importantes para que o médico peça um Oncotype DX:

» Determinar o risco de recorrência em um câncer de mama inicial com receptor de estrógeno positivo e ver se a quimioterapia pode ser benéfica após a cirurgia.

» Determinar o risco de recorrência para CDIS (carcinoma ductal in situ) e/ou de um novo câncer invasivo na mesma mama, e se a radioterapia será benéfica após a cirurgia.

O teste Oncotype DX não será o único fator de decisão para o tratamento. A equipe médica combinará a avaliação do teste Oncotype DX com o resultado da patologia (estádio e grau do câncer e status do receptor) e outras características da doença antes de fazer a recomendação de tratamento.

Quem deve fazer o teste Oncotype Dx?

» Se você tiver diagnóstico de câncer de mama invasivo em estádio I ou II

» Se seu câncer for receptor de estrógeno positivo, HER2– (HER2-negativo)

» Se você tiver doença de linfonodo negativa ou está na pós-menopausa com de um a três linfonodos positivos, a critério do oncologista

Como o Oncotype DX funciona?

O Oncotype DX é um teste genômico de *prognóstico* ou preditivo que analisa o comportamento de 21 genes em seu tumor, que são diferentes dos do tecido normal de seu corpo. O Oncotype DX pode oferecer respostas para as seguintes perguntas:

» Qual é a probabilidade de o câncer retornar?

» Qual é a probabilidade de você se beneficiar da quimioterapia se estiver sendo tratada para um câncer de mama invasivo em estádio inicial? Isso não é usado comumente.

» Qual é a probabilidade de você se beneficiar da radioterapia se estiver sendo tratada para CDIS?

Interpretando a pontuação de recorrência

Os resultados do teste Oncotype DX para câncer de mama em estádio inicial são apresentados na forma de uma *pontuação de recorrência* entre 0 e 100:

» **Abaixo de 18:** Risco baixo de recorrência de câncer. Provavelmente o benefício da quimioterapia seria pequeno e não compensaria os efeitos colaterais em potencial.

» **18–30:** Risco de recorrência de câncer intermediário (moderado). O benefício da quimioterapia é desconhecido.

» **31 e acima:** Risco de recorrência alto e é provável que os benefícios da quimioterapia sejam maiores do que o risco de efeitos colaterais.

Entendendo o Teste MammaPrint

O *MammaPrint* é um teste genômico que analisa 70 genes associados à metástase do câncer de mama para ajudar a determinar seu risco biológico de recorrência. O MammaPrint pode ajudar a responder o seguinte:

> » Quem corre risco de recorrência
> » Se você pode desistir da quimioterapia com segurança
> » Qual é o melhor tratamento para você

Interpretando os resultados do MammaPrint

Os resultados do MammaPrint são apresentados como sendo de *baixo risco* ou *alto risco*. O MammaPrint é usado por muitos oncologistas e cirurgiões em conjunto com outros critérios para ajudar a determinar o plano de tratamento para o câncer de mama.

» **Baixo risco:** Quando o resultado do MammaPrint é de baixo risco, significa que você corre um risco baixo de o câncer retornar em dez anos sem qualquer tratamento adicional após a cirurgia. Assim, o tratamento com terapia hormonal ou endócrina, como tamoxifeno ou inibidores de aromatase, muitas vezes será suficiente após a cirurgia.

» **Alto risco:** Quando o resultado do MammaPrint é de alto risco, significa que você corre um risco maior de o câncer retornar em dez anos sem qualquer tratamento adicional após a cirurgia. Entretanto, você vai se beneficiar de um tratamento agressivo e a quimioterapia pode ser recomendada.

Fale com o especialista em câncer sobre se os testes biomarcadores Oncotype DX ou MammaPrint são adequados para você. O médico pode basear a decisão nas diretrizes de uma prática específica de instituições como o National Comprehensive Cancer Network (NCCN) ou a Sociedade Americana de Oncologia Clínica.

Preparando-se para a Quimioterapia

Você vai encontrar o oncologista clínico especializado em tratar cânceres com quimioterapia e hormonioterapia (veja mais detalhes sobre hormonioterapia no Capítulo 11). O oncologista preparará seu plano de tratamento. Você vai receber quimioterapia antes ou depois da cirurgia.

Quimioterapia antes da cirurgia: Quimioterapia neoadjuvante

Se seu tumor for grande ou você for receptor positivo para HER2, seu médico oncologista poderá recomendar quimioterapia antes da cirurgia para ajudar a diminui-lo e para descobrir o quanto ele é sensível ao medicamento. Submeter-se à quimioterapia antes da cirurgia, como mencionamos, é chamado de quimioterapia neoadjuvante.

DICA

Se o tumor diminuir, isso pode significar que você vai precisar ser submetida a uma cirurgia de menor porte. Por exemplo, se você tinha uma massa de 5cm na mama e usava um sutiã tamanho 42 ou 44, a quimioterapia antes da cirurgia poderá reduzir o tumor a 1cm, e talvez você possa ser submetida a uma lumpectomia com segurança, em vez de a uma mastectomia. Converse com seu cirurgião e seu oncologista clínico se tiver dúvidas sobre a terapia neoadjuvante. Talvez você precise de radioterapia e hormonioterapia após a cirurgia.

Quimioterapia após a cirurgia: Quimioterapia adjuvante

A quimioterapia adjuvante é uma terapia administrada após a cirurgia. Seu oncologista pode recomendar a quimioterapia adjuvante pelos seguintes motivos:

» Linfonodos axilares têm resultado positivo para células de câncer de mama.

» O tumor da mama era grande.

» As células do câncer de mama eram de grau elevado (grau 3).

» As células de câncer de mama não tiveram resultado positivo para receptores hormonais (estrógeno, progesterona, ou HER2) e provavelmente não responderão bem à hormonioterapia. Ser negativo para todos os três receptores muitas vezes é chamado de *doença da mama triplo negativo*.

» As células cancerosas têm grande chance de se separar do tumor da mama e se espalhar para outras partes do corpo. A quimioterapia pode erradicar essas células.

Boas Perguntas para Fazer ao Médico

LEMBRE-SE

Se você estiver insegura ou tiver alguma dúvida, não hesite em perguntar. Você tem que participar do tratamento, e é essencial compreender o que está ocorrendo. É importante que você pergunte ao médico sobre a quimioterapia para o câncer de mama se isso for uma possibilidade futura. Aqui estão algumas boas perguntas para fazer:

- » Por que você está recomendando quimioterapia para mim?
- » Há outro tratamento que eu possa fazer? Sim, não e por quê?
- » Qual é o objetivo do tratamento quimioterápico? Cura ou paliativo?
- » Quais medicamentos vou tomar? Vou ter informações sobre o tipo de quimioterapia que vou receber?
- » Quais são os efeitos colaterais em curto e longo prazo da quimioterapia?
- » Sei que a quimioterapia pode fazer meu cabelo cair. Há qualquer outro tratamento que evite isso?
- » Há algum tratamento que não me deixe infértil?
- » Vou poder falar com um especialista em fertilidade para congelar meus óvulos antes que eu comece a quimioterapia?
- » Como a quimioterapia vai afetar o meu sistema imunológico? Devo tomar algo para reforçar o sistema imunológico?
- » Quanto tempo vai demorar meu tratamento de quimioterapia?
- » O que posso fazer para ajudar a aliviar os efeitos colaterais da quimioterapia?
- » Como vou saber se contrair uma infecção?
- » Vou precisar pedir licença do trabalho durante o tratamento de quimioterapia?
- » Há alguém em sua equipe para quem eu possa ligar a qualquer momento e conversar se tiver preocupações ou algum sintoma novo?
- » Quem posso contatar para apoio emocional?

NESTE CAPÍTULO

» Discutindo o uso de terapia hormonal/endócrina para câncer de mama

» Conhecendo os diferentes tipos de terapia hormonal e seus efeitos colaterais

» Informando-se sobre terapias biológicas e terapias antiHER2

» Analisando outras terapias de ponta

Capítulo **11**

Terapias Endócrinas, Biológicas e de Ponta

Terapia endócrina (TE), também conhecida como *terapia hormonal*, para câncer de mama é diferente da terapia de reposição hormonal. Algumas terapias de reposição hormonal oferecem uma forma sintética ou biológica de hormônios (por exemplo, estrógeno, testosterona ou progesterona) que normalmente são produzidos naturalmente no corpo para alívio de sintomas de pós-menopausa, como fogachos, secura vaginal, oscilações de humor e assim por diante. Isso é diferente da terapia hormonal usada no tratamento do câncer de mama.

Pesquisas recentes sobre câncer de mama também desenvolveram terapias biológicas e antiHER2 para tratamento do câncer de mama que têm elevado risco de recorrência e para a doença avançada (estádio IV), em combinação com quimioterapia. A terapia biológica também tem sido usada para tratar a supressão da medula óssea ou a baixa contagem de glóbulos sanguíneos causadas pela quimioterapia.

O tratamento do câncer de mama avançou muito, mas não existe um tratamento único que sirva a todos os tipos de câncer. É mais como um quebra--cabeças cujas peças são montadas com vários tipos de medicamentos visando uma cura ou o aumento das chances de sobrevivência.

A Terapia Endócrina no Tratamento do Câncer de Mama

A terapia *hormonal,* como mencionamos, muitas vezes é chamada de terapia *endócrina.* O sistema endócrino é formado de glândulas que produzem e secretam hormônios. Como a terapia endócrina usada para o câncer de mama visa o hormônio estrógeno, que normalmente está presente em nosso corpo, esses termos são usados de modo intercambiável. O estrógeno pode promover o desenvolvimento do câncer de mama e a terapia hormonal consiste no uso de medicamentos via oral que reduzem ou impedem a produção de estrógeno ou bloqueiam os receptores de estrógeno para manter o estrógeno afastado das células da mama. Os medicamentos da terapia endócrina são usados com o seguinte fim:

» Reduzir o risco de recorrência do câncer de mama receptor de estrógeno positivo

» Reduzir o risco de surgimento de câncer de mama receptor de estrógeno positivo em pessoas com alto risco de desenvolver a doença no futuro

» Ajudar a diminuir ou retardar o crescimento do câncer de mama receptor de estrógeno positivo em *estádio avançado* ou *metastático*

A terapia endócrina pode ser recomendada por cinco a dez anos apenas se suas células de câncer de mama forem positivas para *receptores de estrógeno* (ER+), células que têm uma proteína receptora especial que se liga ao hormônio estrógeno. Células cancerosas ER+ podem precisar do estrógeno para crescer e podem morrer ou parar de crescer com uma substância que bloqueie a ação ou a ligação do estrógeno. Células cancerosas *receptoras positivas de progesterona* (PR+) são células que têm uma proteína receptora especial que se liga ao hormônio progesterona. As células cancerosas PR+ podem precisar da progesterona para crescer, e podem morrer ou parar de crescer quando é usado um agente antiprogesterona. Veja mais detalhes sobre ER+/PR+ no Capítulo 5.

Há três tipos de terapia endócrina usados para prevenção do câncer de mama:

» Moduladores seletivos de receptores de estrógeno (MSRE), também chamados de *antiestrógenos*:

- Tamoxifeno (comercializado como Nolvadex)

- Raloxifeno (comercializado como Evista)

- Citrato de toremifene (comercializado como Fareston)

» Inibidores de aromatase:

- Anastrozol (comercializado como Arimidex)

- Exemestano (comercializado como Aromasin)
- Letrozol (comercializado como Femara)

» Bloqueadores seletivos de receptores de estrógeno, chamados BSREs:

- Fulvestrant (comercializado como Faslodex)

Efeitos colaterais da terapia endócrina

LEMBRE-SE

Cada pessoa reage de modo diferente a medicamentos e você pode experimentar mais ou menos efeitos colaterais do que outras. Em geral, os efeitos colaterais podem ser controlados e, muitas vezes, melhoram com o tempo à medida que seu corpo se acostuma aos medicamentos. Alguns efeitos colaterais são causados por terapias hormonais, enquanto outros são específicos de um determinado tipo de medicamento. A Tabela 11-1 mostra vários efeitos colaterais comuns de cada tipo de medicamento.

TABELA 11-1 Efeitos Colaterais Comuns das Terapias Endócrinas

	Inibidores de aromatase			MSREs			BREs
	Arimidex	Aromasin	Femara	Tamoxifeno	Evista	Fareston	Faslodex
Dor nas juntas/ossos	*	*	*		*	*	
Afinamento ósseo	*	*	*				
Osteoporose	*	*	*				
Fogachos	*	*	*	*	*	*	*
Fadiga	*	*	*	*			
Fraqueza	*	*					
Dor de cabeça		*		*			*
Coágulos de sangue				*	*		
Ganho de peso			*				
Insônia		*			*		
Aumento de sudorese					*	*	
Tontura			*				
Sonolência			*				
Câncer endometrial				*		*	
Oscilações de humor				*		*	

(continua)

(continuação)

	Inibidores de aromatase			MSREs			BREs
	Arimidex	Aromasin	Femara	Tamoxifeno	Evista	Fareston	Faslodex
Afinamento dos cabelos	*	*	*	*			
Pele seca				*	*	*	
Erupções na pele						*	
Perda de libido				*			
Secreção ou sangramento vaginal						*	
Problemas de visão						*	
Dor nas costas							*
Dor no abdômen ou estômago							*
Hipercalcemia						*	
Cãibras nas pernas					*		
Inchaço					*	*	
Depressão				*			
Derrame				*	*		
Aumento do colesterol			*				
Sintomas de gripe					*		

Preparando-se para a Terapia Endócrina

Primeiro, você vai encontrar o oncologista especializado no tratamento de câncer com hormonioterapia. Há dois tipos principais de hormonioterapia: a terapia administrada antes da cirurgia (chamada de terapia *neoadjuvante*) e a terapia administrada após a cirurgia (chamada de terapia *adjuvante*).

Terapia endócrina antes da cirurgia

Seu oncologista pode administrar hormonioterapia para reduzir um tumor de mama grande ou localmente avançado antes da cirurgia. Este tratamento só é realizado em mulheres com câncer de mama receptor de estrógeno positivo.

O objetivo é reduzir o tumor para que a mama possa ser conservada quando ele for removido por lumpectomia ou excisão ampla, e não por mastectomia.

Seu oncologista clínico continuará a monitorar o tamanho do tumor na mama enquanto administra a hormonioterapia. Isso vai ajudá-la a determinar se o tratamento está funcionando, se deve recomendar sua continuação ou cirurgia imediata. O médico levará sua situação individual em conta ao decidir qual tratamento é mais adequado para você.

Terapia endócrina após a cirurgia

Muitas vezes, a hormonioterapia é administrada depois da cirurgia da mama, após a conclusão da radioterapia ou da quimioterapia. Ela provou ser eficaz na redução do risco de recorrência, além de evitar o desenvolvimento de um novo tumor na mama. Geralmente, é administrada durante cinco a dez anos. O oncologista determinará a duração do tratamento adequado para você.

Se você não puder ser operada

Às vezes, a cirurgia da mama pode não ser uma opção para você. Tal situação pode estar relacionada ao fato de você ter problemas sérios de saúde, por exemplo, que possam aumentar o risco de complicações cirúrgicas. Ou talvez você não queira se submeter à cirurgia. Seus oncologistas poderão lhe oferecer hormonioterapia se seus receptores forem positivos para estrógeno e progesterona. Às vezes, isso se chama *terapia endócrina primária*. A TE primária não vai erradicar o câncer, mas pode impedi-lo de crescer ou pode reduzi-lo durante vários meses ou até alguns anos. Se o câncer voltar a crescer, talvez você precise de outros tipos de tratamento.

Fazendo muitas perguntas

É importante perguntar ao médico sobre a terapia endócrina para o câncer de mama. Aqui estão algumas perguntas que você pode fazer:

- » Por que você está recomendando a terapia endócrina para mim?
- » Existe outro tratamento que posso fazer além ou em vez da terapia endócrina?
- » Qual é o objetivo da terapia endócrina?
- » Que medicamentos vou tomar? Posso escolher o tipo de medicamento?
- » Quais são os efeitos colaterais em curto e longo prazo da terapia endócrina?
- » Existe algum tratamento que não cause infertilidade?
- » Qual será a duração de meu tratamento com terapia endócrina?

- » O que posso fazer para aliviar os efeitos colaterais durante a terapia endócrina?
- » Como vou saber se contraí uma infecção?
- » Preciso pedir licença do trabalho durante o tratamento?
- » Há alguém em sua equipe para quem eu possa ligar e conversar se sentir novos sintomas ou estiver preocupada?
- » Quem posso contatar para apoio emocional?

Terapia-alvo ou Biológica no Tratamento do Câncer de Mama

Terapias *biológicas*, ou terapias-*alvo*, são tratamentos dados para interromper a função ou os processos da célula cancerosa. Essas terapias podem fazer o seguinte:

- » Interromper o crescimento das células cancerosas
- » Identificar e destruir células cancerosas
- » Aumentar o ataque do sistema imunológico às células cancerosas

A terapia biológica é recomendada com base no seguinte:

- » O tipo de câncer de mama
- » Até onde o câncer de mama se espalhou (em que estádio está)
- » Tratamentos anteriores realizados

DICA

Embora muitas terapias biológicas para câncer ainda sejam experimentais, algumas provaram ser muito eficazes para tratar a doença.

Terapias biológicas para o câncer de mama impedem as células cancerosas de sinalizarem ou mudarem o modo com que as células interagem para fazê-las parar de se dividir e crescer. Essas terapias-alvo consistem em medicamentos que atingem moléculas de proteínas específicas nas células cancerosas. Anticorpos monoclonais, inibidores de quinase dependente de ciclina, inibidores tirosino quinase, proteína-alvo da rapamicina em mamíferos (mTOR) e inibidores PARP são algumas das terapias-alvo usadas no tratamento do câncer de mama.

Anticorpos monoclonais, por exemplo, identificam e se ligam a receptores de proteína específicos na célula que fazem o câncer crescer. Os anticorpos se ligam a essas proteínas e ajudam a interromper os sinais de crescimento nas células cancerosas, impedindo-as de se multiplicar e espalhar. Anticorpos monoclonais também podem ser usados com quimioterapia como terapia adjuvante.

O HER2 é um alvo na terapia biológica para o câncer de mama. Aproximadamente 15-18% de indivíduos recém-diagnosticados com câncer de mama têm uma abundância de receptores HER2, o que faz as células cancerosas crescerem mais depressa. Se forem descobertos muitos receptores HER2+ na biópsia de seu câncer de mama, você pode receber trastuzumabe (Herceptin). O trastuzumabe é uma terapia biológica que bloqueia o HER2. Veja mais detalhes sobre o receptor HER2 no Capítulo 7, incluindo uma ilustração.

CUIDADO

Ter um câncer HER2+ significa que o câncer é mais agressivo e pode crescer mais depressa e se disseminar rapidamente para outras partes do corpo. Mas a boa notícia é que existe uma terapia-alvo para ajudar a destruir esse tipo de células cancerosas.

Tipos de terapias biológicas

Qualquer tratamento que use as defesas de seu sistema imunológico natural para evitar infecções, doenças ou proteger o corpo de efeitos colaterais de um tratamento é chamado de terapia *biológica*. Nesta seção, discutimos as terapias biológicas.

Anticorpos monoclonais

» O trastuzumabe (Herceptin) bloqueia os efeitos do fator de crescimento das proteínas do HER2, que envia sinais de crescimento às células cancerosas da mama, dessa forma interrompendo seu crescimento. O Herceptin é amplamente usado entre os anticorpos monoclonais — falaremos a respeito mais adiante.

» O pertuzumabe (Perjeta) geralmente é administrado em conjunto com o trastuzumabe e a quimioterapia para tratar câncer de mama para certos indivíduos com câncer de mama HER2+ que se espalhou para outras partes do corpo. Ele também é usado para tratar câncer de mama HER2+ em estádio inicial.

» Ado-trastuzumabe emtansina (Kadcyla) é uma combinação de um anticorpo e uma medicação para câncer usada para tratar cânceres de mama que se espalharam para outras parte do corpo ou que retornaram.

DICA

Trastuzumabe (Herceptin) pode ser ministrado em conjunto com quimioterapia antes ou após a cirurgia ou radiação.

Inibidores de tirosina quinase

Inibidores de tirosina quinase são terapias-alvo que bloqueiam sinais necessários para o crescimento dos tumores e podem ser usados com outras drogas anticâncer como terapia adjuvante. Os inibidores de tirosina quinase incluem Lapatinibe (Tykerb), que bloqueia os efeitos da proteína HER2 e outras proteínas no interior das células cancerosas. Ele é administrado com frequência em combinação com outras drogas para tratar pacientes com câncer de mama HER2+ que não foi controlado com o trastuzumabe.

Inibidores de quinases dependentes de ciclina

Inibidores de quinases dependentes de ciclina bloqueiam proteínas chamadas *quinases dependentes de ciclina*, que causam o crescimento de células cancerosas. Os inibidores de quinases dependentes de ciclina incluem Palbociclib e Ribociclib, que são usados com o medicamento letrozol para tratar câncer de mama ER+ e HER2– que se disseminou para outras partes do corpo. Ele é usado em mulheres em pós-menopausa cujo câncer não foi tratado anteriormente com hormonioterapia. Às vezes, o Palbociclib é usado com fulfestrant em mulheres cujo câncer de mama progrediu após o tratamento com hormonioterapia.

Inibidores de proteína-alvo da rapamicina em mamíferos (mTOR)

Inibidores de proteína-alvo da rapamicina em mamíferos (mTOR) bloqueiam a proteína mTOR, o que pode evitar o crescimento das células cancerosas e de novos vasos sanguíneos de que os tumores precisam para sobreviver. Inibidores mTOR incluem everolimo, que é ministrado a mulheres em pós-menopausa com câncer de mama em estádio avançado com receptores de hormônios positivos que também é HER2– e não melhorou com outro tratamento.

Inibidores PARP

Inibidores PARP são um tipo de terapia-alvo que interrompe a reparação do DNA, o que pode causar a destruição das células cancerosas. Os inibidores PARP mostraram ser eficazes no tratamento de cânceres positivos para mutação BRCA. Por exemplo, olaparibe (Lynparza) é o primeiro inibidor PARP aprovado pela FDA para câncer de ovário com mutação BRCA por causa do êxito visto com a droga em ensaios clínicos. O relatório recente da fase III do ensaio OLYMPIAN mostrou que o olaparibe melhora mais a sobrevivência sem progressão do que a quimioterapia padrão em câncer de mama positivo para BRCA. Agora podemos aguardar a aprovação do olabaribe pela FDA para câncer de mama positivo para BRCA no futuro.

Trastuzumabe e pertuzumabe: Anticorpos monoclonais

O Herceptin não deve ser dado a mulheres grávidas ou que tenham os seguintes problemas cardíacos:

» Dor no peito ou angina que requer medicação

» Insuficiência cardíaca congestiva

» Pressão arterial não controlada

» Doenças nas válvulas cardíacas que provocam sintomas

» Fibrilação atrial não controlada ou arritmia cardíaca

Antes de iniciar o tratamento com Herceptin, a equipe de oncologia vai examinar seu coração com um ecocardiograma, um exame de medicina nuclear não invasivo que permite aos médicos obter informações sobre a atividade do músculo cardíaco a cada três meses enquanto recebe o tratamento para determinar se o Herceptin está causando problemas.

Efeitos colaterais comuns do Herceptin incluem os seguintes (pelo menos 10 em cada 100 pacientes podem sofrer estes efeitos):

» Reação ao medicamento durante a administração (reação durante a infusão)

» Aumento de risco de infecções

» Cansaço e fraqueza (fadiga)

» Sensibilidade no local no caso de Herceptin aplicado sob forma de injeção

» Diarreia

» Erupções cutâneas

» Alterações no paladar

» Perda de apetite

» Facilidade em ter equimoses

» Olhos irritados e vermelhos (conjuntivite)

» Dormência ou formigamento nos dedos das mãos e dos pés

» Dificuldade para dormir

» Fogachos

Efeitos colaterais mais raros incluem os seguintes (pelo menos 1 em cada 100 pacientes podem sofrer estes efeitos):

- » **Problemas hepáticos:** Ter resultados irregulares em exames de função hepática
- » **Problemas pulmonares crônicos de longo prazo:** Causando dificuldades de respiração
- » **Amenorreia:** Mulheres têm o ciclo menstrual suspenso temporariamente
- » **Perda de fertilidade:** Você pode ficar infértil

Efeitos colaterais do Herceptin podem ser leves ou severos e podem melhorar ou piorar durante o tratamento. Novos efeitos colaterais podem surgir à medida que o tratamento continua. Os efeitos que você pode ter dependem de:

- » Seu estado geral de saúde.
- » A dose do medicamento recebida.
- » A frequência com que recebeu o medicamento antes.

Converse com a equipe de oncologia se o medicamento causar qualquer efeito colateral para que ela possa ajudá-la a controlar os sintomas e lhe dar informações e tranquilidade.

Imunoterapia e Vacinas contra o Câncer

Quando você vê a palavra *imunoterapia*, pensa automaticamente no sistema imunológico ou na parte do corpo capaz de combater bactérias, vírus ou doenças. Você está absolutamente certo. Em um paciente de câncer, o sistema imunológico tem células T e células cancerosas que produzem certas proteínas, e essas proteínas podem evitar que as células T destruam as células cancerosas. Algumas proteínas (pontos de checagem) encontradas nas células T ou células cancerosas incluem PD-1/PD-L1 e CTLA-4/B7-1/B7-2. O *inibidor do ponto de checagem imunológico* é um tipo de droga que bloqueia essas proteínas produzidas pelas células T e pelas células cancerosas. Quando essas proteínas são bloqueadas, as células T são capazes de destruir as células cancerosas com maior eficácia. Alguns inibidores de ponto de checagem imunológico são usados em combinação com vacinas contra o câncer a fim de melhorar a resposta do sistema imunológico anticâncer ao tratamento. Atualmente, vários ensaios clínicos em andamento estão focados no uso de imunoterapias (inibidores de pontos de checagem imunológicos) no tratamento de cânceres mamários, atuando nas vias das proteínas CTLA-4, PD-1 ou proteína-3 do gene de ativação dos linfócitos (LAG-3).

Vacinas contra o câncer

Tradicionalmente, as vacinas previnem o desenvolvimento de uma doença (por exemplo, a vacina tríplice que você toma quando criança contra caxumba, sarampo e rubéola). Cientistas no mundo todo estão sempre pesquisando vacinas para prevenir e tratar formas comuns de câncer. O Gardasil foi a primeira vacina aprovada pela FDA para prevenir o câncer. Ela foi desenvolvida a partir de antígenos encontrados no vírus HPV (papiloma humano). A prevenção da infecção com certos tipos de HPV pode evitar o desenvolvimento do câncer cervical mais tarde.

Vacinas contra o câncer contêm *antígenos* (pequenas moléculas comumente encontradas em células cancerosas) específicos para melhorar a capacidade de seu sistema imunológico de reconhecer e responder ao câncer, estimulando células imunológicas como a célula B, um tipo de glóbulo branco que produz anticorpos. Células B são parte do sistema imunológico e se desenvolvem a partir de células-tronco na medula óssea. A célula T citotóxica é um tipo de célula imunológica que pode matar certas células, inclusive células invasoras, células cancerosas e células infectadas por um vírus. Células T citotóxicas podem ser separadas das outras células do sangue, desenvolvidas em laboratório e dadas a um paciente para matar células cancerosas. Uma célula T citotóxica é um tipo de glóbulo branco e um tipo de linfócito.

Vacinas para o tratamento de câncer

Vacinas para o tratamento de câncer são a onda do futuro. Muitos centros acadêmicos ao redor do mundo estão envolvidos em ensaios clínicos e vários tratamentos para cânceres específicos. Vacinas para tratamento de câncer são formuladas para tratar cânceres já desenvolvidos, e não para preveni-los. As vacinas para tratamento de câncer contêm antígenos associados ao câncer para melhorar a resposta do sistema imunológico às células tumorais do paciente. Os antígenos associados ao câncer podem ser proteínas ou outro tipo de molécula encontrada na superfície ou no interior das células cancerosas que podem estimular as células imunológicas (células B ou células T citotóxicas) para atacá-las.

A produção de uma vacina contra o câncer

As vacinas para prevenção do câncer aprovadas pela FDA são produzidas com antígenos de micróbios — por exemplo, o HPV, um tipo de vírus que pode causar crescimento anormal de tecido (verrugas, por exemplo) e outras mudanças nas células. Uma infecção de longa duração causada por certos tipos de HPV pode causar câncer cervical. O HPV também pode desempenhar um papel em alguns outros tipos de câncer, como anal, vaginal, vulvar, peniano, orofaríngeo e cânceres das células epiteliais da pele. O HBV, também chamado de *vírus da hepatite B*, é um vírus que causa hepatite (inflamação do fígado). Ele é levado e transmitido às pessoas pelo sangue e outros fluidos corporais. Diferentes formas de transmitir o vírus incluem compartilhar agulhas com uma pessoa infectada ou ser atingido acidentalmente por uma agulha contaminada com o vírus. Crianças nascidas de mães infectadas também podem contrair o vírus.

Embora muitos pacientes infectados pelo HBV possam não apresentar sintomas, a infecção de longo prazo pode causar cirrose (tecido cicatricial no fígado) e câncer de fígado. Os antígenos são proteínas e formam a camada externa do vírus. Apenas uma parte do micróbio é usada no desenvolvimento da vacina, razão pela qual as vacinas contra o câncer não são infecciosas nem causam doenças.

Alguns pesquisadores estão criando vacinas contra o câncer com o desenvolvimento de versões sintéticas de antígenos que imitam a função do antígeno original encontrado na célula cancerosa. Por meio desse tipo de desenvolvimento, a estrutura química do antígeno sintético é feita de modo a ter uma resposta mais intensa ao antígeno original e um efeito maior na destruição da célula cancerosa. Tipos de antígenos usados na produção de vacinas contra o câncer são carboidratos (açúcares), proteínas, gangliosídios (combinação de carboidratos e lipídeos) e glicoproteínas ou glicopeptídeos (combinação de carboidratos e proteínas).

Vacinas contra o câncer também são feitas com células cancerosas mortas ou atenuadas, que têm antígenos específicos associados ao câncer na sua superfície. Essas células podem vir de um paciente e devolvidas na forma de vacina (chamada de vacina *autóloga*) ou de outro paciente (chamada de vacina *alogênica*).

Estas vacinas contra o câncer são aprovadas pela FDA para diferentes cânceres:

>> **Sipuleucel-T (nome comercial Provenge):** Aprovada pela FDA para homens com câncer de próstata. Ela estimula o ataque do sistema imunológico à fosfatase ácida prostática (PAP), um antígeno comumente encontrado nas células do câncer de próstata.

>> **Talimogene laherparepvec (T-VEC):** Terapia viral oncolítica aprovada pela FDA para tratamento de melanoma metastático.

Os seguintes inibidores de pontos de checagem imunológicos são aprovados pela FDA para diferentes tipos de câncer:

>> **Keytruda (pembrolizumab):** Aprovado pela FDA para tratamento de um tipo de câncer de bexiga e de trato urinário chamado *carcinoma urotelial*.

>> **Bavencio (avelumab):** Aprovado pela FDA para o tratamento de carcinoma de células de Merkel metastático, um câncer de pele raro e agressivo.

» **Opdivo (nivolumab):** Aprovado pela FDA para o tratamento de câncer de pulmão metastático de células não pequenas, melanoma metastático, carcinoma de células renais avançado, carcinoma de células epiteliais recorrente ou metastático, linfoma de Hodgkin clássico (cHL) e carcinoma urotelial metastático ou avançado já tratado localmente.

» **Imfinzi (durvalumab):** Aprovado pela FDA para tratamento de câncer de bexiga e carcinoma urotelial metastático ou localmente avançado em pacientes cuja doença continuou a progredir a despeito do tratamento com quimioterapia neoadjuvante ou adjuvante.

Algumas vacinas contra o câncer apresentam toxicidade limitada e pouquíssimos efeitos colaterais. Ensaios clínicos atuais as estão usando em combinação com quimioterapia, radioterapia, hormonioterapia e terapias-alvo. Às vezes, as vacinas contra o câncer são usadas em combinação com uma droga que ajuda a mudar o modo com que as células imunológicas interagem usando PD-1, uma proteína em humanos codificada pelo gene PDC1. A PD-1 é um receptor da superfície das células que é expressado em células imunológicas (células T e células B) e une dois *ligantes* (uma molécula que se liga a outra, geralmente maior). O Nivolumab (Opdivo) é uma dessas drogas e é um anticorpo monoclonal que bloqueia a PD-1. Quando você bloqueia a PD-1 nas células T (também em algumas células tumorais), ela não pode mais se ligar à PD-L1 (seu ligante, ou parceiro de ligação), o que pode resultar na supressão da ativação das células T. O Nivolumab (Opdivo) foi aprovado pela FDA para uso em tratamento de câncer renal avançado, melanoma metastático, câncer de pulmão metastático de células não pequenas, câncer em células epiteliais metastático ou recorrente e câncer urotelial metastático. Ele bloqueia a PD-1, permitindo que o seu sistema imunológico ataque as células cancerosas.

Existem 24 ensaios clínicos ativos NIH com pacientes de câncer de mama em andamento atualmente. O futuro é promissor para o tratamento do câncer de mama por imunoterapia.

Efeitos colaterais da vacina contra o câncer

Os efeitos colaterais mais comuns das vacinas contra o câncer são os seguintes:

» **Local da injeção:** Inflamação que inclui inchaço, vermelhidão, dor, calor, irritação e prurido.

» **Sintomas de gripe:** Podem incluir febre, calafrios, tontura, dores de cabeça, fraqueza, náusea, vômitos, fadiga, dor muscular e dificuldade ocasional de respirar.

» **Elevação da pressão arterial:** Este é um indicador de que o corpo está respondendo à vacina.

Aqui estão alguns efeitos colaterais incomuns de vacinas contra o câncer:

» Asma

» Doença inflamatória pélvica

» Apendicite

» Doença autoimune (por exemplo, artrite reumatoide, lúpus eritematoso sistêmico e doença de Raynaud)

Vacinas produzidas com micróbios (como a sipuleucel-T) podem causar infecções no local da injeção e urina com sangue.

Medicina de Precisão

Embora tenhamos terapias biológicas que incluem terapia-alvo, anticorpos monoclonais e imunoterapias, o câncer se tornou tão complexo que muitos desses tratamentos não funcionam para todos.

As pesquisas sobre o câncer de mama estão evoluindo constantemente e criando novos tratamentos, principalmente na área da medicina de *precisão* ou *personalizada*. A medicina de precisão em terapia de câncer significa o uso de informações genéticas da pessoa para tratar ou diagnosticar sua doença. De tudo que sabemos sobre o desenvolvimento do câncer, ele é uma doença do genoma porque carrega seu próprio conjunto de mutações a nível do DNA da célula. Se entendermos as alterações genéticas em uma célula cancerosa, estaremos melhor preparados para desenvolver terapias personalizadas que visem biomarcadores específicos no perfil genético de uma pessoa.

Benefícios da medicina de precisão

Os benefícios da medicina de precisão incluem os seguintes:

» Menos resistência às drogas devido a terapias voltadas para mudanças genéticas específicas dentro do tumor do indivíduo

» A habilidade de prever que medicamento será mais eficaz no câncer de mama de um paciente

» Um grande depósito de informações sobre muitos cânceres segundo suas mudanças de DNA que combinam evidências com tratamentos comprovados

Terapias Emergentes

Há um esforço constante por parte dos pesquisadores para encontrar novos tratamentos para vários tipos de câncer de mama. Novos ensaios clínicos são citados o tempo todo em várias populações com diferentes etnicidades e fatores de risco para ajudar a achar a cura permanente ou tratamentos mais eficazes para a doença. Os resultados de ensaios clínicos são a base para definir diretrizes para o tratamento do câncer de mama. Nas seções a seguir, discutimos as descobertas em terapias-alvo e sinalização celular que são tratamentos emergentes para o câncer de mama.

Terapias-alvo: Imunolipossomas

Pesquisadores do Comprehensive Cancer Center da Universidade da Califórnia, em São Francisco, estão usando uma tecnologia nova chamada *imunolipossomas* para erradicar células cancerosas. Um imunolipossoma é uma molécula composta de uma bola de gordura (lipídio) que contém um agente quimioterápico. Um anticorpo é usado para identificar o marcador de proteína na superfície da célula cancerosa e então levar a bola de gordura para o interior da célula cancerosa, onde o agente quimioterápico é liberado e a célula morre. O benefício de um tratamento como esse é que a quimioterapia não chega em concentrações elevadas ao tecido não canceroso, resultando (em teoria) em menos efeitos colaterais nos tecidos normais.

Sinalização celular

A atividade de comunicação no interior das células é bastante ruidosa — as células enviam e recebem mensagens entre si constantemente. Algumas enviam mensagens para estimular o crescimento, enquanto outras enviam mensagens para interromper o crescimento e causar a morte da célula. Qualquer tipo de processo de sinalização celular envolve marcadores de proteína que estão na superfície das células e os genes que estão no interior das células. Quando o processo de sinalização está controlado, o crescimento e a proliferação ocorre. Quando o processo de sinalização sai de controle, as células crescem rapidamente e têm a forma e função mudadas, causando o câncer. Este processo é chamado de *desregulação das células*.

Atualmente, os pesquisadores estão trabalhando na identificação dos genes que podem interromper a desregulação do tecido da mama. Este processo envolve identificar os genes defeituosos que fazem a célula funcionar mal e visar o processo de sinalização em uma direção ou outra com medicamentos.

172   PARTE 3 **Tratando o Câncer de Mama**

> **NESTE CAPÍTULO**
>
> » **Entendendo os benefícios da reconstrução de mama**
>
> » **Analisando os vários tipos de reconstrução de mama**
>
> » **Discutindo as vantagens e desvantagens de diferentes tipos de reconstrução de mama**
>
> » **Considerando os fatores envolvidos na tomada de decisão**

Capítulo **12**

Reconstrução de Mama

Muitas mulheres podem decidir fazer uma reconstrução de mama quando têm câncer ou mais tarde, mas a cirurgia pode não ser indicada para todas. A *reconstrução de mama* é uma cirurgia para formar uma nova mama após a remoção de toda ou de parte da mama. O objetivo da reconstrução é fazer uma mama de tamanho e forma semelhantes à mama natural. Elas não serão idênticas. Entretanto, podem ficar quase idênticas se você tiver as duas mamas removidas devido ao elevado risco de contrair a doença.

As mulheres podem escolher a reconstrução de mama pelos seguintes motivos:

» Para recuperar a forma de sua mama natural

» Para garantir uma aparência simétrica ao usar um sutiã ou um top justo

» Para evitar usar uma prótese mamária (ou um molde de mama) dentro do sutiã

» Para sentir-se bem consigo mesma e manter uma boa autoimagem

CUIDADO

A reconstrução de mama pode deixar cicatrizes, que costumam desvanecer com o tempo. Os cirurgiões plásticos estão usando técnicas mais novas para reduzir as cicatrizes e para suavizá-las.

LEMBRE-SE

A reconstrução da mama após uma mastectomia pode fazer você se sentir melhor com sua aparência e renovar sua autoconfiança. Porém, lembre-se de que a mama reconstruída não vai combinar nem vai substituir a mama natural com perfeição. Se for usado tecido do estômago, ombro ou nádegas como parte da reconstrução, essas áreas também vão ficar um pouco diferentes após a cirurgia. Converse com o cirurgião sobre as cicatrizes pós-cirúrgicas e as mudanças de forma e contorno. Pergunte onde elas ficarão, que aparência terão e que sensação transmitirão quando sararem.

Cirurgiões plásticos especializados em cirurgia de mama têm experiência em aumentar a mama e em reduzir cicatrizes ou desfiguramentos que possam ocorrer como resultado do tratamento de doenças. A reconstrução da mama pode ser feita de diversas maneiras, dependendo se parte ou toda a mama será removida.

Figura 12-1 ilustra uma mastectomia bilateral.

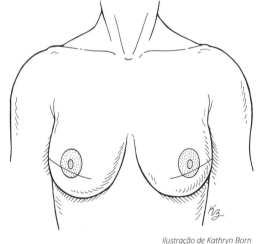

FIGURA 12-1: Mastectomia bilateral com reconstrução tardia e mamilo tatuado.

Ilustração de Kathryn Born

Quando Fazer a Reconstrução de Mama?

A reconstrução de mama pode ser feita ao mesmo tempo que a cirurgia de câncer de mama (chamada de reconstrução *imediata*). Ela também pode ser feita em um processo de dois estágios, no qual um expansor de tecidos (um substituto temporário) é colocado quando da cirurgia de câncer. Para a reconstrução final, usa-se um implante sintético ou tecido de outra parte do corpo para completar o procedimento em data posterior. Você também pode fazer a reconstrução de mama após a cirurgia de câncer, chamada de cirurgia *tardia*.

O cirurgião plástico de mama vai considerar o seguinte antes de recomendar a cirurgia de reconstrução de mama:

» Tipo e estádio do câncer

» Tratamentos adicionais que você pode precisar para o câncer

» A forma de seu corpo

» Seu emocional

» Seu estilo de vida e preferências pessoais

Quando você se consultar com o cirurgião plástico, ele vai discutir suas opções de reconstrução, incluindo riscos, benefícios e opções disponíveis para cada procedimento. Vocês também discutirão os resultados estéticos esperados.

Reconstrução de mama imediata

Uma reconstrução imediata normalmente é recomendada quando você não tem câncer de mama, e ela vai lhe dar uma nova mama de imediato. Por exemplo, quando mulheres têm lesões pré-cancerosas removidas ou quando têm mutação positiva BRCA e ainda não desenvolveram câncer têm a mama removida (chamada *mastectomia profilática*), elas podem fazer a cirurgia de reconstrução imediata. Mesmo que a mama não seja idêntica à que foi removida, a maioria das mulheres acha que a reconstrução imediata as ajuda a lidar melhor com a perda da mama.

Se você tiver câncer de mama, fará a reconstrução tardia, porque isso lhe dará tempo para a patologia cirúrgica final determinar se há *margens livres* (isto é, não podem ser vistas células cancerosas na borda externa do tecido removido). Se forem encontradas margens positivas, ou células cancerosas forem vistas na borda externa do tecido, então pode ser indicada uma nova cirurgia para remover as células doentes. Nesse caso, fazer a reconstrução imediata pode interferir na cirurgia.

Vantagens

» Você estará com a mama recém-reconstruída quando acordar da lumpectomia ou da mastectomia. A reconstrução de mama imediata também pode exercer um efeito psicológico benéfico, já que não vai passar um período "sem mamas".

» Você será submetida a menos cirurgias e anestesias.

- As mamas reconstruídas podem ficar mais naturais porque o cirurgião plástico pode usar o excesso de pele que já está lá, produzindo um resultado estético melhor.
- Você terá menos cicatrizes na mama reconstruída em si.
- Você terá menos despesas médicas.

Desvantagens

- Talvez você não tenha o tempo necessário para decidir sobre o tipo de cirurgia de reconstrução de mama que quer.
- Se você fizer radioterapia após a cirurgia, ela pode prejudicar a mama reconstruída.
- Dificuldade em detectar problemas de pele causados pela mastectomia.
- O médico pode aconselhar a não fazer uma reconstrução com implante se fizer radioterapia depois. Entretanto, você pode usar um implante temporário durante o período de radiação e realizar outra cirurgia de reconstrução de mama após a radiação ser concluída.
- Você ficará mais tempo hospitalizada e em recuperação do que se fizer apenas a mastectomia.
- Complicações com a cirurgia de reconstrução de mama podem retardar a quimioterapia de que você precisa. A quimioterapia impede uma cicatrização rápida, e se você tiver problemas com a cicatrização após a reconstrução de mama, não poderá iniciar a quimioterapia até que os problemas sejam resolvidos. Se você fizer quimioterapia nesse momento, as lesões podem não cicatrizar e você poderá ter uma infecção grave.

As pesquisas mostram que a quimioterapia gera mais benefício quando aplicada até seis semanas após a cirurgia de câncer de mama. E se a cirurgia de reconstrução de mama retardar a cicatrização, a quimioterapia poderá ser adiada para além desse período.

A reconstrução de mama imediata requer coordenação perfeita entre os horários de sala de operação do cirurgião de mama e do cirurgião plástico, porque ambos deverão estar na sala ao mesmo tempo, juntamente com os outros membros da equipe, para garantir o sucesso do procedimento.

A reconstrução da mama imediata pode ser uma boa opção nos seguintes casos:

- Tumor pequeno (menor que 2cm)
- Pouca chance de precisar de radioterapia após a cirurgia
- Diagnóstico de câncer não invasivo ou pré-câncer (como ADH ou CDIS)

- » Linfonodos axilares sem câncer
- » Margens livres da cirurgia
- » Condições de saúde para receber anestesia geral
- » Mastectomia profilática (preventiva) devido a mutação genética (como BRCA 1 ou 2)

Reconstrução de mama tardia

Algumas mulheres preferem superar a mastectomia e o tratamento do câncer de mama primeiro e pensar na reconstrução depois. A reconstrução tardia normalmente é feita depois da cicatrização do local da mastectomia. A cicatrização pode levar seis meses ou até vários anos após a mastectomia.

Vantagens

- » Você terá mais tempo para analisar todos os tipos de opções de reconstrução e discuti-las com seu cirurgião plástico.
- » Se você precisar de tratamento adicional após a mastectomia (como radioterapia), ele não vai causar problemas no local da reconstrução.
- » Você marcará a cirurgia como e quando quiser.

Desvantagens

- » Você terá um tempo após a mastectomia durante o qual não vai ter tecido mamário, mas poderá usar um sutiã com enchimento.
- » Você vai ter uma cicatriz da mastectomia na parede torácica, que é uma cicatriz maior na mama reconstruída do que após a reconstrução imediata.
- » A reconstrução tardia exige uma nova cirurgia e novo período de recuperação.
- » Às vezes, é difícil reconstruir a mama depois da cicatrização.

DICA

A reconstrução tardia pode ser uma boa opção nos seguintes casos:

- » Tumor de mama grande (acima de 2cm)
- » Livre de tumor do câncer de mama (todo câncer foi removido com sucesso na primeira cirurgia) e concluiu a quimioterapia/radioterapia
- » Condições de saúde para receber anestesia geral
- » Radioterapia terminada há pelo menos seis meses antes da cirurgia

Removendo as duas mamas

Às vezes, a opção de remover as duas mamas é baseada na doença e, às vezes, na doença e na ansiedade da paciente. As diretrizes recomendam que se você ainda tem câncer de mama, pode fazer uma lumpectomia com radiação ou uma mastectomia. No entanto, mulheres ainda decidem remover as duas mamas para reduzir o risco de ter um novo câncer. As opções de reconstrução de mama para o lado não afetado pelo câncer são as mesmas que para o lado com câncer. Aqui estão algumas razões possíveis para remover a outra mama saudável:

» Portadores de mutação genética de câncer de mama (BRCA1, BRCA2 e assim por diante)

» Forte histórico familiar de câncer de mama

» O câncer original não foi encontrado na mamografia ou em outros exames

» Opção pessoal da mulher após considerar o risco de câncer de mama

Vantagens

» Facilidade em fazer as duas mamas com a mesma aparência e simetria

» Apenas uma cirurgia e uma internação no hospital

» Menor chance de desenvolver o câncer de mama

» Não há necessidade de futuras mamografias (se todo tecido das duas mamas for removido)

Desvantagens

» Se forem usados retalhos abdominais, somente metade do tecido abdominal poderá ser usado para cada mama (o que limita o tamanho das mamas reconstruídas). Implantes, expansores de tecido ou tecido das costas poderá ser necessário para deixar as mamas no tamanho ideal.

» Cirurgia demorada comparada à reconstrução de uma mama

» Maior risco de complicações

Métodos de Reconstrução de Mama

Aqui estão três métodos de reconstrução de mama:

» **Reconstrução de mama com implante:** Consiste em remover toda a mama e pele e usar um implante sob a pele restante.

» **Reconstrução de mama autóloga:** Esta reconstrução usa seu próprio tecido. Isso significa remover toda a mama, deixando a maior parte da pele e usando tecido de outra parte do corpo para reconstruir a mama.

» **Combinação:** Esta reconstrução usa seu próprio tecido combinado com um implante — uma combinação dos dois métodos anteriores. Isso pode ser feito quando não há tecido suficiente da paciente para conseguir o tamanho de mama desejado. Muitas vezes, pacientes magras com pouca gordura corporal não têm tecido suficiente para criar retalhos inteiros para a mama.

Reconstrução da mama com implante

A reconstrução da mama com implante é popular porque muitas vezes é usada para aumentar o tamanho natural da mama quando não há doença e, ao mesmo tempo, não precisa usar tecido de outra parte do corpo. Há dois tipos de implantes: de solução salina ou de silicone. Os dois tipos são fabricados em vários tamanhos, formas e contornos.

Os implantes salinos e de silicone são seguros e eficazes.

A reconstrução de mama com implante pode ser feita em um processo com um ou dois estágios.

Processo de dois estágios

No processo de dois estágios, a forma da mama é inicialmente criada colocando um expansor de tecido sob a pele e músculos do tórax. Um *expansor de tecido* é um implante temporário que pode ser preenchido com solução salina ao longo do tempo para ajudar a esticar a pele. Lembre-se de que o tecido mamário e a pele foram removidos pela mastectomia. O expansor de tecido é inflado gradativamente durante semanas com injeções de solução salina para esticar a pele e os músculos torácicos restantes antes de inserir o implante permanente. O processo de expansão pode levar de seis a oito visitas durante várias semanas. Então, é realizada a cirurgia para trocar o expansor de tecido pelo implante permanente após 12–24 semanas. A mama reconstruída é modelada em seu formato final.

Além dessa cirurgia, se você quiser, o cirurgião plástico pode reduzir ou erguer a mama oposta ao mesmo tempo para um efeito simétrico. Não deixe de discutir o assunto com o cirurgião antes da operação.

Processo de estágio único

No processo de estágio único, o tecido e a pele da mama são removidos pela mastectomia e o cirurgião plástico coloca um implante ajustável sob a pele e os músculos — de modo semelhante ao expansor de tecido — e preenche o dispositivo ao longo do tempo com solução salina. O implante ajustável é criado para ser permanente.

Quando o volume ideal é atingido, o cirurgião plástico pode remover o tubo de enchimento e fechar a válvula interna, deixando o dispositivo como um implante permanente. O procedimento pode ser feito em uma clínica.

Na reconstrução de estágio único, o implante de mama muitas vezes é colocado sob o músculo do peito e fixado no local com um material chamado *matriz dérmica acelular* (MDA). A MDA também é conhecida como Alloderm ou Allomax. A MDA é feita com pele humana de cadáveres doados, especialmente preparada para ser aceita por seu corpo. Não há relatos de infecções causadas pela MDA.

O cirurgião de mama vai ajudá-la a determinar o melhor implante para a forma ou estrutura de seu corpo.

As vantagens são as seguintes:

- » Apenas uma cirurgia, uma anestesia geral e um período de recuperação
- » Menos cicatrizes
- » Contorno ou forma satisfatórios nas roupas

As desvantagens são as seguintes:

- » Necessidade de visitas frequentes ao consultório para expansão total do tecido
- » Procedimento em dois estágios com expansor de tecido seguido de troca por implante permanente
- » Dificuldade em formar saliência do mamilo com reconstrução por causa da pele mais fina
- » Dificuldade de conseguir forma semelhante à da mama natural
- » Necessidade de substituir implantes periodicamente, o que significa mais cirurgias

Implantes de mama de solução salina versus de silicone

Implantes de mama de solução salina e de silicone têm um revestimento externo de silicone; a diferença está na solução em seu interior. Implantes de solução salina estão vazios quando são colocados durante a cirurgia, e são preenchidos depois com água salgada estéril. Eles são oferecidos a mulheres com 18 anos ou mais para aumento de mama e em qualquer idade para reconstrução de mama.

Implantes de mama de silicone são preenchidos com silicone em gel — um fluido espesso e pegajoso que imita fielmente a sensação da gordura humana quando inserido durante a cirurgia. A maioria das mulheres sente que implantes de silicone se parecem mais com o tecido mamário natural. São oferecidos a mulheres com 22 anos ou mais para aumento de mama e em qualquer idade para reconstrução de mama.

Riscos dos implantes de mama

Aqui estão alguns riscos dos implantes de mama:

» Tecido cicatricial no interior da mama em volta do implante, que pode mudar a forma do implante (contratura capsular) — muito comum, mas geralmente leva anos (até uma década) para se desenvolver

» Infecção

» Dor na mama

» Mudanças na sensibilidade da mama e mamilo, geralmente temporárias

» Vazamento ou ruptura do implante

A correção de qualquer uma dessas complicações pode exigir nova cirurgia para remoção ou substituição do implante.

Reconstrução de mama autóloga

Quando você usa o tecido de seu corpo para criar a mama, ele se chama tecido *autólogo*. Este tipo de reconstrução de mama usa o tecido da paciente para criar a nova mama. Este método pode criar um resultado durável e de aparência natural em comparação à reconstrução com implante. A reconstrução completa da mama pode ser realizada em um processo de um estágio.

Neste método, o tecido abdominal é usado para reconstruir a mama pela transferência do tecido para o peito de duas maneiras diferentes:

» **Retalho Miocutâneo Transverso do Músculo Reto Abdominal (TRAM) Pediculado:** O músculo reto (o "abs" ou "tanquinho") é usado como *retalho* (tecido realocado no corpo) pois ele tem o próprio suprimento de sangue que atravessa a parede e a gordura abdominal inferior. O músculo, juntamente com a gordura e a pele, pode ser dissecado e realocado para a mama. É feito um túnel sob a pele entre o abdômen e a cavidade da mastectomia para realocar o retalho abdominal para o peito. O local doador abdominal é fechado usando suturas ou um material artificial resistente (tela) para aumentar a resistência do abdômen. Isso também vai lhe proporcionar uma "plástica" no abdômen, ou *abdominoplastia*, ao mesmo tempo que a reconstrução da mama.

» **Retalho da artéria perfurante epigástrica inferior profunda (DIEP) livre (completamente removido e religado microcirurgicamente):** Este método é um avanço em relação ao retalho TRAM pediculado em que o músculo reto não é removido, mas somente a pele e a gordura são usadas para recriar a mama. Este procedimento requer conhecimento em microcirurgia porque o tecido abdominal inferior precisa ser completamente separado do corpo e transferido para o peito. A microcirurgia permite que a microcirculação seja restaurada para a pele e gordura transplantadas.

As vantagens da reconstrução de mama autóloga DIEP incluem o seguinte:

» Pouco ou nenhum músculo reto é afetado durante o processo e a força do músculo abdominal é preservada. Isso reduz o risco de hérnia no abdômen.

» O retalho abdominal é totalmente removido e religado aos vasos sanguíneos no peito, que proporcionam melhor fluxo sanguíneo à mama reconstruída.

As desvantagens incluem o seguinte:

» A microcirurgia tem uma taxa de insucesso de 1–3% no restabelecimento da conexão sanguínea com o tecido abdominal transferido para o peito. Se isso ocorrer, significa que a reconstrução falhou e o tecido transferido não pode ser armazenado ou salvo. Outro método de reconstrução pode ser considerado no futuro.

» Mulheres que têm um histórico de diabetes, distúrbios de coagulação, são fumantes ativas ou obesas correm maior risco para insucesso na microcirurgia.

» A cirurgia de reconstrução de mama por microcirurgia geralmente dura duas vezes mais que a técnica de retalho TRAM.

Embora os dois métodos provoquem cicatrizes semelhantes na mama e no abdômen, há algumas diferenças importantes entre elas.

Tecido autólogo com reconstrução com implante

Este tipo de reconstrução de mama usa um implante menor e tecido natural da paciente. Se o tecido do abdômen não puder ser usado para a reconstrução, então a disponibilidade de tecido de outras partes do corpo (das costas, por exemplo) pode ser limitado, e adicionar um implante pode melhorar a forma da mama. O tipo mais comum é o retalho latissimus dorsi (músculo grande dorsal).

Retalho latissimus dorsi

Este retalho é formado pelo músculo e pele removidos da parte superior das costas com fixação parcial e depois inserido em um túnel sob a pele das costas até o peito. Embora este método forneça grande parte da pele necessária, geralmente não há tecido suficiente para formar o seio. Muitas vezes, a pele e o músculo das costas serão esticados com um expansor de tecido ou implante. Depois, em um estágio posterior, o expansor de tecido é trocado por um implante permanente.

Geralmente, este tipo de reconstrução de mama é realizada se você foi submetida a uma mastectomia em uma das mamas, seguida de radiação, se não atendeu aos critérios para um retalho TRAM ou DIEP ou se não tem excesso de tecido abdominal suficiente para formar a mama. O retalho latissimus dorsi não é recomendado se você realiza atividades cansativas e repetitivas com o braço acima da cabeça.

Cirurgia de simetrização de mama oposta (opcional)

Até o melhor cirurgião plástico ainda não é capaz de criar uma mama igual à natural; sempre haverá diferenças. Se você tem mamas grandes, talvez queira considerar uma redução da mama oposta para igualá-la à mama reconstruída. Se sua mama for pequena e flácida, talvez você precise levantar, aumentar ou pôr um implante para melhorar a forma e simetria. Todos os tipos de procedimentos de simetrização de mama deixam cicatrizes permanentes nos seios.

Se você estiver considerando essa opção, o cirurgião plástico explicará a técnica e o local das cicatrizes após o procedimento em detalhes.

Reconstrução de mamilo-aréola (opcional)

É melhor que a reconstrução do mamilo ocorra de três a seis meses para permitir que a mama reconstruída se "acomode" ou que todo o inchaço desapareça. Se você fez radioterapia, é melhor esperar pelo menos seis meses após seu término antes de reconstruir o mamilo e a aréola. Esperar de três a seis meses vai permitir ao cirurgião plástico colocar o mamilo e a aréola na posição adequada. Também vai permitir à pele sarar depois da quimioterapia ou radiação, o que melhora sua capacidade de cicatrização. A reconstrução do mamilo-aréola é um procedimento ambulatorial com pouco desconforto.

As opções de reconstrução de mamilo-aréola são as seguintes:

» **Enxertos de pele:** Pode ser usado tecido da cicatriz abdominal do retalho DIEP/TRAM ou da dobra interna da coxa ou região genital (se você tiver tecido labial excessivo indesejável) para os enxertos do mamilo.

» **Partilhamento do mamilo:** Se você tiver um mamilo proeminente na sua mama natural, uma parte dele pode ser usado como enxerto para criar o novo mamilo.

» **Tatuagem do mamilo e aréola:** Muitas vezes, é feita uma tatuagem como procedimento final para combinar com a cor do mamilo e aréola natural, em ambulatório ou por um tatuador profissional em seu estúdio vários meses após a reconstrução do mamilo-aréola. Os resultados podem ser muito bons.

A reconstrução do mamilo-aréola também permite ao cirurgião plástico exercer suas habilidades, ou fazer quaisquer ajustes que não foram realizados na cirurgia inicial, fazer quaisquer revisões, como remover imperfeições ou excesso de pele na cicatriz da mastectomia debaixo do braço ou realizar uma lipoaspiração na axila.

PRÓTESE DE MAMA EXTERNA (MAMAS ARTIFICIAIS)

Embora essa não seja uma opção de reconstrução cirúrgica, é uma alternativa simples se você não quiser se submeter a uma cirurgia de reconstrução de mama. Há muitos tipos e estilos diferentes de próteses mamárias. A prótese pode ser inserida em um sutiã especial ou pode ser feita sob medida para se encaixar em um sutiã normal. Há próteses mamárias parciais usadas para encher o espaço após uma lumpectomia/mastectomia parcial.

As vantagens são as seguintes:

- Não correr risco com anestesia geral ou cirurgia
- Sem cicatrizes adicionais
- Fáceis de usar e manter
- Contorno ou formato satisfatório nas vestimentas

As desvantagens são as seguintes:

- Sem tecido natural ou mama reconstruída
- Necessidade de ocultar sob as roupas e pode sair do lugar
- Pode limitar o tipo de roupas usadas e pode ser pesada e volumosa
- Pode ser desconfortável e quente em temperaturas altas
- Pode custar caro e, às vezes, é coberta parcialmente pelo plano de saúde

Os riscos da reconstrução do mamilo são os seguintes:

- » Sangramento
- » Infecção
- » Má cicatrização da lesão
- » Perda de forma e altura
- » Achatamento ou redução excessivos
- » Novo mamilo mal posicionado
- » Falha no enxerto de pele
- » Cicatrizes adicionais na mama reconstruída

Há algumas alternativas para a reconstrução do mamilo–aréola:

- » Prótese de mamilo
- » Tatuagem do mamilo-aréola em 3D
- » Nenhuma cirurgia

Riscos da Reconstrução de Mama

Sempre há riscos envolvidos em qualquer tipo de cirurgia, e a reconstrução de mama não é exceção. O cirurgião plástico discutirá os riscos da cirurgia em sua visita à clínica e responderá quaisquer perguntas que você tiver. Alguns riscos incluem o seguinte:

- » Sangramento, dor, cicatrizes e/ou infecção
- » Mudanças na sensibilidade
- » Problemas de cicatrização
- » Acúmulo de líquido (como hematomas e seromas)
- » Falha no implante, desfiguramento ou perda do implante
- » Perda parcial ou total dos retalhos
- » Hérnia abdominal
- » Abaulamentos
- » Assimetria (desproporção)
- » Resultados estéticos insatisfatórios

O que Perguntar ao Cirurgião Plástico

Como sempre, não hesite em perguntar qualquer coisa sobre o que a preocupa. Anote o que lhe vier à mente — dessa forma, você pode levar a lista para a consulta pré-operatória. Exemplos incluem:

» Vou poder fazer reconstrução de mama?

» Que tipos de reconstrução devo considerar e qual é melhor para mim?

» Quando posso fazer a reconstrução?

» Quantos desses procedimentos de reconstrução de mama você já fez?

» A mama reconstruída vai ficar igual à natural e, em caso negativo, o que pode ser feito?

» Como ficará a mama reconstruída depois da cirurgia? Vou ter sensibilidade?

» Sobre que possíveis complicações eu devo ser informada?

» Quanto tempo dura a cirurgia? Quanto tempo ficarei no hospital?

» Vou precisar de transfusões de sangue?

» Quanto tempo levará a recuperação da cirurgia?

» Vou precisar de ajuda em casa para fazer os curativos?

» Quanto tempo depois da cirurgia poderei recomeçar a me exercitar ou voltar às atividades normais, como limpar a casa, dirigir e trabalhar?

» Posso conversar com outras mulheres que fizeram a mesma cirurgia?

» A reconstrução vai retardar a quimioterapia ou a radioterapia?

» Quanto tempo o implante vai durar? Ele vai ter que ser substituído com o tempo?

» Há algum exame de imagem da mama (como IRM) que devo fazer depois do implante?

» O que vai acontecer se eu ganhar ou perder peso? Terei que trocar o implante?

Escolhendo entre Suas Opções

A reconstrução de mama é considerada uma cirurgia eletiva e pretende melhorar sua autoimagem e confiança após a cirurgia de câncer de mama. Se você estiver pensando em fazer a reconstrução de mama, fale com o cirurgião plástico sobre todas as opções disponíveis. Só então poderá tomar uma decisão consciente.

A decisão de fazer a reconstrução de mama é pessoal. Ela oferece benefícios físicos e psicológicos, mas você deve estar comprometida com o processo antes de começar. Caso não tenha certeza que quer fazer a reconstrução, lembre-se de que sempre pode se submeter à cirurgia mais tarde. A escolha de se submeter à reconstrução de mama exige uma reflexão cuidadosa e essa decisão é apenas sua. É importante que você discuta as opções de reconstrução de mama com o cirurgião plástico. A Tabela 12-1 resume algumas opções.

TABELA 12-1 Decidindo entre Implante/Expansor ou Tecido Autólogo

	Implante/Expansor	Tecido Autólogo
Cirurgia	Objeto estranho para criar o molde de sua mama	Seu próprio tecido para criar o molde de sua mama
Hospitalização	Ambulatório ou cirurgia no mesmo dia	Cirurgia com internação ou cirurgia no hospital
Recuperação	Curta: 2 semanas depois da colocação de expansor de tecido	Longa: 6-8 semanas
Cicatrizes	Apenas a cicatriz da mastectomia	Cicatriz da mastectomia e do local doador
Forma e sensação	Firme por inteiro, sem flacidez	Natural, macio

Note que a Tabela 12-1 faz apenas uma descrição aproximada do processo. Cada paciente é diferente e pode ter experiências diversas dependendo de outros fatores, como seu histórico médico.

DICA

Se você fez a reconstrução de mama e não está satisfeita com a forma ou a aparência, saiba que sempre pode se submeter a outra cirurgia a fim de melhorar as coisas. Nenhuma mulher deve viver com uma mama reconstruída com a qual esteja infeliz. Assim, diga ao cirurgião plástico como se sente. Às vezes, corrigir a forma do seio exige mais do que uma cirurgia básica.

Se o cirurgião disser que a falha ou assimetria da mama não pode ser consertada, procure uma segunda opinião. Alguns cirurgiões plásticos são mais habilidosos que outros.

188   PARTE 3 **Tratando o Câncer de Mama**

NESTE CAPÍTULO

» Decidindo o tratamento e conhecendo as opções para o câncer de mama avançado

» Discutindo o papel da hormonioterapia, da quimioterapia, da bioterapia e da radioterapia para controlar o câncer de mama avançado

» Entendendo como tratar sintomas do câncer de mama avançado

Capítulo **13**

Tratando o Câncer de Mama Avançado

O termo *câncer de mama avançado* pode assumir um significado diferente, dependendo do médico que o emprega. Neste capítulo, quando usamos o termo *câncer de mama avançado*, estamos nos referindo ao câncer incurável, também conhecido como doença em estádio IV. Sempre que um câncer não tem cura, significa que ele tem maior probabilidade de crescer, se disseminar e, possivelmente, causar sua morte. Fica a pergunta: você vai morrer hoje, no próximo ano, daqui a cinco ou dez anos — ou mais? O oncologista pode lhe dar uma estimativa de sua expectativa de vida com base no estádio da doença e nos órgãos envolvidos. Sua sobrevivência depende muito da biologia de seu tumor (ER+ PR+ versus triplo negativo) e de seu estado de saúde. Mas você tem algum controle (ou influência) sobre a doença, visto que sua sobrevivência depende em parte do tratamento e de outros fatores que podem ser pessoais e importantes para você (incluindo fatores espirituais, emocionais, naturais e outros).

Câncer de mama avançado (também chamado de câncer de mama *secundário* no Reino Unido) significa um câncer que se disseminou a outras partes do corpo, como fígado, cérebro ou ossos. Outro termo usado para descrever câncer de mama avançado é câncer de mama *metastático*, ou "incurável". Às vezes, um paciente é diagnosticado com câncer de mama no início, e outras, o diagnóstico vem quando o câncer de mama retorna (chamado de câncer de mama *recorrente*) após o tratamento inicial do câncer de mama.

Embora não haja cura para o câncer de mama avançado, o tratamento pode controlá-lo, aliviar seus sintomas, melhorar sua qualidade de vida e até prolongar sua vida por algum tempo.

Normalmente, o câncer de mama se espalha para os seguintes locais (embora possa acabar se espalhando para qualquer lugar):

- Linfonodos
- Pulmão
- Fígado
- Ossos
- Cérebro

Se você ou a pessoa que você ama for diagnosticado com câncer de mama avançado, é imprescindível que ouça e compreenda o que o médico diz sobre as opções de tratamento.

Decisões de Tratamento e Opções de Tratamento

Na maioria dos casos, o câncer de mama avançado pode ser tratado e os objetivos do tratamento devem ser claramente definidos pelo oncologista. Esses objetivos muitas vezes são aliviar sintomas (paliação), reduzir o tumor ou retardar seu crescimento e ajudar você a viver mais.

Há pessoas que estão vivendo mais com câncer de mama avançado, em alguns casos, cinco, dez ou mais anos. O câncer de cada pessoa é único, e sua resposta ao tratamento pode ser diferente. A taxa de crescimento de seu câncer também pode ser diferente do mesmo tipo de câncer em outra pessoa.

À medida que o câncer cresce, ele pode causar sintomas que precisam de tratamento para ajudar a controlá-los. Esses sintomas quase sempre podem ser tratados, mesmo quando o câncer em si não responde mais ao tratamento.

Decisões de tratamento para câncer de mama avançado

Tratamentos para câncer de mama avançado são semelhantes a tratamentos para câncer de mama em estádio inicial. Contudo, as diferenças estão no tipo de quimioterapia, terapia endócrina e biológica e em sua duração.

Pode ser difícil decidir sobre o tratamento quando se tem câncer de mama avançado. Embora os tratamentos com quimioterapia ou radioterapia possam ajudar a aliviar sintomas e fazer você se sentir melhor, eles também causam efeitos colaterais que podem fazer você se sentir mal, embora costumem ser temporários. Você tem que iniciar o tratamento "com a corda toda" para ter chance de sucesso de uma sobrevivência mais longa.

Aqui estão quatro perguntas para fazer ao oncologista antes de decidir por um tratamento:

- » Como o tratamento vai me beneficiar? (Aliviar a dor e sintomas da doença versus vida mais longa, ou ambos?)
- » Como o tratamento pode afetar minha qualidade de vida?
- » Quais são os efeitos colaterais do tratamento?
- » Por quanto tempo vou precisar de tratamento?

O médico ou enfermeira oncológica pode conversar com você sobre os riscos e benefícios do tratamento, assim como sobre os efeitos colaterais. Talvez seja útil conversar com um amigo próximo, parente ou psicólogo sobre as opções de tratamento para ter uma visão objetiva em relação à sua decisão.

Opções de tratamento para câncer de mama avançado

O oncologista pode considerar os seguintes fatores antes de recomendar um tratamento específico:

- » O tamanho do tumor e sua localização
- » Os tipos de tratamentos já realizados por você
- » Se as células cancerosas têm receptores para tipos específicos de tratamentos com medicamentos
- » Suas condições gerais de saúde
- » Sua idade

- » Se entrou na menopausa
- » Se o câncer está crescendo devagar ou mais depressa (qual o grau de agressividade do câncer)
- » Seu perfil genômico

  O perfil genômico é um método de laboratório usado para conhecer os genes de uma pessoa e o modo como eles interagem entre si e com o ambiente. O perfil genômico pode ser usado para descobrir por que algumas pessoas contraem algumas doenças e outras não, ou por que as pessoas reagem de diferentes maneiras à mesma droga. Ele também pode ser usado para ajudar a desenvolver novos meios de diagnóstico, tratamento e prevenção de doenças como o câncer.

O câncer de mama avançado pode responder apenas a tipos específicos de tratamento, e seu oncologista pode iniciar o tratamento que dará os melhores resultados associados ao menor número possível de efeitos colaterais.

LEMBRE-SE

Muitas vezes, o tratamento pode manter o câncer de mama avançado sob controle durante vários meses, ou até anos.

Os principais tipos de tratamento para câncer de mama avançado são os seguintes:

- » Terapia endócrina (hormonal)
- » Quimioterapia
- » Radioterapia
- » Terapia biológica
- » Terapia combinada (incluindo quimioterapia, terapia endócrina e biológica em várias associações)

Terapia Endócrina ou Hormonal para Câncer de Mama Avançado

A terapia endócrina é geralmente chamada de *terapia hormonal* e é um tratamento comum para o câncer de mama avançado (no Capítulo 11, falamos mais sobre terapia hormonal). Muitas vezes, ela pode reduzir o tamanho do tumor e controlar sua disseminação em qualquer parte do corpo. A terapia endócrina funciona bem se as células cancerosas tiverem proteínas específicas chamadas de *receptores hormonais*.

Nossos hormônios são produzidos naturalmente no corpo e controlam o crescimento e a atividade de células normais sadias. Antes de atingir a menopausa, os ovários produzem os hormônios estrógeno e progesterona e, após a menopausa, a gordura corporal produz estrógeno. Mais importante, esses hormônios estimulam o crescimento de algumas células de câncer de mama.

A terapia endócrina reduz os níveis de estrógeno e progesterona no corpo ou bloqueia seus efeitos no tecido. Ela só funciona se as células cancerosas tiverem receptores de estrógeno (ER) ou receptores de progesterona (PR). Tipicamente, 70% dos cânceres de mama têm receptores de estrógeno (são ER+, significando estrógeno-positivo). O oncologista vai verificar se há receptores de estrógeno em suas células cancerosas na época do diagnóstico (não importando o estádio da doença).

A terapia endócrina gera resultados melhores em cânceres de mama de crescimento lento que afetam ossos e pele.

Você pode realizar a terapia endócrina quando o câncer de mama avançado for diagnosticado, ou depois de tratamento com quimioterapia.

Aqui estão os medicamentos usados mais comumente na terapia endócrina para câncer de mama avançado:

» Anastrozol (Arimidex)

» Exemestano (Aromasin)

» Fulvestrant (Faslodex)

» Gosserrelina (Zoladex)

» Letrozol (Femara)

» Acetato de medroxiprogesterona (Provera)

» Acetato de megestrol (Megace)

» Tamoxifeno

Mais informações sobre duração e efeitos da terapia podem ser encontradas no Capítulo 11.

Quimioterapia para Câncer de Mama Avançado

O oncologista pode sugerir quimioterapia se o câncer não tiver receptores de hormônio ou se espalhou para o fígado ou pulmões.

A meta da quimioterapia para câncer de mama avançado é aliviar sintomas, controlar o câncer e melhorar a qualidade de vida por algum tempo. A quimioterapia não vai curar o câncer de mama.

Em muitas situações, as drogas quimioterápicas para câncer de mama avançado são as mesmas usadas para câncer de mama em estádio inicial. O oncologista pode considerar os seguintes fatores antes de recomendar um tipo específico de tratamento:

» Quais drogas quimioterápicas você recebeu
» Como o câncer respondeu a elas
» Quais efeitos colaterais você experimentou com a quimioterapia
» Seu estado geral de saúde e bem-estar

Drogas quimioterápicas que os médicos costumam usar para câncer de mama avançado incluem as seguintes:

» Docetaxel (Taxotere)
» Vinorelbina (Navelbine)
» Capecitabina (Xeloda)
» Gemcitabina (Gemzar)
» Paclitaxel (Taxol)
» Um tipo de paclitaxel chamado Abraxane
» Epirrubicina (Farmorubicina)
» Mesilato de eribulina (Halaven)

O oncologista pode recomendar uma droga ou uma combinação de drogas para maior alívio dos sintomas ou controle da doença. Por exemplo, gemcitabina e paclitaxel, ou capecitabina e docetaxel.

A quimioterapia geralmente é administrada diretamente na corrente sanguínea por meio de uma sonda intravenosa (IV), enquanto outras drogas quimioterápicas são administradas em comprimidos ou cápsulas deglutíveis. O tratamento quimioterápico é administrado em ciclos, como a cada três semanas, e o paciente será reavaliado a cada três meses a fim de determinar a resposta ao tratamento. Os efeitos colaterais da quimioterapia são discutidos em detalhes no Capítulo 10.

DICA

Converse com seu oncologista sobre o plano de tratamento, os efeitos colaterais e a duração do tratamento, e sobre quando deve contatá-lo a respeito de sintomas ou efeitos colaterais.

Terapias Biológicas para Câncer de Mama Avançado

Terapias biológicas são drogas que mudam o modo como as células atuam e ajudam o corpo a controlar o crescimento do câncer. As terapias biológicas foram criadas devido à falha do sistema imunológico em destruir células defeituosas ou danificadas. Algumas substâncias biológicas procuram e destroem células cancerosas, enquanto outras ajudam o sistema imunológico ou o corpo a atacar o câncer. No Capítulo 11, falamos mais sobre terapias biológicas.

O sistema imunológico trabalha para nos proteger contra doenças, incluindo o câncer. Normalmente, ele captura as células defeituosas e as destrói, mas, às vezes, o sistema não as encontra e o câncer se desenvolve. Os cientistas estão procurando meios de acionar o sistema imunológico para que ele possa atingir essas células cancerosas.

A terapia biológica para o câncer de mama avançado pode ser administrada das seguintes formas:

» Uma sonda intravenosa (IV) no braço

» Uma injeção subcutânea

» Um comprimido

O papel dos receptores HER2 no câncer de mama avançado

Dois indivíduos podem ter câncer de mama, mas o tipo de câncer é diferente por causa da presença ou ausência de biomarcadores ou proteínas na célula cancerosa.

Biomarcadores podem ser proteínas ou receptores. São substâncias mensuráveis no corpo encontradas na superfície das células cancerosas, nos tecidos do corpo e em fluidos corporais, como o sangue. O *receptor do fator de crescimento epidérmico humano — 2* (HER2) é um receptor de proteína que faz as células crescerem e se dividirem. Alguns cânceres têm grandes quantidades de proteína HER2 e são chamados de cânceres HER2-positivos, ou HER2+.

Cerca de 15-18% de cânceres recém-diagnosticados tem abundância (ou superexpressão) de receptores HER2, o que faz as células cancerosas se dividirem mais depressa e viverem mais tempo. Se você tem câncer de mama HER2+, significa que o câncer é mais agressivo e que pode crescer mais depressa e se disseminar rapidamente para outras partes do corpo. Quando o câncer de mama HER2+se espalha para outras partes ou provoca *metástase*, o câncer é avançado.

CAPÍTULO 13 **Tratando o Câncer de Mama Avançado** 195

Trastuzumabe (Herceptin)

Trastuzumabe é comercializado com o nome de Herceptin e é um anticorpo monoclonal. Um *anticorpo monoclonal* se liga às proteínas na superfície ou no interior das células de câncer de mama. O Herceptin visa e bloqueia a proteína HER2 que estimula o crescimento e multiplicação das células cancerosas. Você só pode receber tratamento com o trastuzumabe se suas células de câncer de mama produzirem a proteína em excesso.

Aproximadamente 30% das pessoas com câncer de mama avançado têm câncer HER2+. O resultado da patologia da biópsia de mama mostrará se seu câncer é do tipo HER2+.

O trastuzumabe pode ser administrado com sonda intravenosa (IV) na corrente sanguínea ou como injeção debaixo da pele (subcutânea). Geralmente, é administrado a cada três semanas durante 12 meses.

O trastuzumabe pode ser administrado das seguintes formas:

- » Sozinho
- » Com quimioterapia, como paclitaxel
- » Com terapia hormonal ou endócrina
- » Com quimioterapia e outra terapia biológica (por exemplo, pertuzumabe)
- » Com outras drogas como parte de um ensaio clínico

Os efeitos colaterais comuns do trastuzumabe incluem os seguintes:

- » Desarranjo intestinal ou diarreia
- » Irritação ou vermelhidão no local da injeção (IV)
- » Sintomas de gripe (congestão nasal, dor nos seios da face, dor de garganta, espirros)
- » Dor de estômago
- » Dor abdominal
- » Dores de cabeça
- » Dor nas articulações ou músculos
- » Dor nas costas
- » Náusea/vômitos
- » Alteração de paladar
- » Feridas na boca

- » Perda de apetite
- » Insônia ou problemas para dormir
- » Fadiga ou cansaço
- » Perda de peso
- » Exantemas

Pertuzumabe (Perjeta)

O pertuzumabe também visa a proteína HER2, mas bloqueia uma parte diferente da proteína em relação ao trastuzumabe.

O pertuzumabe é vendido com o nome comercial Perjeta e é um anticorpo monoclonal. Ele atua ligando-se ao HER2 nas células cancerosas para impedir seu crescimento e, por fim, para destruí-las. O pertuzumabe só funciona se seu câncer for HER2+.

O pertuzumabe pode ser administrado por sonda intravenosa (IV) na corrente sanguínea. Seu primeiro tratamento durará mais de 60 minutos, enquanto sua equipe o acompanha para o caso de quaisquer efeitos colaterais. Tratamentos posteriores levarão de 30 a 60 minutos. Você receberá pertuzumabe a cada três semanas.

Você pode receber a infusão por um tubo fino e curto (uma *cânula*) que entra na veia do braço, ou por uma linha central, uma linha CCIP (cateter central de inserção periférica) ou um *port-a-cath* — longos tubos plásticos que levam a droga para uma veia de grande calibre no peito. O tubo fica no local durante todo o tratamento.

A maioria das pessoas pode experimentar um ou mais dos seguintes efeitos colaterais:

- » Falta de ar e palidez
- » Surgimento fácil de hematomas
- » Constipação
- » Diarreia
- » Mal-estar
- » Queda de cabelo
- » Maior risco de ter uma infecção
- » Perda de apetite
- » Náusea

- Dor
- Alterações na pele
- Feridas na boca
- Cansaço e fraqueza

Conte ao médico ou enfermeira se tiver qualquer efeito colateral para que eles possam ajudá-lo a controlá-lo. A enfermeira lhe dará um telefone de contato para ligar se tiver perguntas ou problemas. Em caso de dúvida, ligue para eles.

Denosumabe (Prolia, Xgeva)

Denosumabe é outro tipo de anticorpo monoclonal. Quando o câncer se espalha para os ossos, pode enfraquecê-los e deixá-los doloridos.

Em ossos sadios, células especializadas se dividem constantemente e substituem tecidos velhos. Esse processo é chamado de *remodelamento ósseo* e é muito bem controlado. Há dois tipos dessas células especializadas:

- Osteoclastos reabsorvem ossos velhos.
- Osteoblastos formam ossos novos.

Há um equilíbrio estreito entre as taxas de reabsorção e o crescimento ósseo, que mantém os ossos fortes e sadios. O denosumabe atua visando atingir uma proteína chamada RANKL, que controla a atividade dos osteoclastos. Ele impede as células ósseas de serem absorvidas e fortalece os ossos. O denosumabe pode fortalecer os ossos e reduzir o risco de fraturas e ajudar a controlar a dor.

O denosumabe é administrado na forma de injeção debaixo da pele (subcutânea). A frequência com que se recebe a droga depende da marca. O Xvega é administrado uma vez a cada quatro semanas. O Prolia, a cada seis meses.

Efeitos colaterais comuns do denosumabe são os seguintes:

- Náusea
- Fadiga
- Fraqueza muscular
- Níveis baixos de fósforo no sangue (hipofosfatemia)

Efeitos colaterais menos comuns do denosumabe são os seguintes:

- Falta de ar
- Tosse
- Dores de cabeça
- Eczema (problema de pele que pode incluir vermelhidão, prurido, secura, inchaço, bolhas ou sangramento)
- Dor nas costas
- Dor nas articulações
- Dor nos membros
- Erupções na pele

A maioria das pessoas não terá todos os efeitos colaterais citados aqui. Eles são previsíveis no que se refere ao início, duração e severidade, e provavelmente melhorarão após o término do tratamento. Os efeitos colaterais do Denosumabe são bastante controláveis e há diversas opções disponíveis para minimizá-los ou evitá-los.

Everolimo (Afinitor)

O everolimo é comercializado com o nome de Afinitor. É uma terapia biológica que é usada para alguns tipos de câncer, incluindo o câncer de mama avançado. O everolimo é administrado se você estiver no período pós-menopausa, e em combinação com o medicamento de terapia endócrina exemestano.

O everolimo é um inibidor de transdução de sinal que interrompe alguns sinais no interior das células que as fazem crescer e se dividir. O everolimo impede uma proteína específica chamada mTOR de trabalhar normalmente e impede a célula cancerosa de crescer ou retarda seu crescimento.

O everolimo é administrado em forma de comprimido uma vez por dia. Tome o medicamento sempre na mesma hora todos os dias com pelo menos um copo de água. Você pode tomá-lo durante uma refeição ou não, mas deve ser sempre do mesmo jeito — com comida ou sem comida. Se falhar uma dose, não tome uma dose extra. Tome o próximo comprimido no horário habitual. Geralmente, o everolimo é tomado todos os dias enquanto funcionar.

Efeitos colaterais comuns do everolimo são os seguintes:

- Anemia (baixa contagem de glóbulos vermelhos)
- Feridas na boca

- » Infecção
- » Fraqueza/fadiga
- » Tosse
- » Aumento de creatinina
- » Diarreia
- » Nível de colesterol elevado
- » Nível de triglicérides elevado

Os efeitos colaterais menos comuns são os seguintes:

- » Náusea/vômitos
- » Falta de ar
- » Problemas pulmonares
- » Falta de apetite
- » Elevação de enzimas hepáticas
- » Inchaço ou edema generalizado
- » Febre
- » Sangramento nasal
- » Fadiga
- » Baixa contagem de glóbulos sanguíneos (glóbulos brancos e plaquetas; os glóbulos brancos são parte do sistema imunológico e responsáveis por combater infecções)
- » Prurido
- » Pele seca

Outras questões do tratamento biológico

Você vai realizar exames de sangue antes e durante o tratamento. A equipe vai verificar os níveis de suas células sanguíneas e de outras substâncias do sangue. Ela também vai verificar o funcionamento do fígado e dos rins.

Imunizações

Não se imunize com vacinas vivas (rubéola, caxumba, febre amarela, ou vacina Zostavax, ou contra herpes zoster) enquanto estiver se tratando e por pelo menos seis meses depois do tratamento.

Você pode fazer o seguinte:

» Tome outras vacinas, mas elas talvez não ofereçam a mesma proteção

» Tome a vacina contra gripe

» Entre em contato com pessoas que tomaram vacinas vivas injetáveis

Você deve fazer o seguinte:

» Evite contato com pessoas que tomaram vacinas vivas via oral. Isso inclui a vacina contra rotavírus dada aos bebês. O vírus fica na urina do bebê por até duas semanas e pode fazer você adoecer. Assim, evite trocar fraldas durante duas semanas após a vacinação.

» Evite qualquer pessoa que tenha tomado vacina contra poliomielite e febre tifoide recentemente.

Gravidez e contracepção

Não engravide nem gere um filho (homens) enquanto estiver em tratamento quimioterápico com essas drogas e por pelo menos seis meses depois de seu término. Essa droga pode prejudicar o bebê. O médico pode aconselhá-la a não tomar anticoncepcionais porque os hormônios presentes na pílula podem afetar o seu câncer de mama. Fale com o médico ou enfermeira sobre métodos anti-concepcionais eficientes antes de começar o tratamento.

Não se sabe se os medicamentos quimioterápicos podem ou não passar pelas secreções vaginais ou pelo sêmen. Assim sendo, por precaução, o médico pode aconselhá-lo a usar um método de barreira (como preservativos masculinos ou femininos) durante sexo vaginal, anal ou oral. Geralmente, os médicos indicam um método de barreira apenas para o período de tratamento e por cerca de uma semana após seu término.

Conselhos como esse podem ser preocupantes, mas isso não significa que você deve evitar intimidade com seu parceiro. Você ainda pode ter contato íntimo com o parceiro e continuar a usufruir de sexo.

Tratamento para outros problemas

Sempre informe médicos, enfermeiras ou dentistas de que você está fazendo terapia biológica se precisar de tratamento para alguma coisa, incluindo problemas dentários.

Coágulos sanguíneos

Você corre maior risco de desenvolver um coágulo sanguíneo durante o tratamento. Tome muito líquido e movimente-se bastante para evitar a formação de coágulos.

Amamentação

Não amamente durante o tratamento, pois a droga poderá passar para o leite.

Outros remédios, alimentos e bebidas

CUIDADO

Drogas para tratar o câncer podem interagir com outros medicamentos e fitoterápicos. Informe ao médico ou farmacêutico sobre qualquer remédio que esteja tomando. Isso inclui vitaminas, suplementos fitoterápicos e certos remédios de venda livre. Aqui estão alguns suplementos e fitoterápicos a serem evitados durante o tratamento quimioterápico:

- **Acidófilos:** Podem causar infecções ou outros problemas se tomados durante a quimioterapia.
- **Astrágalo:** Pode interferir em certos imunossupressores.
- **Coenzima Q10, selênio, vitaminas A, C, e E:** As propriedades antioxidantes podem interferir na eficácia da quimioterapia, porque ajudam a evitar danos às células e podem impedir a atuação adequada da quimioterapia.
- **Equinácea**
- **Óleo de peixe:** Pode aumentar sangramentos.
- **Gengibre:** Pode aumentar sangramentos.
- **Chá verde:** Pode reduzir os benefícios de certas drogas anticâncer.
- **Alcaçuz:** Pode afetar níveis de estrógeno.
- **Cardo de leite:** Pode afetar níveis de estrógeno, o que pode representar um problema para o câncer de mama ou de ovário.
- **Cogumelo reishi:** Pode interferir em certas drogas ou na quimioterapia.
- **Erva-de-são-joão:** Pode aumentar sangramentos.
- **Açafrão-da-terra:** Pode reduzir a eficácia da quimioterapia — ou aumentar seus efeitos com resultados tóxicos.

Radioterapia para Câncer de Mama Avançado

A radioterapia pode diminuir os tumores cancerosos da mama, aliviar sintomas e ajudar na sensação de conforto (veja muitas outras informações sobre radioterapia no Capítulo 9). Você pode fazer radioterapia para diferentes áreas do corpo ao mesmo tempo.

A radioterapia pode tratar o câncer de mama que se espalhou para as seguintes áreas:

» Uma ou mais áreas do osso

» A pele

» Os linfonodos

» Partes do cérebro

Radiação na forma de injeção

Se seu câncer pode se espalhar para várias áreas dos ossos, você pode receber estrôncio 89 (nome comercial, Metastron). Este tipo de radiação ajudará a controlar a dor.

O estrôncio 89 é administrado na forma injetável na veia. Ele circula pelo corpo e é assimilado pelas células cancerosas nos ossos. A quantidade de radiação na injeção é pequena e não causa danos a outras partes do corpo. Mas ela pode destruir as células cancerosas.

Efeitos colaterais da radiação para o câncer de mama avançado

Os efeitos colaterais normalmente começam alguns dias depois do início da radiação e pioram à medida que o tratamento avança, podendo continuar a piorar depois do término do tratamento. Contudo, geralmente começam a melhorar depois de uma ou duas semanas. As pessoas são diferentes e podem ou não sentir certos efeitos colaterais.

Os efeitos colaterais podem ser os seguintes:

» Cansaço e fraqueza

» Enjoo e sensação de mal-estar

CAPÍTULO 13 **Tratando o Câncer de Mama Avançado** 203

» Vermelhidão ou escurecimento da pele

» Queda de cabelo na área tratada

Informe ao oncologista ou enfermeira sobre quais sintomas da radiação você sente e por quanto tempo, para que possam ser controlados com medicamentos.

Preocupações sobre o Fim da Vida

Discussões sobre o fim da vida geralmente começam quando o médico ou a equipe oncológica determina que você tem seis meses ou menos de vida a partir de suas condições de saúde e do estado da doença. É difícil para o médico precisar com exatidão sua expectativa de vida após um diagnóstico de câncer de mama avançado, porque cada vez mais pessoas estão vivendo mais devido às inovações em quimioterapia e terapias biológicas.

Muitas vezes, o câncer de mama avançado é tratado como uma doença crônica, como diabetes e hipertensão, pois talvez ele não afete suas atividades cotidianas e há tratamentos que podem ser aplicados caso surja um problema médico. Entretanto, para alguns, a vida pode se tornar mais desafiadora com recebimento de tratamento constante (quimioterapia, terapia biológica e endócrina) a fim de controlar a disseminação da doença e seus sintomas.

Seja qual for a sua situação, você terá que aceitar o fato de que pode não viver tanto quanto gostaria. Talvez você pense constantemente se tem semanas, meses ou anos para viver e como será morrer.

Às vezes, pensar na morte pode ser mais assustador do que a morte em si, porque ela é percebida em termos de perda de controle e de dignidade. Se você entender o quanto os sintomas podem ser bem controlados e o sistema de apoio disponível durante toda a doença, o seu medo pode ser reduzido e você poderá se concentrar em viver bem pelos dias que lhe restam.

É importante receber apoio psicológico. Ele pode vir na forma de terapia, conhecimento sobre a doença, orientação financeira ou serviços espirituais, como ir à igreja. Receber apoio para lidar com a doença e o tratamento é um fator determinante para ajudá-lo a viver bem e manter uma visão positiva da vida.

Comunicação com a Equipe

Você e os profissionais de saúde devem criar uma relação próxima paciente-equipe de saúde para que você possa lhes informar os sintomas que sente e eles possam ajudá-lo a controlá-los. Você é parte integrante do gerenciamento eficaz de seus sintomas. O oncologista não sabe o que você sente em casa se você não ligar e contar. Além da ligação do oncologista com a equipe, eles muitas vezes contatam o clínico geral para garantir que seus cuidados estejam integrados.

Informe ao oncologista se o câncer ou o tratamento interferem em sua capacidade de

- » Socializar ou participar de atividades recreativas.
- » Pensar com clareza.
- » Dormir.
- » Manter relacionamentos com familiares e amigos ou participar da vida familiar.
- » Trabalhar (perdeu renda ou tem dificuldades em receber o auxílio-doença).
- » Ter intimidade ou relações sexuais com o parceiro.
- » Ficar emocionalmente saudável.
- » Ser fisicamente ativo (exercitar-se, praticar esportes) ou atuar de outras formas.

Quando você expõe francamente suas preocupações e se associa à equipe médica, tem maior probabilidade de receber cuidado de qualidade porque

- » Você sente que tem mais controle.
- » Seu tratamento estará mais alinhado com suas preferências, necessidades e metas.
- » Você se sentirá mais satisfeito como paciente e concordará em seguir o plano de tratamento.
- » Seu diagnóstico será menos assustador.

4

Lidando com o Câncer de Mama e a Rotina Diária

NESTA PARTE . . .

Informe-se sobre as preocupações psicossociais referentes ao diagnóstico do câncer de mama.

Busque ajuda para lidar com o estresse que muitas vezes acompanha o diagnóstico e o tratamento.

Descubra como lidar melhor com mudanças que ocorrem após o tratamento.

Confira as dicas para manter a sexualidade e a fertilidade apesar do câncer de mama.

Faça mudança saudáveis para melhorar o bem-estar.

> **NESTE CAPÍTULO**
>
> » Discutindo a realidade de viver como sobrevivente de câncer de mama
>
> » Descrevendo o medo da recorrência do câncer e a preocupação que ocorre depois do tratamento
>
> » Entendendo a importância de buscar apoio
>
> » Descrevendo recursos disponíveis para tratar de questões psicológicas

Capítulo **14**

Preocupações Psicossociais e o Diagnóstico do Câncer de Mama

Embora o câncer de mama seja um dos mais comuns entre as mulheres, ele é altamente tratável, e até curável, se diagnosticado em estádios iniciais (estádio I ou II). Hoje, há mais de 3,1 milhões de sobreviventes do câncer de mama nos Estados Unidos. Entre eles, estão mulheres ainda sendo tratadas e as que completaram tratamento. Como já mencionamos algumas vezes, o câncer de mama é frequentemente tratável, e até curável. Câncer de mama *não* é uma sentença de morte. As pesquisas médicas, a tecnologia e as opções de tratamento atuais são muito melhores do que há 20 anos.

Após o tratamento e a recuperação, muitas sobreviventes de câncer de mama levam uma vida plena, produtiva, significativa e saudável. Entretanto, algumas sobreviventes sentem dificuldades em suas vidas após o câncer. Há vários recursos voltados para proporcionar apoio para sobreviventes do câncer de mama.

Algumas sobreviventes de câncer de mama e seus entes queridos ou apoiadores próximos correm o rico de sofrer várias angústias relacionadas à saúde — incluindo depressão, tristeza, ansiedade/pânico, medo, preocupação ou raiva — como resultado do diagnóstico do câncer de mama e efeitos do tratamento. Geralmente se espera a angústia no estágio imediato ao diagnóstico e tratamento. Entretanto, alguns efeitos colaterais negativos e desafios emocionais podem perdurar por muito tempo após o término do tratamento. Sua individualidade e identidade, e partes de sua vida, como trabalho, família, atividades sociais, relacionamentos e intimidade, podem ser afetadas.

Medo, Preocupação e Seu Preço Físico e Emocional

A saúde psicológica é importante para as sobreviventes de câncer e é definida pela presença ou ausência de angústia e preocupação, assim como pela presença ou ausência de crescimento emocional positivo e bem-estar físico. A sua saúde psicológica é determinada pelo equilíbrio da preocupação/angústia e o apoio e recursos disponíveis para lidar com o estresse ou a carga.

O impacto físico do câncer de mama e seu tratamento variam de acordo com sua extensão, os tratamentos, a sobrevivente e sua situação social e de vida. O estádio em que o câncer é diagnosticado geralmente determina que tipo de tratamentos você vai receber e quanto vão durar. Algumas mudanças físicas iniciais comuns encontradas em todos os tratamentos incluem cansaço/fadiga, dor, problemas vaginais, ganho de peso e sintomas de menopausa. Esses problemas físicos são mais comuns entre mulheres que recebem quimioterapia e terapias hormonais. Entretanto, esses tratamentos mais intensos que atingem o corpo como um todo podem salvar vidas. Os desconfortos físicos, somados à angústia de se adaptar ao câncer, podem exercer um efeito negativo no bem-estar emocional, social e espiritual de uma mulher. Pesquisas mostram que mulheres de descendência latina e africana relatam maiores desafios físicos e funcionais (trabalho e vida diária). Contudo, a maioria desses sintomas diminui com o tempo e muitas vezes desaparece em dois anos, especialmente se a sobrevivente receber um bom atendimento médico de acompanhamento e apoio.

Para algumas sobreviventes, os desafios físicos resultantes do tratamento do câncer também vêm acompanhados de angústia emocional. Você pode experimentar depressão — sentir muita tristeza e uma profunda sensação de perda.

A preocupação de os filhos correrem maior risco de desenvolver o câncer, a recorrência da doença e até o medo da morte são comuns. Como resultado, depressão e ansiedade são comuns entre as sobreviventes.

Quase todos que tiveram câncer se preocupam com a possibilidade de ele voltar. Quase toda dor, incômodo, erupção ou nódulo pode assustar, mas, à medida que o tempo passa, você vai conhecer sua "nova normalidade", que pode incluir sintomas que ocorrem porque você fez tratamento para câncer de mama. Você passará por acontecimentos estressantes frequentes, como os dias que antecedem a primeira mamografia após o tratamento, ou exames de laboratório, principalmente se você acaba de saber que algum conhecido teve recorrência do câncer de mama ou até morreu. O câncer pode criar sentimentos de ansiedade e preocupação constantes entre algumas sobreviventes. Além disso, a *ansiedade da tomo* muitas vezes se manifesta enquanto se espera pelos resultados de IRMs, PETs (tomografias por emissão de pósitrons) ou CTs (tomografias computadorizadas), ou mesmo exames laboratoriais.

O medo da recorrência do câncer está associada a:

» Má qualidade de vida e angústia maior

» Falta de planejamento para o futuro

» Falta ou excesso de acompanhamento

» Maior utilização de cuidados médicos

» Efeito no humor e nos relacionamentos

Depressão e ansiedade são duas formas naturais, apesar de prejudiciais, de o corpo responder ao estresse extremo, e isso inclui lidar com o câncer. Pesquisas realizadas para analisar o impacto do câncer na qualidade de vida e os resultados do câncer entre sobreviventes revelaram que latinas e coreanas apresentaram as piores condições de bem-estar emocional e psicossocial. Para a maioria dos sobreviventes, a depressão e a ansiedade diminuirão gradativamente com o tempo. Contudo, para alguns sobreviventes, a depressão é uma emoção perturbadora que continua e causa o seguinte:

» Desejo de largar tudo

» Dificuldade em apreciar as coisas

» Perturbação nos padrões de sono

» Fadiga

» Sensação de desânimo em relação ao futuro

» Irritabilidade

» Sintomas físicos (como dor)

» Choro incontrolável

A ansiedade é outra emoção incômoda que pode continuar e provocar o seguinte:

» Facilidade de distração

» Depressão

» Tonturas, sonolência e cansaço

» Irritação e impaciência

» Palpitações, batimentos cardíacos acelerados

» Dores musculares

» Náusea/enjoo

» Dificuldade de concentração

» Dificuldade para dormir

» Inquietação

Você também pode ter pensamentos recorrentes que afetam sua vida diária, causam dificuldade para respirar ou afetam sua capacidade de relaxar.

Mais adiante neste capítulo, oferecemos sugestões para ajudá-la a lidar com a depressão e a ansiedade.

Mulheres que sentem que a capacidade de ter filhos é uma parte importante de sua condição feminina muitas vezes sofrem uma sensação de perda maior quando a radiação e/ou a quimioterapia impede que tenham filhos. Essa sensação de perda pode afetar os relacionamentos íntimos e familiares. (Veja mais detalhes sobre sexualidade e intimidade no Capítulo 17.) Sobreviventes podem experimentar a perda das mamas como a perda da feminilidade. Devido ao câncer e a seus tratamentos, elas podem se ver como menos desejáveis. As mulheres também podem temer perder o parceiro ou cônjuge que não consegue se adaptar às mudanças em seu corpo. Mais adiante neste capítulo, apresentamos estratégias úteis que ajudam a lidar com a imagem corporal e preocupações de intimidade.

Preocupações Funcionais: Vida Profissional e Doméstica

Depois do tratamento, você pode notar mudanças no funcionamento físico ou experimentar uma sensação de incapacidade ao não conseguir completar atividades como cozinhar, arrumar a casa, lavar a roupa ou até cuidar de si mesma ou da família.

O câncer pode mudar como você se relaciona com as pessoas. Pode aproximar você, sua família e amigos. Contudo, o câncer e seu tratamento podem gerar angústia devido a dor, fadiga, linfedemas (inchaço), queda de cabelo, assim como uma sensação de perda. Essas mudanças em sua saúde, aparência e estado emocional podem fazer com que você evite familiares e atividades sociais.

Pesquisas mostram que os sobreviventes manifestaram preocupações sobre revelar a doença e sobrecarregar os familiares (Ashing-Giwa et al., 2003, 2004, 2006). Especificamente, mulheres asiáticas e latinas relataram dificuldades de familiares em lidar com a situação e oferecer apoio, sino-americanas relataram o uso de atividades positivas de apoio, enquanto coreano-americanas enfrentaram mais sentimentos negativos entre os familiares. Essas preocupações costumam diminuir à medida que você se adapta ao novo corpo. Mudanças também podem ocorrer no seu relacionamento íntimo, resultando em mudanças em seus papéis. Por exemplo, seu parceiro pode querer cuidar mais de você. Adaptar-se ao câncer pode prejudicar alguns relacionamentos, embora muitos sejam fortalecidos pela experiência. O câncer pode até resultar em novas amizades por meio de grupos de apoio e envolvimento em organizações comunitárias. Mais adiante neste capítulo, apresentamos informações e vários recursos para ajudá-la a manter ou recuperar o senso de confiança em relação a cada uma dessas questões.

Capacidade funcional para atividades ocupacionais

Atividades ocupacionais muitas vezes são subestimadas, mas estão relacionadas às necessidades de autocuidado, entretenimento e participação social do ser humano. Atividades ocupacionais muitas vezes são realizadas com base em normas, valores e crenças culturais, de modo que a estrutura possa ser mantida na vida do indivíduo. A seguir, estão os sete principais domínios das atividades ocupacionais:

» Atividades básicas da vida diária

» Atividades instrumentais da vida diária

» Diversão

» Sono e descanso

» Lazer

» Educação formal

» Participação social

Além de atividades ocupacionais, a capacidade funcional deve ser entendida por estar associada à sua habilidade de desempenhar certas atividades básicas com independência. Como a capacidade funcional está concentrada em sua habilidade de desempenhar uma tarefa, ela está ligada à preservação da força motora-muscular e a habilidades cognitivas que se relacionam à qualidade de vida.

Algumas sobreviventes de câncer se queixam de mudanças na memória, ou "quimio-cérebro", que pode envolver dificuldade em coordenar atividades ou multitarefas, e dificuldade em erguer as mãos acima da cabeça, que são mudanças funcionais em atividades funcionais. A reabilitação física e ocupacional é eficaz no recondicionamento dos músculos pela melhoria das habilidades motoras, assim como das atividades ocupacionais.

CUIDADO

Se você notou qualquer uma dessas alterações cognitivas ou físicas, informe ao médico para ser encaminhada à reabilitação.

Medo de infertilidade

Um importante efeito residual do tratamento de câncer é a infertilidade, quando uma mulher em pré-menopausa é incapaz de engravidar pela ausência ou limitação da função dos ovários.

Estudos têm mostrado que minorias e pessoas de descendência africana têm maior probabilidade de experimentar infertilidade, mesmo sem ter se submetido ao tratamento para o câncer. Os pesquisadores revisaram diferenças em taxas de infertilidade e utilização de programas de infertilidade nos Estados Unidos em três áreas selecionadas de saúde reprodutiva: infertilidade, síndrome do ovário policístico (SOP) e envelhecimento reprodutivo. Os resultados deste estudo mostraram que, além de apresentar maiores taxas de infertilidade, mulheres de descendência africana que se apresentam para tratamento de infertilidade têm uma duração de infertilidade mais longa comparada a mulheres caucasianas. Além disso, entre as minorias, mulheres asiáticas em Massachusetts — onde há um nível de educação e renda maior comparado com outros grupos raciais e étnicos — tinham uma taxa de tratamento de infertilidade mais alta comparada às caucasianas e africanas naquela população. Essas descobertas sugerem que o acesso diferenciado ao atendimento está baseado em barreiras econômicas ou socioculturais. Quando se considera o período de fertilidade mais curto que ocorre devido aos efeitos colaterais da quimioterapia ou radiação, serviços de *oncofertilidade* (o campo que foca as capacidades reprodutivas dos sobreviventes de câncer) se tornaram mais urgentes para as que desejam fertilidade no futuro após o diagnóstico de câncer.

Foram levantadas questões sobre os efeitos estrogênicos dos medicamentos usados para aumentar a fertilidade após o tratamento para o câncer em mulheres com um histórico de câncer baseado em estrógeno. Por exemplo, o médico não deve prescrever clomifeno (vendido como Clomid, um modulador receptor de estrógeno frequentemente usado para a infertilidade) para uma mulher com histórico de câncer de mama receptor de estrógeno positivo porque o estrógeno é exatamente o hormônio que não se deve tomar. O melhor processo é preservar a fertilidade antes do tratamento.

Pergunte ao médico sobre preservar a fertilidade antes de iniciar o tratamento para o câncer. Se a fertilidade é importante para você, torne-a uma prioridade. Não é aceitável que um médico lhe diga que procurar um especialista em fertilidade irá retardar seu tratamento para o câncer. Óvulos podem ser colhidos dentro de duas semanas de tratamento.

Se não teve a oportunidade de preservar sua fertilidade antes do tratamento, não é tarde para falar com um especialista em fertilidade. O especialista e o oncologista devem discutir as melhores opções de fertilidade disponíveis para você.

Preocupação com trabalho e finanças

Muitas vezes, o custo do tratamento para câncer pode mudar sua situação financeira por diversos motivos. Mulheres com câncer frequentemente se deparam com contas médicas mais altas do que o esperado. Um diagnóstico de câncer pode causar mudanças em sua cobertura do plano de saúde, incluindo aumentos de custos, e pode resultar em você ser recusada pelo plano por completo. Há políticas de proteção atualmente nos Estados Unidos para evitar a perda do seguro para condições preexistentes, mas isso pode não durar para sempre, e talvez não se aplique a outros lugares do mundo. Você pode perder horas de trabalho para comparecer a consultas ou se recuperar de tratamentos.

Para mulheres que trabalham fora, um diagnóstico de câncer pode afetar a capacidade de manter o emprego já existente ou encontrar um novo. Um diagnóstico de câncer pode criar preocupações sobre segurança profissional, promoções e sua capacidade de apresentar bom desempenho no trabalho.

Você não precisa revelar seu diagnóstico de câncer a menos que ache necessário contar. Talvez decida contar ao patrão caso se sinta fisicamente incapaz de cumprir suas responsabilidades profissionais. Por exemplo, às vezes a cirurgia na área abdominal, o linfedema (discutido no Capítulo 16) ou a "quimiocérebro" podem afetar sua capacidade de erguer objetos e realizar tarefas físicas. Embora você possa achar que questões de saúde são questões particulares, em alguns casos é útil falar com os supervisores e colegas de trabalho.

A seguir estão sugestões para ajudá-la a discutir questões importantes com supervisores e colegas de trabalho:

» Se seu patrão souber sobre o diagnóstico de câncer, pode ser interessante você dizer que pretende se empenhar da melhor forma possível.

» Se você precisar trabalhar meio período por algum tempo até suas forças e energias voltarem, pergunte se existe essa possibilidade. Converse com o gerente de recursos humanos e verifique se trabalhar meio período afetará seus benefícios e cobertura do seguro.

>> Peça ao médico para escrever uma carta explicando sua condição de saúde. Isso também pode servir como documento se o empregador precisar dispensá-la para consultas de rotina e acompanhamento.

>> Se você não puder realizar o trabalho antigo devido a limitações físicas, pergunte ao empregador se pode trabalhar em outro departamento ou receber tarefas fisicamente menos pesadas.

Espiritualidade

A *terapia cognitiva-espiritual* é benéfica para superar a carga física e emocional do tratamento e para a recuperação do câncer de mama. A terapia cognitiva--espiritual ocorre nas 11 dimensões seguintes:

>> **Abrir mão do controle:** Desistir do desejo de controle por um poder maior ou seu sistema de significado espiritual.

>> **Comparação social:** Comparar suas experiências com o câncer de mama com outras pessoas para alívio cognitivo de sua angústia.

>> **Lembrar o trauma:** Lembrar os momentos de crise durante o diagnóstico e tratamento, e recontar como suas crenças espirituais a ajudaram a superar o estresse.

>> **Atribuição espiritual idealizada:** Encarar os eventos negativos da vida como uma experiência positiva que um poder maior permitiu para seu crescimento com propósito.

>> **Interconectividade universal:** Envolver-se com ativismo, filantropia e outras atividades pode beneficiar outras pessoas.

>> **Oração/meditação:** Praticar orações para si mesma ou outras pessoas, além de técnicas de relaxamento e atenção plena.

>> **Serviços espirituais:** Frequentar a igreja, estudos bíblicos, grupos de oração, missa, e assim por diante.

>> **Textos espirituais:** Ler a Bíblia, devocionais diários, memórias, livros de autoajuda e assim por diante.

>> **Gratidão:** Autorreflexão e sentimentos de gratidão pela jornada do câncer de mama.

>> **Paz:** Sensação de satisfação, calma e bem-estar que a ajudam a lidar com o câncer por meio de seu foco na espiritualidade e no significado.

>> **Consciência transcendental:** Sentir-se conectada a Deus, a um poder superior, à natureza, a si mesma ou aos outros.

Buscando Apoio

Como muitas pessoas, você provavelmente tem diferentes tarefas a realizar na vida diária. Talvez você seja uma filha que está cuidando de um pai idoso. Talvez você seja mãe, esposa, empregada e voluntária. Muitas mulheres solteiras são as principais provedoras e cuidadoras da família. Outras pessoas provavelmente também passaram a contar com suas habilidades para fazer as coisas. Assim, como o mundo vai continuar a girar se você ficar doente? Melhor ainda, quem vai cuidar de você?

Essas são as perguntas que as mulheres com câncer de mama se fazem. Além disso, por mais que você se comunique bem com seus familiares, ninguém, exceto pessoas que viveram essa experiência, pode realmente entender o desconforto, o medo e a incerteza que o câncer provoca. Algumas mulheres acham que um grupo de apoio pode oferecer o conforto e o amparo de que precisam para enfrentar o tratamento e vencer o câncer.

Objetivo e benefícios de participar de um grupo de apoio

Grupos de apoio permitem às pessoas que vivenciam situações semelhantes partilharem suas preocupações e estratégias de solução de problemas. Membros recém-diagnosticados podem achar útil ouvir como outras mulheres lidam com o sistema médico, como se comunicam com os filhos e como enfrentam a incerteza da doença. Além disso, grupos de apoio podem fornecer informações, instrução, apoio e defesa. Apoio adicional pode ser especialmente útil para mulheres solteiras, divorciadas, separadas e viúvas que talvez não tenham filhos ou parentes a quem possam recorrer. Grupos de apoio oferecem apoio emocional e podem fornecer transporte, acompanhantes no tratamento, e outros recursos. Ter alguém com as mesmas crenças religiosas, espirituais ou culturais pode ser reconfortante e reduzir parte do estresse que acompanha o câncer e seus tratamentos.

Como grupos de apoio são estruturados e organizados

A estrutura dos grupos de apoio pode variar. Eles podem ser dirigidos por profissionais (por exemplo, oncologistas, assistentes sociais, psicólogos, psiquiatras, enfermeiras oncologistas e sacerdotes) ou por sobreviventes do câncer. Podem ser abertos, permitindo que seus membros e familiares participem enquanto ele durar. Grupos fechados são mais estruturados, começando e terminando com os mesmos membros por um período específico. As reuniões de grupo podem ter temas planejados a serem discutidos, ou ter um formato

CAPÍTULO 14 **Preocupações Psicossociais e o Diagnóstico do Câncer de Mama** 217 mais livre, permitindo que os membros contem suas experiências e preocupações naquele dia. Os locais de encontros também podem mudar. As reuniões podem ser realizadas no ambiente íntimo da casa de uma pessoa, em igrejas, escolas, hospitais ou entidades comunitárias.

Depois de encontrar o tipo de grupo certo, você pode levar algum tempo para se sentir à vontade o suficiente para contar suas experiências. Pessoas diferentes têm níveis de conforto variável para falar sobre seus sentimentos ou preocupações de saúde e questões familiares. Saiba que seu desconforto é normal e que, no tempo certo, com o apoio e compreensão dos que a cercam, você vai poder se abrir com o grupo.

Como encontrar um grupo de apoio

Existem muitos grupos ou redes de apoio locais, regionais e internacionais para sobreviventes do câncer de mama. Coletivamente, o objetivo dos grupos de apoio é proporcionar suporte emocional, físico ou financeiro fornecendo recursos para atender as sobreviventes do câncer de mama durante todo o tratamento e depois. Grupos de apoio podem ser organizados em nível local, em que uma sobrevivente de câncer ou um ativista da comunidade querem ajudar ou retribuir, e outras vezes podem ser formados por uma organização de saúde ou religiosa, e até pelo governo local ou estadual. O principal é saber como encontrar o grupo ou rede de apoio que melhor atenda às suas necessidades.

DICA

O Apêndice B enumera algumas organizações e redes de câncer de mama mais conhecidas. Consulte-o para obter mais informações sobre grupos de apoio e outros recursos.

> **NESTE CAPÍTULO**
>
> » Entendendo o estresse e como controlá-lo ou reduzi-lo
>
> » Sabendo da importância do sono e como melhorá-lo
>
> » Conhecendo terapias complementares como acupuntura e meditação
>
> » Aprendendo a lidar com a depressão e a ansiedade e buscando apoio e cuidados especializados

Capítulo **15**

Controlando o Estresse

O estresse faz parte da vida. Contudo, além das tensões do cotidiano, como pagar as contas e administrar uma carreira e a família, mulheres que têm uma doença grave como o câncer têm o estresse adicional de lidar com a doença e seu tratamento. Além disso, para pessoas com diagnóstico de câncer, há o medo de que ele possa voltar, de que possa avançar, dos efeitos colaterais do tratamento, e o medo da morte.

Em casos de estresse extremo, ele pode se manifestar como um sintoma de depressão e ansiedade. A seguir, estão sintomas de depressão que são comuns entre sobreviventes de câncer:

» Dificuldade de superação

» Sentimentos de impotência e desânimo

» Dificuldade em focar tarefas e em se concentrar

» Problemas de memória

» Mudanças de apetite (comer demais ou de menos)

CAPÍTULO 15 **Controlando o Estresse** 219

- Mudanças nos hábitos de sono (insônia, dormir demais ou ficar na cama o dia todo)
- Letargia e falta de energia
- Falta de prazer ou interesse em atividades antes agradáveis
- Choro e tristeza frequente
- Sensação de isolamento e solidão

Sintomas de ansiedade podem incluir:

- Nervosismo, inquietação ou tensão
- Sensação de perigo iminente, pânico ou fatalidade
- Aumento dos batimentos cardíacos
- Respiração acelerada (hiperventilação)
- Suores
- Tremores
- Sensação de fraqueza ou de cansaço
- Dificuldade de se concentrar ou pensar em algo que não a preocupação atual
- Dificuldades para dormir
- Experimentar problemas gastrointestinais (GI)
- Dificuldades em controlar a preocupação
- Necessidade de evitar coisas que causem ansiedade

CUIDADO

Se você tiver esses sintomas por mais de duas a quatro semanas, fale com o médico para encaminhá-la para terapia. O terapeuta também pode encaminhá-la para uma avaliação para um breve tratamento com remédios para aliviar os sintomas.

Nenhum sobrevivente de câncer deveria ter a sensação de fracasso ou vergonha por se sentir deprimido ou ansioso. O câncer é uma experiência muito traumática, e períodos de angústia, depressão e ansiedade são comuns.

DICA

Medicamentos para aliviar a depressão e a ansiedade são úteis para sobreviventes de câncer. Eles podem levar 15 dias ou várias semanas para funcionar. Os efeitos colaterais mais comuns sentidos nas primeiras duas semanas são náusea, dor de cabeça e boca seca.

Sertralina, citalopram e escitalopram têm o menor grau de interação medicamentosa e são bem tolerados. A seleção de antidepressivos também pode ser orientada pelo benefício duplo que esses medicamentos oferecem, melhorando não só a depressão, mas também sintomas relacionados ao câncer, como anorexia, insônia, fadiga, dor neuropática e fogachos.

Muitas sobreviventes de câncer de mama acham útil conversar com um terapeuta, grupo de apoio ou pastor sobre suas preocupações e receber apoio para seus problemas durante o tratamento inicial e em curso. Até mesmo uma consulta com um terapeuta qualificado pode fazer a diferença.

Muitos sobreviventes de câncer experimentam temores constantes quanto à recorrência da doença e essa incerteza crônica sobre as condições de saúde durante e após o tratamento pode representar uma carga psicológica pesada. Alguns pacientes que experimentam angústia profunda podem precisar de intervenção psicológica e farmacológica, como terapia ou antidepressivos, respectivamente. Seu bem-estar emocional merece máxima prioridade para sua saúde física e psicológica, de modo que você deve se preocupar mais com manter-se saudável e não se preocupar em excesso com o desconhecido.

Depressão e ansiedade são reações emocionais comuns ao diagnóstico e tratamento do câncer. Buscar apoio em um grupo pode ajudar a controlar a depressão e a ansiedade. Outras estratégias para lidar com a depressão e ansiedade incluem meditação/mindfulness, massagem, acupuntura, ioga, terapia de solução de problemas e terapia cognitiva comportamental. Fale com um membro da família ou procure ajuda profissional se a depressão e a ansiedade forem insuportáveis. Em tais situações, você pode ligar para o CVV, no número 188 (141 para os estados da Bahia, Maranhão, Pará e Paraná).

Buscar ajuda não é sinal de fraqueza — é um sinal de *força*.

SEJA ATIVA E DIVIRTA-SE

Muitas pesquisas recentes mostram evidências de que a diversão, a alimentação saudável e a atividade física são eficazes para alívio do estresse e redução de sintomas de depressão e ansiedade. Movimentos corporais de leves a moderados por cerca de 30 minutos pelo menos quatro ou cinco vezes por semana — como caminhadas, dança ou exercícios — podem proporcionar alívio dos sintomas e uma sensação de bem-estar e melhorar o humor e a alegria. A alimentação saudável com uma dieta baseada em vegetais e redução de produtos de origem animal para não mais que duas vezes por semana (se você come carne) são altamente recomendáveis. Há cada vez mais evidências de benefícios físicos com alimentação saudável e exercícios físicos agradáveis regulares, incluindo mais energia, sono melhor e mais reparador, e redução do risco da recorrência do câncer.

Para pacientes de câncer, encontrar um terapeuta licenciado pode ser muito recompensador tanto para ele próprio quanto para a família. Muitos médicos encorajam seus pacientes e cuidadores a procurarem um terapeuta. A terapia pode oferecer apoio e orientação para os pacientes explorarem maneiras de lidar com suas preocupações emocionais. Uma terapia familiar pode ser benéfica para ajudar os familiares do paciente a aprender diferentes formas de lidar com as emoções resultantes de cuidar do ente querido. Às vezes, o paciente e a família só precisam de alguém com quem conversar, para ajudá-los a atravessar a experiência com o câncer. Essas sessões de terapia são formas saudáveis e produtivas de liberar o estresse e reduzir a ansiedade que pode surgir durante e após o tratamento. Assistentes sociais com experiência em oncologia também ajudam os pacientes e familiares a compreenderem melhor o sistema de saúde, as opções de tratamento e a vida após o câncer.

Incorporando Técnicas de Relaxamento

Muitas pessoas com câncer afirmam que a prática de relaxamento profundo alivia a dor e o estresse. No início, esses exercícios de relaxamento podem parecer estranhos, e todos precisam de tempo e prática para ver seus resultados. O relaxamento ajuda para que nossos pensamentos e energia positivos fluam com mais facilidade pelo corpo.

Você pode praticar o relaxamento em uma poltrona confortável ou até em sua cama. Se escolher a poltrona, não cruze as pernas. Se você achar que está indo muito rápido, desacelere e lembre-se de que parte de ficar relaxado depende de desacelerar seus pensamentos e respiração. Comece quando encontrar um ponto confortável.

LEMBRE-SE

É importante lembrar de não fazer qualquer exercício que provoque dor ou desconforto. Vá devagar e com calma.

Siga o seguinte roteiro, dizendo as palavras para si mesma com calma e tranquilidade.

Vou aprender a relaxar os músculos. Quando eu me concentrar em cada parte do corpo, vou tensionar os músculos e manter a tensão por dez segundos, e então relaxar rapidamente. Enquanto estou tensionando e relaxando os músculos, vou me concentrar na respiração. Ao respirar lenta e profundamente, vou encher os pulmões o máximo que puder e então soltar o ar muito, muito devagar. Preciso tensionar (contrair) cada grupo muscular por dez segundos e então relaxar totalmente. Tenho que usar o diafragma (o músculo sob as costelas) para respirar profundamente. Ao liberar toda a tensão dos músculos, vou sentir a diferença quando estiverem relaxados.

1. Começando com o corpo, vou tensionar e relaxar os músculos dos pés e dedos dos pés.

2. Estou enrijecendo e relaxando os tornozelos e as canelas. Com calma, vou dar atenção a cada parte do corpo. Posso focar diferentes áreas do corpo por alguns segundos ou minutos... agora, joelhos e coxas.

3. Estou contraindo e relaxando as nádegas, onde sinto mais pressão quando estou sentada em uma cadeira. Observo se os músculos das nádegas estão tensos e, se estiverem, vou liberar a tensão e relaxá-los. Enquanto me livro da tensão dos músculos, deixo sentimentos de paz passarem dentro de mim.

4. Em seguida, contraio e relaxo a área da barriga e peito. Observo se há tensão na área do peito. Respiro fundo algumas vezes e solto o ar devagar. Livro-me de toda a tensão que venho mantendo nessa área. Respiro devagar e profundamente.

5. Agora, contraio e relaxo os ombros e o pescoço. Vou me concentrar nessa área com calma. Costumamos guardar muito estresse ali. Enquanto me concentro nos ombros e no pescoço, respiro fundo e lentamente e solto toda a tensão guardada ali. Respiro fundo e devagar de novo e solto o ar.

6. Contraio e relaxo braços e mãos. Deixo os dedos relaxarem e respiro fundo e devagar.

7. Em seguida, contraio e relaxo o pescoço e o rosto. Deixo a cabeça e o pescoço relaxarem. Observo se há tensão nessa área. Respiro devagar e profundamente e solto o ar devagar.

8. Agora contraio a boca e a língua.

9. Por fim, posso relaxar os olhos e deixo-os afundar. Ahhh... Respiro oito vezes, devagar e profundamente, uma respiração de cura. Observo o quanto é boa a sensação de estar totalmente relaxada.

Depois de praticar tensionar e relaxar, você pode relaxar sem tensionar. Com tempo e paciência, você pode acalmar o corpo e a mente fazendo o seguinte:

» Encontrar sempre um lugar e momento tranquilo onde pode descansar por 20 minutos sem ser perturbada

» Avisar às pessoas de que precisa desse tempo para si mesma

» Garantir que o ambiente seja relaxante

CAPÍTULO 15 **Controlando o Estresse**   223

Seu ambiente de relaxamento pode ser conseguido dessa forma:

- Escurecer o ambiente e encontrar uma poltrona ou sofá confortável
- Arrumar uma posição confortável na qual possa relaxar os músculos
- Fechar os olhos e limpar a mente de distrações
- Respirar profundamente em um ritmo lento e relaxante
- Encher a barriga a cada respiração, e não apenas o peito

Exercício de visualização: Deitada em uma campina

Vou criar um local relaxante em minha mente:

- Imagino que é um dia calmo e tranquilo de verão, e eu estou em uma campina.
- Estendo um cobertor macio de algodão no chão liso e me deito nele.
- O sol está em um dos lados, então posso olhar tranquilamente para o céu azul e as nuvens.
- Sinto o calor do sol no rosto e nos ombros e posso ver a grama alta à minha volta agitada pela brisa suave.
- Escuto o som suave do canto dos pássaros ecoando levemente e sinto o cheiro das árvores.
- Observo as nuvens se moverem devagar no alto. Noto as bordas das nuvens. Elas contrastam com o céu azul.
- Sinto a calma e a paz à minha volta e dentro de mim.
- Agora, a cena desaparece devagar — e a deixo ir embora.
- Volto à sensação de puro relaxamento.
- Observo onde me sinto mais relaxada, como minha mente desacelerou. Talvez eu esteja vagando ou tenha alguma outra sensação associada a relaxamento.
- Aproveito essa sensação de relaxamento.
- Solto o ar e deixo quaisquer resíduos de tensão saírem do meu corpo.

DICA

Na primeira vez em que você for ao seu local de relaxamento, talvez fique por dois ou três minutos. Você pode ficar mais tempo se quiser, alimentando seu corpo e curando seu espírito.

A Importância do Sono

O sono tem importância vital para sua saúde e bem-estar. O sono ajuda a repor energias para que o corpo e a mente possam solucionar problemas e se concentrar nas tarefas diárias.

Para você ter uma boa noite de sono, experimente estas dicas:

» Evite refeições pesadas ou ingerir muito líquido (chá, refrigerante, água) perto da hora de dormir para não ter que levantar para ir ao banheiro.

» Mantenha um horário fixo para dormir, mesmo nos fins de semana. Deite-se e levante-se no mesmo horário. Se dormir o suficiente, vai acordar por sua conta. Evite cafeína, álcool e nicotina — e lembre-se, bebidas como a maioria dos refrigerantes, chocolate quente, chá e café são ricas em cafeína. Elas agem como estimulantes, são viciantes e podem mantê-la acordada.

» Exercite-se no início da manhã para melhorar o humor, a energia e o bem-estar. Exercícios também aumentam sua capacidade de ter um sono profundo e reparador. Eles diminuem a fadiga e a ajudam a ficar saudável. Evite se exercitar de duas a quatro horas antes de dormir para dar oportunidade ao corpo de se acalmar e se preparar para o sono.

» Mantenha uma temperatura agradável no quarto de dormir. O metabolismo desacelera naturalmente à noite, e quanto mais depressa você relaxar, melhor. Um ambiente frio parece desacelerar as pessoas fisiológica e mentalmente. Você pode usar um ar condicionado ou ventilador para manter o quarto fresco. Em vez de manter o aquecedor a uma temperatura elevada durante o inverno, use um pijama quente e coloque mais cobertores na cama para ficar confortável.

» Durma apenas à noite e vá para a cama somente quando tiver sono. Limite qualquer sono durante o dia a cochilos rápidos.

» Faça silêncio. Desligue o rádio e a TV. Se necessário, o som constante e suave de um ventilador ou de uma máquina de ruído brando ao fundo ajudará a abafar barulhos indesejáveis.

» Arrume a cama e certifique-se de que a cama e o colchão proporcionem sustentação e conforto. Se você trocar as roupas de cama todas as semanas, dormirá em um ambiente mais saudável.

» Relaxe — pratique o exercício de relaxamento da seção anterior.

» Cuidado com pílulas para dormir. Consulte seu médico antes de usá-las. É importante garantir que as pílulas não interajam com outros medicamentos ou com um problema de saúde existente. Nunca misture álcool com soníferos. Se você se sentir sonolenta ou tonta durante o dia, fale com o médico sobre mudar a dose ou interromper o uso das pílulas.

CAPÍTULO 15 **Controlando o Estresse**

> » Se você tem dificuldade de pegar no sono, use a cama somente para dormir e para momentos de intimidade. Evite ler, assistir TV ou comer na cama.
>
> » Se você não pegar no sono depois de 30 minutos, levante-se e vá até outro aposento. Tente fazer alguma coisa e depois volte para a cama quando estiver pronta para dormir. Se ainda não conseguir dormir, levante e saia do quarto de novo. Isso ajuda a sua mente a associar a cama ao ato de dormir.

Tome um banho ou ducha quente antes de dormir para ajudá-la a ficar sonolenta e tranquila antes de adormecer.

Espiritualidade e Meditação

Estudos mostraram que a espiritualidade muitas vezes atende a uma parte essencial da cura após o câncer. Embora seja natural sentir medo quando do diagnóstico de câncer, a espiritualidade pode oferecer uma fonte de conforto, apoio, estabilidade emocional, significado e propósito. Muitos sobreviventes afro-americanos e latinos em nossos estudos afirmaram que a espiritualidade os amparou durante os tratamentos e em suas vidas após o câncer. Eles enfatizaram a importância da oração, da fé e de sua comunidade espiritual para enfrentar e se recuperar do câncer.

Inicialmente, algumas sobreviventes encaram o diagnóstico como um desafio espiritual. Esse "questionamento da fé" é uma experiência muito comum após o diagnóstico do câncer. Outros veem o câncer como um chamado para se tornarem mais espirituais.

Muitas sobreviventes relatam que o câncer faz com que encarem a vida sob uma nova luz e reavaliem o que lhes é mais valioso. O câncer pode definir um novo plano de vida e lança a sobrevivente a maiores alturas. Algumas sobreviventes o descreveram como meio de atingir estabilidade mental, encontrar o verdadeiro eu, vivenciar um despertar espiritual ou fazer uma reconexão. Enquanto algumas mulheres descreveram sua fé e espiritualidade como proporcionando sustentação e trazendo significado a suas vidas, outras expressaram sentimentos contraditórios e dificuldade em entender sua experiência. Contudo, muitas sobreviventes encontram amparo na fé ou na comunidade religiosa e conforto em se reunir com pessoas que vivem experiências semelhantes.

A maioria das sobreviventes consegue extrair força de sua espiritualidade e encontrar paz e propósito maior através da experiência do câncer.

Dicas para encontrar conforto, significado e apoio espiritual

A seguir estão algumas formas que ajudarão você a encontrar uma sensação de significado espiritual durante a experiência com o câncer:

» Encontre apoio baseado em fé contatando líderes religiosos ou espirituais em sua comunidade.

» Em seu local de culto, pergunte sobre recursos como terapia e grupos de apoio para pessoas com doenças crônicas como o câncer.

» Associe-se a um grupo de apoio religioso no qual você possa contar e ouvir a experiência e a jornada espiritual de outras pessoas após o câncer.

» Junte-se a um grupo de oração para orar e partilhar seus medos e preocupações.

» Leia livros e artigos religiosos ou espirituais que levem significado e foco à vida.

» Pergunte no hospital, aos profissionais de saúde ou assistentes sociais sobre organizações religiosas que ofereçam serviços especializados para sobreviventes.

» Vá a reuniões religiosas para conhecer novas pessoas, principalmente as que têm uma experiência de vida semelhante.

» Busque orientação espiritual interior e com pessoas em sua comunidade espiritual ou religiosa sobre como usar o câncer para um propósito maior.

» Ajude outras pessoas que têm câncer com trabalho voluntário em sua comunidade espiritual, hospital ou organizações como a ABRAPEC, a AAPECAN e a AMUCC.

» Participe de um estudo de pesquisa para beneficiar a si mesma e a outras pessoas.

Muitas pessoas com diagnóstico de câncer sentem necessidade de se aproximar de suas crenças espirituais e religiosas. O seguinte exercício de visualização pode ser útil para se conectar à sua espiritualidade. Lembre-se de que este é apenas um guia. Você pode usar e adaptar o seguinte como afirmações, orações e/ou meditação de qualquer modo que preferir. Você pode adicionar o que desejar a essas afirmações. Por exemplo, pode acrescentar palavras de oração, louvor ou conforme o espírito a inspirar.

Apelo para paz interior

A contemplação e a espiritualidade podem propiciar alívio para alguns:

» Afaste-me do isolamento espiritual e me leve à sua presença.

» Afaste-me das preocupações e me traga paz interior.

» Afaste-me do medo e me dê poder.

» Afaste-me do desentendimento/conflito familiar e me leve à união familiar.

» Afaste-me do estresse e me dê harmonia.

» Afaste-me do isolamento social e me leve ao cultivo de companheiros.

» Afaste-me da dor e me dê conforto.

» Afaste-me da tristeza e me dê alegria.

» Afaste-me da dúvida e me dê propósito.

» Afaste-me da doença e me dê saúde.

» Afaste-me de ser um paciente e me transforme em sobrevivente vitorioso.

Esta seção da Dra. Kimlin Tam Ashing apareceu originalmente em "Embracing Hope: Hopeful Living After Breast Cancer".

Afirmação de saúde

Experimente estas afirmações para o estresse relacionado à saúde. Elas podem ser usadas como meditação ou recitadas como uma declaração de bem-estar:

» Meu corpo é um templo forte e resiliente.

» Estou protegida e coberta pelo divino.

» Eu sinto o calor da luz da cura.

» Todo o meu corpo é lavado pelas águas da cura.

» Meu sistema imunológico e defesas corporais contra a doença são imensos.

» Meu sistema imunológico está perfeitamente sintonizado para detectar e remover quaisquer células cancerosas.

» A cada respiração, estou mais perto do bem-estar.

» A cada respiração, estou mais perto da plenitude.

» A cada respiração, estou mais perto da harmonia.

» Estou alimentada e calma, mas poderosa e protegida.

Esta seção da Dra. Kimlin Tam Ashing apareceu originalmente em "Embracing Hope: Hopeful Living After Breast Cancer".

ACUPUNTURA

A medicina complementar e alternativa, também chamada de MCA, está se tornando cada vez mais comum entre pacientes e sobreviventes de câncer. A acupuntura, um ramo da medicina tradicional chinesa que vem sendo usada nos Estados Unidos há cerca de 200 anos, consiste no uso de agulhas em diferentes lugares da pele chamados de pontos de acupuntura. Ela é usada para tratar muitas doenças e dor em pacientes de câncer e pode ajudar a aliviar sintomas como náusea e vômitos, fadiga, neuropatia, ansiedade e depressão. O tratamento por acupuntura deve ser aplicado por um profissional qualificado.

> **NESTE CAPÍTULO**
>
> » Analisando as mudanças que ocorrem após o tratamento do câncer de mama
>
> » Discutindo mudanças que ocorrem na pele, nas unhas e no cabelo após o tratamento
>
> » Falando sobre neuropatia periférica e como controlar os sintomas
>
> » Entendendo o desenvolvimento do linfedema e como é controlado
>
> » Lidando com mudanças no olfato, no paladar e no apetite e sabendo como tratá-las

Capítulo **16**

Enfrentando Mudanças Após o Tratamento

O tratamento para o câncer pode salvar vidas, mas, muitas vezes, essas vidas podem passar por muitas mudanças — algumas esperadas, outras não. Neste capítulo, pretendemos abordar muitas dessas mudanças e oferecer conselhos sobre como lidar com elas de modo construtivo.

DICA

Nenhuma sobrevivente deveria ter que enfrentar o câncer sozinha. Procure pessoas entre seus familiares e amigos que possam participar de suas consultas médicas, ajudar a acompanhar os sintomas e registros médicos e ajudar a conseguir os melhores recursos e atendimento. Veja sugestões sobre recursos no Apêndice B.

Fadiga Relacionada ao Câncer

A *fadiga* é uma experiência conhecida na vida cotidiana. Ela mostra que você tem pouca ou nenhuma energia para trabalhar, se divertir ou focar questões importantes. Geralmente, você só precisa de oito horas de sono e a fadiga desaparece — a energia estará renovada e as habilidades cognitivas em pleno funcionamento.

Infelizmente, a fadiga relacionada ao câncer é muito pior do que a fadiga comum. É o tipo de fadiga que não passa com o sono e causa grande angústia. Você se sente esgotada, "acabada" e fraca. Você pode ficar cansada demais até para ir ao banheiro, tomar uma ducha ou comer. Você pode sentir dificuldade para pensar ou organizar os pensamentos ou para mover seu corpo de um lado a outro. Este tipo de fadiga causa ainda mais angústia quando surgem sintomas de depressão, dor, náusea ou vômitos. A fadiga relacionada ao câncer pode durar muito tempo, é imprevisível e intensa, e afeta a qualidade de vida. Ela também afeta a qualidade de vida de seus cuidadores, porque eles vão ter que se esforçar mais para lhe dar apoio nesse período.

Reconhecendo a fadiga relacionada ao câncer

A Sociedade Americana de Câncer compilou os seguintes sinais de fadiga relacionada ao câncer:

>> Você se sente cansada e não melhora — a fadiga volta ou fica mais intensa.

>> Você fica mais cansada do que o normal durante ou depois de uma atividade.

>> Você fica cansada sem ter realizado nenhuma atividade.

>> Você se dedica menos à sua aparência pessoal.

>> Você está cansada demais para realizar tarefas habituais.

>> Sensação de peso nos braços e pernas e dificuldade em movê-los.

>> Você não tem energia e se sente fraca.

>> O seu cansaço não melhora com repouso ou sono.

>> Você fica mais tempo na cama e/ou dorme mais, ou tem dificuldade para dormir.

>> Você fica na cama mais que 24 horas.

>> Você fica confusa.

>> Você não consegue se concentrar e fixar os pensamentos.

>> Você tem dificuldade em se lembrar das coisas.

>> Seu cansaço atrapalha seu trabalho, sua vida social e sua rotina diária.

>> Você se sente triste, deprimida ou irritada.

>> Você fica frustrada e aborrecida com a fadiga e seus efeitos em sua vida.

Lidando com fadiga relacionada ao câncer

Aqui estão algumas dicas para lidar com a fadiga relacionada ao câncer:

>> Melhore as suas horas de sono e incorpore uma rotina de atividades na qual ouça música suave ou leia antes de dormir. Evite o uso de cafeína, álcool e tabaco a partir do meio da tarde porque podem mantê-la acordada.

>> Desenvolva uma rotina para as suas outras atividades diárias. É possível que você sinta mais energia pela manhã, então planeje atividades importantes para os horários em que estiver mais disposta.

>> Tire cochilos rápidos e descanse periodicamente durante o dia. Planeje seus cochilos para os horários em que sente maior fadiga. Descanse com frequência antes de se sentir cansada.

>> Tente evitar atividades que a deixem mais fatigada. Talvez você precise pedir ajuda a amigos e familiares para completar tarefas importantes que não puder fazer. Esse pode ser o momento para conversar com uma assistente social ou organizações sem fins lucrativos que possam ajudar no transporte, preparo de alimentos, limpeza etc.

>> Comunique suas preferências a amigos e familiares. Algumas pessoas em processo de tratamento não gostam de falar ao telefone porque acham as conversas exaustivas. Se este for seu caso, peça aos amigos para deixar um bilhete, enviar uma mensagem ou e-mail em vez de ligar. Muitas pessoas usam uma secretária eletrônica ou correio de voz para selecionar as chamadas quando estão fatigadas. Assim, você pode falar com as pessoas quando estiver disposto. Outras acham que conversar com entes queridos as ajuda. Nesse caso, diga às pessoas o quanto as ligações significam para você e peça-lhes para ligar com frequência.

>> Converse com o médico ou a enfermeira para obter ajuda para coisas que aumentam sua fadiga, como dor, náusea e problemas de sono. Há medicamentos que podem ajudá-la a controlar esses sintomas e reduzir a fadiga.

» Adote uma alimentação saudável com refeições e lanches pequenos, bem balanceados, ricos em proteínas durante o dia. Digerir pequenas refeições exige menos energia do que refeições grandes. Pergunte ao médico ou à enfermeira se é vantajoso tomar vitaminas durante esse período. Um nutricionista também pode ajudar nessa questão.

» Tenha vida social e não se afaste dos amigos. Passar tempo com amigos, familiares e membros da igreja é importante, mas lembre-se de monitorar seu ritmo.

» Caminhe todos os dias. Exercícios leves aumentam a circulação sanguínea e os níveis de energia.

» Busque apoio emocional. Sua família, amigos e organizações religiosas podem ajudá-la a lidar com o estresse e a fadiga. Você também pode querer participar de um grupo de apoio para pessoas com câncer.

» Se você sofre de ansiedade e depressão, peça ajuda ao médico ou à enfermeira. Praticar ioga, atenção plena, acupuntura e outras técnicas de relaxamento pode ser útil.

» Atividades do dia a dia podem ser melhoradas com a ajuda de um terapeuta ocupacional (TO). O TO está qualificado para ajudá-la a realizar atividades essenciais sem ficar fatigado. Pergunte ao médico ou à enfermeira se um TO seria ideal para você.

Lidando com a Perda de Cabelo

Todos conhecemos esse efeito por programas e filmes na TV. A maioria das quimioterapias causa perda de cabelo em todo o corpo e na cabeça. A radioterapia também pode causar perda de cabelo na área tratada. Algumas terapias endócrinas, como as que usam letrozol, também podem causar perda parcial ou total de cabelo. Não deixe de conversar com a equipe médica sobre o tratamento para saber se ele vai provocar queda de cabelo.

PAPO DE ESPECIALISTA

Essa perda de cabelo é tecnicamente conhecida como *alopecia*.

Há diversos modos de lidar com a perda de cabelo causada pela quimioterapia ou radioterapia:

» **Trate o cabelo com delicadeza.** Use uma escova de cerdas macias ou um pente de dentes largos. Não use secadores, chapinha ou produtos como gel ou grampos, que possam ferir o couro cabeludo. Lave os cabelos com um xampu neutro e com menos frequência. Seque-o gentilmente com uma toalha macia.

» **Você tem opções.** Algumas pessoas decidem cortar o cabelo bem curto para lidar melhor com a queda. Outras decidem raspar a cabeça. Se você decidir raspar a cabeça, use um cortador elétrico para não se cortar. Se você planeja comprar uma peruca, faça-o quando ainda tiver cabelo para poder escolher a mesma cor. Se você acha que a peruca provoca coceira ou calor, tente usar um lenço ou turbante confortável.

» **Proteja e cuide do couro cabeludo.** Use protetor solar ou um chapéu quando estiver ao ar livre. Use um lenço ou chapéu confortável de que goste e mantenha a cabeça aquecida. Se o couro cabeludo coçar ou ficar sensível, hidratantes e condicionadores podem proporcionar alívio.

» **Expresse seus sentimentos.** Muitas pessoas ficam zangadas, deprimidas ou constrangidas com a perda do cabelo. Fale sobre seus sentimentos. Algumas pessoas acham bom falar com outros pacientes que perderam o cabelo durante o tratamento. Falar com seus filhos e familiares próximos também pode ajudar a todos. Diga-lhes que espera perder o cabelo durante o tratamento.

Cuidando do cabelo quando ele voltar a crescer

Geralmente, a perda de cabelo não é permanente. Cuide bem dele quando ele voltar a crescer:

» **Seja delicada.** Quando o cabelo recomeçar a crescer, trate-o com delicadeza. Evite escová-lo demais, enrolá-lo ou secá-lo com secador. Lave-o com menos frequência que antes do tratamento.

» **Cuide dele após a quimioterapia.** Muitas vezes, o cabelo volta a crescer de dois a três meses após o tratamento. Ele estará muito fino e, talvez, mais crespo ou liso — ou até com cor diferente — que antes. Contudo, poderá voltar a ser como era antes.

» **Cuide dele após a radioterapia.** Muitas vezes, o cabelo volta a crescer dentro de seis meses após o tratamento. Infelizmente, com uma dose muito alta de radiação, ele pode voltar a crescer mais fino ou nem crescer na parte do corpo que recebeu a radiação.

» **Hidrate-se por dentro e por fora.** Beba muita água e acrescente frutas ou especiarias como gengibre fresco ou manjericão para obter um sabor mais interessante. Hidrate o cabelo com condicionadores após lavá-lo ou lave-o só com condicionador, e molhe-o quando o escovar.

Falando com a equipe médica sobre perda de cabelo

Prepare-se para a consulta fazendo uma lista de perguntas com antecedência. Considere acrescentar as seguintes perguntas à sua lista:

» É provável que o tratamento cause queda de cabelo?

» Como devo proteger e cuidar da cabeça? Há produtos que pode recomendar? Ou que devo evitar?

» Onde posso conseguir uma peruca ou aplique?

» Quais grupos de apoio posso procurar que possam ajudar?

» Quando o cabelo vai voltar a crescer e como será sua aparência quando isso acontecer?

Tratando de Mudanças na Pele

Às vezes, ocorrem mudanças na pele como resultado do tratamento de câncer. Nesta seção, falamos sobre modos de tratar dessas mudanças.

Entendendo a descoloração e a hiperpigmentação

A cor da pele pode mudar em vários estágios do tratamento do câncer de mama. A mudança mais comum é a *hiperpigmentação*, ou escurecimento da pele. A seguir, as causas da descoloração da pele:

» **Cirurgia:** Cicatrizes pós-cirúrgicas podem tornar a pele mais escura ou clara.

» **Radiação:** Durante o tratamento por radiação, a pele pode ficar rosada ou vermelha. Se você é afrodescendente ou sua pele tem um tom marrom escuro ou negro, é difícil notar a vermelhidão, mas ainda haverá secura e sensibilidade.

» **Quimioterapia:** Durante o tratamento quimioterápico intravenoso, a pele e as veias podem ficar mais escuras ou descoloridas. As mudanças na pele podem ser generalizadas ou ocorrer só em uma área específica do corpo. Mudanças na cor são mais comuns em áreas expostas ao sol e em pessoas com pele mais escura.

236   PARTE 4 **Lidando com o Câncer de Mama e a Rotina Diária**

>> **Reação no local da injeção:** Durante a injeção de algum quimioterápico ou outro medicamento, pode ocorrer uma reação local com vermelhidão, calor ou descoloração ao longo da veia mais próxima ao local da injeção. Isso se chama *extravasão vesicante*. Vesicantes causam bolhas e danos graves na pele, que podem provocar a necrose do tecido. A celulite química é causada quando algumas substâncias da injeção não entram na veia e vazam sob a pele ou para o tecido.

>> **Erupções cutâneas:** Durante certos tratamentos quimioterápicos podem ocorrer erupções cutâneas antes ou depois de receber radiação.

As seguintes áreas são as mais comumente afetadas pela descoloração. Áreas que podem ficar manchadas incluem:

>> Ao longo da veia usada para injetar o quimioterápico

>> Em volta das articulações

>> Nos cabelos (faixas horizontais em pessoas com cabelos claros)

>> Na boca

>> Sob áreas comprimidas por esparadrapos ou curativos

>> Sob as unhas

Há dois tipos de descoloração causados por tratamentos para câncer:

>> **Descoloração por radiação:** A vermelhidão intensa e a sensibilidade devem começar a desaparecer durante as primeiras semanas após a radiação. A pele vai levar mais tempo para voltar à cor natural. Às vezes, a área tratada vai ficar mais escura por até seis meses depois da última radiação.

>> **Descoloração por quimioterapia:** Sintomas de descoloração normalmente ocorrem de duas a três semanas após o início do tratamento. Esses sintomas desaparecem quando novas células epiteliais substituem as células mortas, em aproximadamente 10–12 semanas após o término do tratamento.

LEMBRE-SE

Às vezes, a descoloração da pele por causa do tratamento do câncer pode ser permanente ou levar mais tempo para se normalizar. Em outras palavras, o escurecimento pode ser permanente.

Sentindo Dormência e Formigamento: Neuropatia Periférica

Dormência e formigamento nas mãos e pés são chamadas de *neuropatia periférica*, e as sensações são causadas por danos aos nervos. A quimioterapia pode causar danos aos nervos, principalmente com medicamentos como alcaloides da vinca (vincristina), cisplatina, oxaliplatina, paclitaxel, e podofillotoxinas (etoposida e tenoposida). Outras drogas usadas para tratar o câncer, como interferon e talidomida, também podem causar danos aos nervos.

Correndo maior risco de desenvolver neuropatia periférica

Indivíduos que correm maior risco de desenvolver neuropatia periférica após a quimioterapia são (mas não limitados a) aqueles com condições preexistentes que podem causar danos aos nervos. Essas condições incluem:

» Alcoolismo

» Diabetes

» Quimioterapia anterior

» Desnutrição profunda

DICA

Os sintomas de danos nos nervos causados por certas drogas quimioterápicas são exatamente os sintomas que podem se desenvolver quando o diabetes ou a glicose no sangue da pessoa não está controlada.

Infelizmente, o controle da glicose não vai ser útil na neuropatia periférica induzida por quimioterápicos. Altos níveis de glicose no sangue e quimioterapia danificam os nervos por diferentes mecanismos celulares, mas resultam em manifestações clínicas semelhantes. Às vezes, isso é descrito como um padrão de "meia e luva", pois se desenvolve em pequenos nervos nas extremidades das mãos e dos pés. Alguns medicamentos que ajudam a controlar os sintomas da neuropatia diabética também podem ser usados na neuropatia induzida por quimio, mas eles não revertem o processo e podem causar efeitos colaterais.

Conhecendo os sintomas da neuropatia periférica

Os seguintes são os sintomas mais comuns ligados à neuropatia periférica:

» Sensação de queimação nas mãos e/ou nos pés

» Constipação

» Dificuldade para apanhar objetos e abotoar roupas

» Perda de senso de posição (saber onde está uma parte do corpo sem olhar)

» Perda da sensação de tato

» Dormência ao redor da boca

» Dormência, formigamento (sensação de agulhas ou alfinetes) nas mãos e/ou nos pés

» Fraqueza e câimbras ou dor nas mãos e/ou nos pés

As áreas mais afetadas pela neuropatia incluem as seguintes:

» **Intestinos:** O problema pode causar ou agravar a constipação e pode levar a problemas como o *íleo paralítico* (obstrução intestinal). Em geral, os intestinos se contraem o tempo todo para mover seu conteúdo. Um íleo paralítico pode criar um bloqueio, mas tecnicamente ele não é total.

» **Dedos das mãos e dos pés:** Este é o caso mais comum. A dormência se move gradativamente para cima em um tipo de padrão meia e luva.

» **Outros locais:** Às vezes, o rosto, as costas e o peito são afetados.

Sinais de neuropatia costumam se desenvolver aos poucos e podem se agravar a cada dose adicional de quimioterapia. Ela geralmente é mais intensa logo após o tratamento e tende a diminuir um pouco antes do próximo tratamento. Os sintomas costumam atingir um pico cerca de três a cinco meses após a última dose de quimio e depois podem desaparecer por completo, ou diminuir parcialmente. Eles também podem afetar apenas algumas partes do corpo.

Se a neuropatia está se resolvendo, é provável que seja um processo gradual, que normalmente leva vários meses. Entretanto, em alguns casos, pode ser irreversível e nunca diminuir em intensidade ou extensão da área do corpo afetada.

LEMBRE-SE

É importante informar à equipe oncológica se os sintomas da neuropatia estão se agravando para que possam ajustar a dose da quimioterapia ou, talvez, interromper o tratamento para evitar danos permanentes nos nervos. Não guarde essas informações para si mesma.

Reduzindo os efeitos da neuropatia induzida por quimioterapia

Sentimos dizer que não há uma solução que atenda a todos. Porém, há várias técnicas que podem ser usadas para evitar ou reduzir a gravidade da neuropatia periférica induzida por quimioterapia. Quase todos os tratamentos se baseiam em tentativa e erro e descobrir o que funciona melhor para você.

Certifique-se de fazer o seguinte:

» Informe os médicos de qualquer sensação incomum que possa ter. Conte-lhes se estiver experimentando qualquer sintoma descrito antes para que possam avaliar.

» Siga as instruções dadas sobre pausas e retardo do tratamento.

» Tome parte ativa nas decisões sobre seguir o tratamento versus manter sua qualidade de vida.

Tente o seguinte para aumentar sua proteção contra a neuropatia periférica:

» Proteja áreas do corpo que ficam dormentes ou com menos sensibilidade. Por exemplo, não ande descalça. Prefira meias grossas e sapatos de solas macias.

» Evite exposição a mudanças extremas de temperatura, que podem agravar os sintomas.

» Use roupas quentes em dias frios. Proteja os pés e as mãos de frio extremo.

» Cuidado ao lavar louça ou tomar banho. Não deixe a água ficar muito quente.

» Use pegadores de panelas ao cozinhar.

» Use luvas ao lavar louça ou praticar jardinagem.

» Examine a pele à procura de cortes, arranhões e queimaduras todos os dias. Seja especialmente cuidadosa ao examinar braços, pernas, dedos dos pés e das mãos.

A seguir, medidas de conforto testadas e aprovadas que podem ser tomadas para aliviar em parte os sintomas:

» Massageie a área.

» Use talas flexíveis para sustentar articulações.

» Aplique hidratantes e cremes para manter a pele úmida.

Aliviando a constipação induzida pela neuropatia

Tente o seguinte para reduzir a constipação:

» Ingira alimentos ricos em fibras, como frutas (peras e ameixas, por exemplo), cereais e legumes.

» Tome de dois a três litros de líquidos não alcoólicos (como água e sucos) por dia — a menos que o médico diga o contrário.

» Exercite-se 30 minutos na maior parte dos dias da semana, se conseguir, e depois verifique com o médico se o exercício está adequado. Muitos pacientes acham que caminhar é um exercício conveniente e fácil de ser realizado.

» Se lhe receitaram um "regime intestinal" que inclui suplemento de fibras, laxantes ou aumento na ingestão de água em horas específicas durante o dia, siga-o com exatidão.

Além disso, se você estiver tomando analgésicos narcóticos (opioides), eles aumentarão o risco de provocar constipação. O uso prudente de opioides pode ajudar muito a constipação. Usar analgésicos alternativos (como AINEs, Tylenol, Motrin, analgésicos tópicos, compressas frias ou quentes, e assim por diante) muitas vezes é recomendado para pacientes com constipação crônica a severa, se aprovados pelo médico.

Alguns pacientes constataram que técnicas de respiração, relaxamento e uso guiado de imagens podem ser especialmente úteis para reduzir dor associada à neuropatia. Veja mais técnicas como essas no Capítulo 15.

Conferindo medicamentos e tratamentos receitados para neuropatia

Seu oncologista pode interromper a quimioterapia ou reduzir a dose para evitar o agravamento desse efeito colateral. Além disso, ele pode tomar alguma das seguintes medidas:

» Recomendar o uso de vitaminas da família do complexo B (como vitaminas B6 e B12).

» Controlar a dor neuropática prescrevendo:
   - Remédio para dor (analgésico)
   - Antidepressivo (como amitriptilina)
   - Anticonvulsivante (como gabapentina)

» Recomendar fisioterapia. Ela pode fortalecer os músculos fracos. Exercícios comuns incluem amplitude de movimento, alongamento e massagem. Aparelhos auxiliares, como órteses, bengalas e talas adequadas, também podem ser indicados.

» Recomendar terapia ocupacional. Ela ajudará com aparelhos auxiliares nas atividades da vida diária. Terapias como biofeedback, acupuntura, ou estimulação elétrica nervosa transcutânea (TENS) também podem ser recomendadas/receitadas em casos graves.

LEMBRE-SE

» Avise aos profissionais de saúde que o atendem se tiver algum dos sintomas anteriores.

» Observe se há dores que não respondem aos analgésicos.

» Observe se há constipação apesar do uso de laxantes.

Lidando com Linfedemas

A remoção ou lesão dos linfonodos axilares pode causar inchaço debaixo do braço do mesmo lado em que eles foram retirados. Esse problema se chama linfedema. O *linfedema* ocorre quando áreas do corpo ficam inchadas devido ao aumento de fluido linfático que não pode ser drenado.

No caso de câncer de mama, a causa mais comum de linfedema é a remoção dos linfonodos (não a redução de seu funcionamento). Quando os linfonodos são removidos, os canais linfáticos que drenam o braço e normalmente se esvaziam nesses linfonodos na axila ficam obstruídos. O fluido nos canais linfáticos sai dos canais e se infiltra no tecido (isto é, no braço ou debaixo do braço). O fluido linfático é de transparente a leitoso e é feito do fluido extra produzido em todos os tecidos normais. Uma das funções do sistema linfático (além da função de imunização) é drenar o fluido excedente que normalmente se acumula nos tecidos normais.

Após a remoção dos linfonodos, mastectomia, lumpectomia ou tratamento por radiação, algumas mulheres podem experimentar uma redução da função linfática na área da axila, resultando no linfedema.

Há uma diferença entre o risco de desenvolver linfedema no braço com uma BLS (biópsia de linfonodo sentinela, na qual de um a três linfonodos são removidos) e uma dissecção axilar completa/linfadenectomia (na qual todos os linfonodos são removidos). É uma diferença grande: 0–5% de risco de linfedema após uma BLS comparados a 20–25% após dissecção axilar. Há algumas décadas, fazia-se a dissecção axilar como rotina, motivo pelo qual havia tantos casos de linfedemas. Agora, um número menor de mulheres é submetido a dissecção axilar, e há muito menos linfedemas.

Muitas mulheres ficam inseguras com a possibilidade de poder receber uma injeção IV ou medir a pressão no braço após uma BLS. Depois de totalmente recuperadas da cirurgia (6–12 meses) e não havendo sinal de linfedema, geralmente pode-se usar esse braço. Em mulheres com dissecção axilar, elas nunca devem usar o braço para acesso IV, medição de pressão sanguínea ou qualquer outro procedimento que envolva o braço.

LEMBRE-SE

O sistema linfático é responsável pelo combate a infecções e doenças no organismo. Mais especificamente, os linfonodos contêm linfócitos e outras células que ativam o sistema imunológico e filtram substâncias que podem ser prejudiciais para o corpo.

O linfedema pode ocorrer em poucos dias depois da cirurgia de forma branda e breve. Mas também pode ocorrer semanas, meses ou anos depois de o tratamento inicial ter terminado. Às vezes, o linfedema pode perdurar mais tempo e aumentar o risco de infecção. É importante conhecer os sintomas do linfedema e procurar tratamento imediatamente se eles ocorrerem.

Conhecendo os sintomas do linfedema

Estes são os principais sintomas:

- » Sensação de aperto nos braços, inchaço no braço
- » Anéis apertados nos dedos
- » Fraqueza nos braços
- » Dor, desconforto e sensação de peso nos braços

Tratamento do linfedema

LEMBRE-SE

Se você desenvolver ou suspeitar que tem linfedema, procure o cirurgião ou a enfermeira oncológica o mais rápido possível.

O tratamento do linfedema foca a redução do inchaço no braço e evita que o líquido se acumule de novo. O tratamento deve ser consistente, porque leva algum tempo para você ver os resultados e pode consistir em qualquer uma das seguintes medidas:

» Usar uma manga de compressão no braço, do punho até perto da axila.

» Uma luva de compressão pode ser necessária para reduzir o inchaço nos dedos.

» Usar um colete de compressão para reduzir o inchaço na mama ou no peito.

» O especialista em linfedema ou o terapeuta pode usar um tipo especial de atadura elástica para envolver seu braço a fim de controlar o inchaço.

» Você pode receber uma drenagem linfática manual (DLM), que é uma técnica de massagem especial.

» O especialista em linfedema ou o terapeuta pode lhe ensinar exercícios especiais para ajudar a drenar o líquido no braço.

» O especialista em linfedema ou o terapeuta pode prescrever uma bomba de compressão para ajudar a desviar o líquido em seu braço para outras áreas do corpo. Você pode ler mais sobre um dos tipos de bombas de compressão comumente usadas para tratar linfedema em www.tactilesystems.com [conteúdo em inglês].

» Durante as consultas clínicas ou de tratamento, o terapeuta de linfedema, o fisioterapeuta ou a enfermeira de mama pode medir seu braço e pedir informações sobre seus sintomas.

DICA

O modo mais proveitoso de controlar o linfedema é realizar os exercícios recomendados em casa e usar a manga de compressão quando se exercitar, cozinhar, praticar jardinagem ou qualquer outra atividade que envolva o uso intenso do braço afetado.

CUIDADO

Pare de se exercitar se o braço afetado ficar vermelho, quente ou suado. Isso pode ser um sinal de drenagem linfática inadequada e resultado do acúmulo de líquido no local, que pode causar dor, desconforto e limitação do uso do braço.

Adote medidas preventivas

Sempre que puder, mantenha os braços erguidos acima do coração. Lave a pele dos braços diariamente e use um hidratante. Você pode evitar lesões ou infecções fazendo o seguinte:

» Use um aparelho elétrico para se depilar

» Use luvas para cozinhar e trabalhar no jardim

» Use um dedal para costurar

» Não corte as cutículas das unhas

» Evite tomar sol e use protetor solar com FPS 50 ou mais

» Limpe e desinfete cortes com sabonete e pomada antibacteriana

» Use atadura de gaze em vez de esparadrapo, aplicada frouxamente para evitar cortar a circulação

» Fale com o médico sobre erupções cutâneas

» Evite picadas de agulha no braço afetado

» Evite temperaturas extremas ou uso de compressas quentes/frias

» Não use aparelhos com braçadeira para medir a pressão sanguínea no braço afetado

» Não use roupas apertadas com elástico

» Não carregue a bolsa no braço afetado

» Observe sinais de infecção, como vermelhidão, dor, inchaço ou febre e ligue para o médico se um desses sintomas ocorrer

» Exercite-se regularmente conforme recomendado pelo médico

» Marque consultas de acompanhamento regulares com o médico

» Procure sintomas nas extremidades todos os dias

» Adote uma alimentação saudável

» Evite o sobrepeso

» Aprenda o máximo que puder sobre o problema

Recursos para controlar o linfedema

Os seguintes recursos podem lhe fornecer mais informações sobre o linfedema:

» **Vestuário para tratamento e alívio do linfedema:** Os seguintes sites informativos trazem opções de produtos de compressão `www.meiasexpress.com.br/linfedema` e `www.sigvaris.com/br/br/condições/linfedema`.

» **Instituto Oncoguia:** Organização com informações do conceito da doença, seus sintomas, tratamento e exercícios direcionados. Consulte o site do instituto em `www.oncoguia.org.br`.

» **Lymphedema Resources, Inc.:** Consulte o site da organização em `www.lymphedemaresources.org` [conteúdo em inglês].

» **National Lymphedema Network Marilyn Westbrook Fund:** Destinado a pacientes sem plano de saúde ou meios financeiros para adquirir as tão necessárias meias/luvas de compressão. Consulte em `www.lymphnet.org` [conteúdo em inglês].

» **Lymphedivas:** Site destinado a proporcionar vestuário clinicamente correto para pacientes com linfedemas. Confira em `www.lymphedivas.com` [conteúdo em inglês].

» **Lymph Notes:** Há um grupo de apoio online para pacientes com linfedemas em `www.lymphnotes.com` [conteúdo em inglês].

» **National Rehab:** Essa empresa vende bombas de compressão. Ela tem filiais nas regiões leste e oeste da Pensilvânia, leste de Ohio e norte e leste de Virgínia Ocidental.

» **Flexitouch system:** Visite `www.tactilesystems.com` [conteúdo em inglês].

» **Orientação sobre condicionamento físico e exercícios para pacientes com linfedema:** Confira em `www.lymphnet.org/pdfDocs/nlnexercise.pdf` [conteúdo em inglês].

LIDANDO COM A DOR

O câncer, o tratamento do câncer e os exames de diagnóstico podem causar dor. Cada paciente precisa de um plano pessoal para controlar a dor causada pelo câncer. Converse com a sua equipe médica sobre controle da dor. Eles podem ajudá-la a melhorar a qualidade de vida durante e depois do tratamento e exames de diagnóstico.

Mudanças de Paladar e Olfato

Tratamentos de câncer mudam os sentidos do paladar e do olfato e isso, por sua vez, pode afetar seu apetite (veja a próxima seção). Talvez você sinta um gosto amargo ou metálico na boca. Se estiver tendo problemas como esse, tente o seguinte:

» Experimente novos alimentos, marinadas, temperos, bebidas e formas de preparar os pratos diferentes do habitual.

» Mantenha a boca limpa enxaguando e escovando, o que pode ajudar a melhorar o gosto dos alimentos.

» Evite usar talheres de prata; prefira utensílios, xícaras e pratos de plástico.

» Use frutas e legumes frescos ou congelados.

» Coma balas de hortelã, chicletes e balas duras naturais ou sem açúcar.

» Experimente temperar os alimentos com limão, gengibre, frutas cítricas ou vinagre. (Mas evite substâncias cítricas se tiver feridas na boca.)

» Experimente alimentos em conserva.

» Tempere os alimentos com alho, cebola, coentro, manjericão, orégano, estragão, salsinha, alecrim, hortelã, pimenta caiena, pimenta vermelha, ketchup, mostarda etc.

» Você pode compensar um gosto salgado adicionando adoçantes, um gosto doce adicionando sumo de limão e sal, e um gosto amargo adicionando adoçantes.

» Enxágue a boca com um enxaguante bucal à base de bicarbonato, sal e água antes de comer para ajudar a melhorar o gosto dos alimentos. (Misture 1 colher de chá de sal e 1 colher de chá de bicarbonato. Misture bem, enxágue a boca e cuspa.)

» Sirva os alimentos frios ou à temperatura ambiente. Quando estão quentes, o calor pode intensificar o cheiro e o sabor de um jeito que você pode não tolerar.

» Congele frutas como manga, morangos, melão, uvas, laranjas e melancia. Coma-as como petiscos congelados.

» Se carnes vermelhas tiverem gosto estranho, experimente outros alimentos ricos em proteínas como frango, peixe, ovos ou queijo.

» Faça *smoothies* ou bebidas geladas misturando frutas frescas com leite, sorvete ou iogurte.

>> Para diminuir o cheiro, cubra as bebidas e tome-as com um canudo.

>> Escolha alimentos que não precisam ser cozidos.

>> Evite comer em ambientes abafados ou muito quentes.

Compensando Mudanças de Apetite

Será difícil para você ou seu médico prever como o tratamento do câncer de mama afetará seu apetite. Há momentos em que você continuará a comer e apreciar seus pratos preferidos, e outros em que você não sentirá vontade de comer — ou irá querer comer tudo o que vê. As mudanças de olfato ou paladar (veja a seção anterior) afetam o apetite. É melhor ser flexível e tentar novos alimentos e novos horários de refeições à medida que as necessidades de seu corpo mudam.

Mudanças de apetite podem ser causadas por quase todos os tratamentos de câncer de mama:

>> Cirurgia

>> Quimioterapia:

- Capecitabina (Xeloda)

- Carboplatina (Paraplatin)

- Ciclofosfamida (Cytoxan)

- Daunorrubicina (Cerubidine, DaunoXome)

- Doxorrubicina (Doxil, Adriamicina)

- Epirubicina (Ellence)

- Ixabepilona (Ixempra)

- Metotrexato (Amethopterin, Mexate, Folex)

- Mitoxantrona (Novantrone)

- Thiotepa (Thioplex)

>> Terapia endócrina/hormonal:

- Anastrozol (Arimidex)

- Exemestano (Aromasin)

- Fulvestrant (Faslodex)

248   PARTE 4 **Lidando com o Câncer de Mama e a Rotina Diária**

- Letrozol (Femara)
- Nolvadex (Tamoxifeno)
- Raloxifeno (Evista)
- Toremifeno (Fareston)

» Radioterapia

» Terapia-alvo:
- Bevacizumabe (Avastin)
- Everolimus (Afinitor)
- Palbociclib (Ibrance)

» Lapatanibe (Tykerb)
- Trastuzumabe (Herceptin)

» Analgésicos:
- Acetaminofeno e codeína
- Fentanil (Actiq, Duragesic, Fentora)
- Hidrocodona (Hysingla ER, Zohydro ER)
- Hidrocodona/acetaminofeno (Lorcet, Lortab, Norco, Vicodin)
- Hidromorfona (Dilaudid, Exalgo)
- Meperidina (Demerol)
- Metadona (Dolofina, Methadose)
- Morfina (Astramorph, Avinza, Kadian, MS Contin, Oramorph SR)
- Oxicodona (OxyContin, Oxecta, Roxicodona)
- Oxicodona e acetaminofeno (Percocet, Endocet, Roxicet)
- Oxicodona e naloxona (Targiniq ER)

DICA

Se você perdeu o apetite, aqui estão algumas sugestões para melhorá-lo:

» Coma pequenas quantidades de alimentos calóricos e ricos em proteína a cada duas ou três horas em vez de três refeições grandes por dia. Alimentos ricos em proteínas incluem carne, ovos, laticínios, feijão e leguminosas.

» Coma pudins e sobremesas — alimentos ricos em gordura e açúcar são boas fontes de calorias.

- Tente pedir a familiares ou amigos para prepararem sua comida. Às vezes, cozinhar sua própria comida tira o apetite.
- Adicione mais calorias e proteínas a qualquer prato que for comer (usando manteiga, leite, creme, açúcar, mel e queijo).
- Escolha alimentos que cheirem bem para despertar o seu olfato.
- Prepare e armazene pequenas porções de seus pratos preferidos com antecedência para que sempre haja algo para comer quando você sentir fome.
- Tenha um estoque de alimentos práticos na despensa, como sopas em lata e pudins.
- Experimente novos alimentos e sabores — você pode se surpreender.
- Mastigue bem e coma devagar.
- Não insista se realmente não quiser comer durante alguns dias após o tratamento. É importante ingerir líquidos, mas você pode compensar as calorias perdidas entre os tratamentos.
- Evite se cansar em excesso — tudo vai parecer mais difícil se você estiver exausta.
- Evite encher o estômago com muito líquido antes de comer. Beba depois das refeições.

DICA

Se estiver preocupada com a perda de peso, pergunte ao médico sobre bebidas para substituição de refeições com muitas calorias.

Lidando com o ganho de peso

O ganho de peso é muito comum durante e após o tratamento do câncer de mama. As mulheres costumam engordar entre 3–7 quilos durante o tratamento e quanto mais peso você ganhar, menor é a probabilidade de recuperar o peso de antes do tratamento.

A quimioterapia pode fazer você ganhar peso devido ao seguinte:

- Esteroides administrados durante a quimioterapia podem fazer o corpo acumular excesso de líquido e aumentar seu apetite.
- Ela pode despertar o desejo de comer alimentos específicos que podem ser ricos em gorduras e sódio.
- A quimioterapia pode causar acúmulo de líquidos em seu corpo.
- Fadiga provoca inatividade, dessa forma causando aumento de peso.
- Você realiza menos atividades físicas, muitas vezes por causa da fadiga.

- » Comer mais aumenta as náuseas.
- » Seu metabolismo desacelera, juntamente com sua capacidade de queimar gorduras e produzir energia.
- » Ela pode induzir uma menopausa precoce em algumas mulheres, o que reduz o metabolismo.

LEMBRE-SE

Esteroides são administrados durante o tratamento de câncer de mama pelas seguintes razões:

- » Para tratar náuseas
- » Como parte do tratamento para o câncer
- » Para reduzir inflamação, inchaço e dor

Controlando o ganho de peso

As causas de ganho de peso podem variar. Por esse motivo, fale com o médico ou nutricionista antes de tentar adotar uma dieta de emagrecimento específica ou uma mudança nos hábitos alimentares.

Métodos de emagrecimento comprovados incluem o seguinte:

- » Comer muitas frutas, legumes multicoloridos e grãos integrais.
- » Beber muita água.
- » Reduzir a ingestão de gorduras, açúcar e farinha refinada.
- » Usar métodos culinários mais saudáveis, como assar, cozinhar e preparar no vapor em vez de fritar.
- » Prestar atenção aos padrões alimentares que possam fazer você ficar inativo ou comer demais. O nutricionista poderá ajudá-la a modificar suas refeições e os horários em que se alimenta.
- » Participar de atividades físicas de que gosta, como caminhar, andar de bicicleta, exercícios aeróbicos ou zumba. Incluir exercícios de treino de força para ganhar tônus muscular. Pedir ao médico para liberá-la para realizar novos tipos de exercícios ou um regime rigoroso de exercícios.

O ganho de peso pode ser causado pela capacidade de seu corpo armazenar excesso de líquido nos tecidos fora dos vasos sanguíneos e sistema linfático. Se você quiser saber se o aumento de peso é causado pela retenção de líquidos, procure os seguintes sintomas:

- Pele que parece firme ou deixa pequenas depressões depois de apertar uma área inchada
- Inchaço nos braços, punhos, pernas ou tornozelo
- Relógios, anéis, pulseiras ou até sapatos mais apertados que o normal
- Menor flexibilidade no punho, nos dedos, nas mãos, nos cotovelos ou nas pernas

As seguintes ideias podem ajudar a controlar a retenção de líquidos:

- Fale com o médico e peça um *diurético* — medicamento que pode eliminar o excesso de líquidos do corpo pelo aumento do fluxo urinário.
- Reduza a ingestão de sódio ou sal na alimentação. Lembre-se que alimentos ricos em sódio nem sempre têm gosto salgado. Leia os rótulos dos alimentos que você compra para conferir a quantidade de sódio.
- Pese-se diariamente no mesmo horário e vigie mudanças de peso. Leve as informações sobre seu peso à próxima consulta com o médico.
- Pratique exercícios regularmente durante o tratamento para reduzir o ganho de peso.
- Evite ficar em pé durante muito tempo porque a gravidade fará os líquidos se acumularem nas pernas e pés.
- Erga ou eleve os pés acima da altura do coração sempre que possível.
- Evite cruzar as pernas para não limitar o fluxo sanguíneo.
- Evite usar roupas e sapatos apertados.
- Pergunte ao médico se vale a pena usar meias de compressão.

Lidando com a Diarreia

A diarreia pode ser algo comum após os tratamentos para câncer. Às vezes, desaparece após alguns dias, mas pode se prolongar por várias semanas após o tratamento. Ela não só é desconfortável, como pode deixá-la fraca e cansada, e pode provocar perda de peso. A diarreia também pode causar desidratação. Beba muito líquido para evitá-la.

CUIDADO

Se a diarreia for excessiva (três ou mais evacuações líquidas em 24 horas), informe ao médico ou à enfermeira. Peça também algum creme suavizante para aplicar no ânus para evitar dor e fissuras na pele.

DICA

As seguintes dicas ajudarão a controlar a diarreia:

» Faça refeições menores e mais lanches.

» Evite alimentos gordurosos, como frituras e pratos cobertos por molhos, que podem agravar a diarreia.

» Evite leite, manteiga, sorvete e queijo. Mesmo que a diarreia não seja causada por *intolerância à lactose* (dificuldade em digerir o açúcar existente no leite e derivados), evite esses alimentos durante um episódio de diarreia. Ela pode causar uma sensibilidade temporária a laticínios.

» Evite alimentos que provoquem gases. Embora seja importante comer grandes quantidade de frutas e legumes, em caso de diarreia, evite alimentos que possam aumentar os gases intestinais até você se sentir melhor. Esses alimentos incluem feijão, brócolis, repolho, saladas, espinafre e couve-flor.

» Tente alimentos com poucas fibras e ricos em amido, como pão branco e arroz, massas e batatas sem a casca.

» Evite álcool e cafeína. A cafeína e o álcool agem como *diuréticos,* ou seja, eles a desidratam, ou a fazem perder líquidos.

» Evite o sorbitol e outros adoçantes artificiais (Linea, Zerocal, e outros). Adoçantes artificiais podem exercer um efeito laxativo no aparelho digestivo. Assim, evite balas e chicletes sem açúcar, refrigerantes diet e substitutos do açúcar.

» Beba muito líquido para evitar desidratação.

» Pergunte ao médico se antidiarreicos são aconselháveis.

» Coma o seguinte:
- Batatas cozidas
- Torradas
- Bolachas, como cream crackers
- Pretzels
- Frango assado sem pele ou gordura

PARTE 4 **Lidando com o Câncer de Mama e a Rotina Diária**

NESTE CAPÍTULO

» Explorando o impacto do tratamento do câncer na infertilidade

» Entendendo as mudanças emocionais que ocorrem nos adultos após o tratamento

» Discutindo mudanças sexuais e seu impacto nos relacionamentos

Capítulo **17**

Tratamento do Câncer, Fertilidade e Sexualidade

"Vou poder engravidar? Vou poder gerar filhos?" Muitas vezes, esses são os pensamentos na mente de homens e mulheres jovens diagnosticados com câncer de mama antes de terem filhos. Infelizmente, os médicos nem sempre têm a resposta sobre as condições de sua fertilidade após o tratamento do câncer.

A preservação da fertilidade sempre é uma opção. Novos avanços nos procedimentos de fertilidade permitem que a coleta de óvulos na mulher e de esperma no homem seja completada em sete dias. Não são mais necessários semanas ou meses para preservar sua fertilidade antes do tratamento de câncer — não aceite que lhe digam o contrário. Naturalmente, você está concentrado no tratamento ou cuidando da cura para o câncer, mas pode ter bons resultados nas duas situações fazendo o tratamento no momento certo e tendo um bebê depois que ele terminar. Se é isso o que quer, você deve a si mesmo ser feliz e realizado.

Neste capítulo, oferecemos informações sobre quem corre o risco de infertilidade e quais tratamentos do câncer de mama podem aumentá-la. Preste atenção aos tratamentos para infertilidade disponíveis, que incluem terapias alternativas e da medicina tradicional discutidos aqui. Adotar abordagens holísticas à saúde e ao bem-estar pode aumentar a oportunidade de recuperar sua saúde, suas funções físicas e sexuais normais (incluindo relações sexuais e gravidez), e sua satisfação.

Infertilidade e Câncer de Mama

Infertilidade é o termo usado quando uma mulher não pode engravidar ou tem abortos contínuos. Ela afeta um em oito casais em idade reprodutiva nos Estados Unidos e pode ser devido a problemas do homem ou da mulher.

As mulheres nascem com um número específico de óvulos, e eles começam a diminuir depois dos 32 anos. Aos 35 anos ou mais, a taxa de perda de folículos acelera, resultando em um número de óvulos menor e de pior qualidade, dificultando a concepção. O *folículo* é um saco que contém o óvulo, fluido e células de sustentação essenciais à gravidez. A quantidade de folículos diminui gradativamente na vida de uma mulher devido ao processo de degeneração ou envelhecimento. A redução dos óvulos nos ovários acaba resultando na *menopausa,* um processo biológico natural que acontece 12 meses após seu último ciclo menstrual e anuncia o fim dos períodos menstruais. A menopausa geralmente ocorre por volta dos 40 e 50 anos da mulher.

A infertilidade é um efeito colateral conhecido das terapias de câncer. O câncer de mama e as terapias para o câncer podem afetar a saúde sexual (incluindo funcionamento e fertilidade) e o bem-estar sexual (incluindo sentimentos de desejo, prazer, sexualidade e assim por diante). Pacientes de câncer de mama podem enfrentar diferentes questões de fertilidade, incluindo dificuldade de fertilização após a doença, infertilidade ou redução de *fecundidade* — sua capacidade de gerar filhos — juntamente com angústias psicossociais.

Causas gerais de infertilidade

A Tabela 17-1 descreve os principais fatores médicos que afetam a fertilidade em pacientes de câncer.

TABELA 17-1 **Causas Médicas de Infertilidade em Pacientes com Câncer**

Homens	Mulheres
Azoospermia, ausência de espermatozoides	Câncer ou tumores
Câncer ou tumores	Anomalias nos cromossomos
Anomalias nos cromossomos	Redução de oócitos
Dano nos nervos pélvicos	Menopausa precoce; amenorreia

Homens	Mulheres
Desequilíbrio hormonal	Endometriose
Infecção ou DST	Desequilíbrio hormonal
Ausência de ejaculação	Infecção ou DST
Medicamentos	Distúrbio ovulatório
Ejaculação retrógrada	Medicamentos
Defeitos no duto ejaculatório	Doenças sistêmicas
Doenças sistêmicas	Doença nas trompas
Deficiência de testosterona	Fator uterino
Testículos retidos	
Varicocele	

A Tabela 17-2 lista determinantes sociais e outros na infertilidade em pacientes com câncer.

TABELA 17-2 **Determinantes Sociais de Infertilidade em Pacientes com Câncer**

Determinantes sociais	Outros determinantes
Acesso à assistência médica	Idade
País de origem	Abuso de álcool
País ou região	Doença celíaca
Cultura e normas	Uso de drogas ilegais
Educação	Obesidade
Etnia	Outros problemas de saúde
Histórico familiar	Exposição excessiva ao calor
Situação de imigração	Problemas na relação sexual
Renda	Fumo
Plano de saúde	Substâncias tóxicas
Participação na força de trabalho	Deficiência vitamínica
Condições da vizinhança	
Qualidade de atendimento	
Religião	

Fertilidade e tratamento de câncer

A quimioterapia pode impedir o funcionamento temporário ou permanente de seus ovários. Quer sua infertilidade seja temporária ou permanente, a probabilidade de se tornar infértil depende do tipo de medicamentos quimioterápicos usados, da dose aplicada e de sua idade. Algumas quimioterapias e terapias hormonais podem causar redução do número de oócitos (óvulos), desequilíbrio hormonal, falha ovariana precoce (FOP) ou menopausa muito precoce. Algumas drogas quimioterápicas têm maior probabilidade de causar infertilidade do que outras.

Os medicamentos quimioterápicos com *maior* probabilidade de causar danos aos óvulos e infertilidade incluem:

- » Bussulfano
- » Carboplatina
- » Carmustina (BCNU)
- » Clorambucila
- » Cisplatina
- » Ciclofosfamida (Cytoxan)
- » Dacarbazina
- » Doxorrubicina (Adriamicina)
- » Ifosfamida
- » Lomustina (CCNU)
- » Mecloretamina
- » Melfalano
- » Procarbazina
- » Temozolomida

Os medicamentos quimioterápicos com *menor* probabilidade de prejudicar seus óvulos e causar infertilidade são:

- » 5-fluorouracil (5-FU)
- » Bleomicina
- » Citarabina
- » Dactinomicina
- » Daunorrubicina
- » Fludarabina

- Gencitabina
- Idarrubicina
- Metotrexato
- Vimblastina
- Vincristina

Os medicamentos hormonais com *maior* probabilidade de prejudicar os ovários e causar infertilidade são:

- Evista (nome químico: raloxifene)
- Fareston (nome químico: toremifeno)
- Tamoxifeno

Infertilidade permanente

A infertilidade *permanente* ocorre principalmente com doses mais altas de medicamentos e idade avançada. É mais provável que você tenha infertilidade permanente se receber quimioterapia com uma idade próxima à da menopausa. Isso ocorre porque alguns medicamentos quimioterápicos prejudicam os óvulos nos ovários, não deixando nenhum após o tratamento. Se isso ocorrer, você não poderá mais engravidar e pode sentir sintomas de menopausa.

CUIDADO

Algumas mulheres podem ter a menstruação interrompida durante a quimioterapia, mas ainda estão produzindo óvulos e ainda poderão engravidar. Assim, é sempre melhor usar um método anticoncepcional confiável durante o tratamento, mesmo que pare de menstruar, pois você *pode* engravidar. Mais precisamente, a quimioterapia pode prejudicar o bebê e causar malformações congênitas.

Infertilidade temporária

Você saberá que a infertilidade é temporária quando a menstruação ficar irregular ou parar durante o tratamento, mas voltar ao normal depois de seu término. Isso ocorre em cerca de 1/3 de mulheres cuja menstruação para por causa da quimioterapia. Às vezes, são necessários de 6-12 meses para que o ciclo menstrual volte ao normal após o fim do tratamento quimioterápico.

LEMBRE-SE

Em geral, quanto mais jovem você for ao receber tratamento quimioterápico, e especialmente se tiver menos de 35 anos, maior é a probabilidade de sua menstruação voltar. Mulheres com mais de 35 anos têm maior probabilidade de perder a fertilidade por causa de uma menopausa precoce.

Menopausa precoce

Se você tiver uma menopausa precoce, sua menstruação pode ficar irregular ou parar mais tarde por completo. Além disso, você pode sentir os seguintes sintomas:

- » Fogachos
- » Pele seca
- » Secura vaginal
- » Perda de energia
- » Menor interesse em sexo
- » Oscilações de humor ou desânimo

Nem todos os tratamentos para câncer de mama afetam a fertilidade. A cirurgia de mama e a radiação não vão exercer nenhum efeito físico na fertilidade e não aumentam o risco de ela ocorrer.

Como ajudar a preservar a sua fertilidade

Primeiro, fale com o médico sobre como o tratamento do câncer de mama pode afetar sua fertilidade e como é possível preservá-la durante o tratamento.

As discussões entre você e o médico sobre a preservação da fertilidade serão mais eficientes se ocorrerem antes do início do tratamento. As técnicas de preservação de fertilidade são mais eficazes antes do tratamento do câncer. Além disso, uma terapia especializada pode oferecer soluções eficazes para lidar com os aspectos emocionais de lidar com as mudanças na fertilidade.

Algumas mulheres podem engravidar naturalmente após o tratamento de câncer, enquanto outras descobrem que não poderão ter filhos. O diagnóstico de câncer de mama fará com que você pense em fertilidade antes do que planejou. O simples pensamento de que o tratamento poderá afetar sua capacidade de engravidar pode ser difícil de enfrentar — às vezes, tão difícil quanto o diagnóstico do câncer.

Os médicos estão interessados em novos meios de preservar a fertilidade de mulheres com câncer de mama. Pesquisas atuais continuam tentando descobrir a eficácia e a segurança dos métodos de preservação de fertilidade.

Banco de tecidos e preservação da fertilidade

Bancos de tecidos e preservação da fertilidade podem ser soluções para mulheres ou casais que desejam tentar a gravidez em idade posterior. Para algumas pacientes e sobreviventes de câncer, principalmente as jovens, o banco de óvulos, embriões e tecido ovariano pode ajudar a conseguir fertilização quando ocorrer falência ovariana.

FIV (congelamento de embriões)

Hoje em dia, a fertilização in vitro (FIV) é o meio mais eficaz de preservar a fertilidade. Veja como funciona: você toma hormônios para estimular os ovários a produzir mais folículos a partir dos óvulos existentes. Em seguida, o médico remove os óvulos e os fertiliza com esperma. Se você não tem um parceiro do sexo masculino nessa etapa, terá a opção de usar o esperma de um doador. Os óvulos e o esperma criam um embrião que pode ser congelado e armazenado. Depois de completar o tratamento para o câncer de mama, um ou mais desses óvulos fertilizados ou embriões podem ser colocados em seu útero para determinar se isso pode resultar em uma gravidez.

As técnicas para colher e armazenar células reprodutivas com êxito avançaram muito ao longo das últimas duas décadas. Os médicos ainda não sabem que efeito o aumento de hormônios para a coleta de óvulos exercerá em mulheres com câncer de mama com receptor hormonal positivo. Os pesquisadores têm analisado os seguintes meios de realizar a FIV:

» FIV em ciclo natural sem uso de hormônios. Esse método está em estágio de investigação e, até agora, não tem sido bem-sucedido como procedimento regular.

» Coleta de óvulos dos ovários usando doses menores de hormônios.

» Testar diferentes terapias hormonais para estimular os ovários, incluindo tamoxifeno e inibidores de aromatase, sozinhos ou em combinação com uma dose mais baixa de hormônios de FIV.

A preservação da fertilidade ainda é uma disciplina emergente, mas avanços em procedimentos médicos e tecnologia nos últimos anos estão agora oferecendo novas opções para as pacientes. Entretanto, filhos gerados pela fertilização in vitro (FIV) podem correr maior risco de ter doenças autoimunes quando crescerem.

Congelamento de óvulos

Os médicos também podem remover e congelar os óvulos de uma mulher. Este é um método muitas vezes usado quando ela não tem um parceiro e não quer usar o esperma de um doador. São usados hormônios para estimular os ovários a produzir óvulos, que são colhidos e congelados. Mais tarde, quando quiser usar os óvulos, eles serão descongelados e injetados com esperma para serem fertilizados. As pesquisas mostraram que o procedimento de congelar e descongelar óvulos pode danificá-los e não tem sido muito bem-sucedido. Converse com o médico sobre as opções disponíveis para você.

Congelamento de tecido ovariano

O congelamento de tecido ovariano envolve uma pequena operação para remover o tecido, que é então congelado. O tecido é recolocado em seu corpo após o término do tratamento de câncer. Este é um tratamento emergente e está nos primeiros estágios de desenvolvimento. Até o momento, há poucas evidências de bons resultados desse procedimento, mas há relatos de mulheres que tiveram bebês após sua realização.

Tratamentos de fertilidade na medicina complementar e alternativa

A medicina complementar e alternativa (MCA) está sendo usada cada vez mais para tratar vários distúrbios ginecológicos e de infertilidade, incluindo disfunção ovariana (e testicular) devido a tratamentos do câncer, síndrome do ovário policístico (SOP), endometriose e infertilidade idiopática. A acupuntura é a forma de MCA mais usada para pacientes que se submetem à FIV, e a acupuntura e os suplementos fitoterápicos são as terapias de MCA mais empregadas para a infertilidade masculina.

Mudanças de alimentação e de hábitos do estilo de vida são partes importantes da medicina complementar para aumentar a fertilidade. A seguir, sugestões alimentares para aumentar a fertilidade:

> » Aumente a ingestão de alimentos ricos em ácidos graxos ômega 3 encontrados em peixes gordos ou de água fria e em óleos vegetais. Ácidos graxos ômega 3 também são necessários para relaxamento e contração dos músculos, coagulação do sangue, digestão, divisão celular etc. O DHA nos ácidos graxos ômega 3 é vital para o desenvolvimento cerebral do feto. Pesquisas mostraram que mulheres grávidas que ingerem suplementos alimentares de ácidos graxos ômega 3 DHA têm bebês com menos problemas de comportamento, melhores habilidades de linguagem e QI mais elevado.

» Gestantes podem ser desestimuladas a comer peixe por causa da contaminação por mercúrio, mas podem substituir os ácidos graxos ômega 3 por ácido alfa-linoleico, encontrado em nozes. Trinta gramas de nozes têm tanto ácido graxo ômega 3 quanto 90 gramas de salmão. Outras fontes incluem sementes de linhaça, soja, óleo de canola e outras sementes e nozes.

» Aumente a ingestão de sementes, legumes verdes e vegetais para aumentar o desenvolvimento folicular.

» Evite álcool e cafeína porque eles podem causar desequilíbrio hormonal. Eles também desidratam, e a perda de água no organismo pode deixar o muco cervical muito espesso. A água desempenha um papel importante no transporte de hormônios e no desenvolvimento de folículos. Ela também ajuda a afinar o muco cervical, o que pode facilitar um pouco a tarefa dos espermatozoides (aqueles pequenos nadadores) de seu parceiro a atingir sua meta.

» Evite alimentos ácidos, como carnes e alimentos processados, que podem fazer o muco cervical ser hostil aos espermatozoides.

» Coma muitas mini cenouras, brotos vegetais e grama de trigo para maximizar as secreções que ajudam a fazer bebês, pois elas são alcalinas e existem mecanismos corporais naturais para manter o pH normal com a alimentação adequada.

Bom atendimento clínico para a fertilidade

A iniciativa Healthy People 2020 (`www.healthypeople.gov` [conteúdo em inglês]) sugeriu o emprego de uma perspectiva de "longo prazo" para promoção da saúde e prevenção de doenças em relação a questões de fertilidade para examinar a qualidade de vida. Organizações de cuidado e defesa dos direitos do paciente de câncer recomendam intervenções de saúde sexual e preservação de fertilidade em pacientes de câncer.

Segundo a Sociedade Americana de Oncologia Clínica (ASCO), médicos de câncer deveriam discutir preocupações de fertilidade antes do tratamento — o mais cedo possível no planejamento do tratamento. Os pesquisadores também sugeriram que a melhor prática seria a formação de uma equipe multidisciplinar (incluindo oncologistas, enfermeiras especializadas em oncologia e infertilidade, psico-oncologista, endocrinologia reprodutiva e especialistas em infertilidade, andrologistas e embriologistas) no início para desenvolver um plano de tratamento e discutir questões de fertilidade para o paciente de câncer.

A abordagem do modelo MELHOR

Hughes e Cohen, em um artigo de 2004, sugeriram aos médicos usar a abordagem do modelo MELHOR ao se comunicar com os pacientes sobre questões de saúde sexual. "MELHOR" é um acrônimo de seis elementos:

- » **M:** *Mostre* interesse no tema. Comece com questões clínicas e então passe a preocupações de relacionamento e fertilidade.
- » **E:** *Explique* que sexualidade e fertilidade são partes importantes da qualidade de vida para muitas pessoas.
- » **L:** *Lembre* os pacientes dos recursos para tratar de suas preocupações.
- » **H:** *Hora certa para falar* é importante para discutir questões de sexualidade e fertilidade. Elas podem parecer inadequadas no momento, mas poderão surgir depois; encoraje perguntas a qualquer tempo. Alguns pacientes e familiares que se preocupam com fertilidade podem considerar as opções de preservação de fertilidade (discutidas anteriormente neste capítulo).
- » **O:** *Ofereça* informações aos pacientes sobre efeitos colaterais do tratamento e mudanças na sexualidade e na fertilidade.
- » **R:** *Registre* as discussões, avaliações, intervenções e resultados.

Considerando o ônus maior do câncer entre populações étnicas e minoritárias, são necessários com urgência pesquisas e programas que tratam do câncer como um todo, incluindo avaliações de saúde sexual, exames de fertilidade e saúde sexual. Crenças e práticas culturais e religiosas também podem representar barreiras para comunicar e tratar de questões de fertilidade.

O lado emocional das questões de fertilidade

Um relatório do Instituto de Medicina intitulado "O Cuidado do Câncer para o Paciente como um Todo" destaca a importância do cuidado abrangente incluindo a saúde sexual e o cuidado da infertilidade para promover o bem-estar. O Relatório sobre Plataforma de Políticas de Câncer de Prioridade Federal da Livestrong, de 2011, mostrou que jovens sobreviventes de câncer enfrentam questões adicionais, incluindo fertilidade, educação e desafios profissionais.

Organizações de oncologia e ativistas do setor recomendam tratar o lado físico e emocional das preocupações de fertilidade em paciente de câncer. Soluções e discussões para tratar a infertilidade podem ser mais desafiadoras entre os pacientes, sobreviventes de câncer e familiares. Para ajudar a enfrentar o lado emocional dos desafios de infertilidade, recomenda-se que sobreviventes jovens falem sobre suas preocupações e sentimentos com parceiros, familiares solidários, líderes espirituais e equipes de tratamento médico. Os parceiros e outros familiares também podem se beneficiar de atendimento psicossocial, terapia e cuidado espiritual e de apoio para lidar com a angústia associada a desafios de fertilidade.

Gravidez e câncer

Pesquisas indicam que a gravidez após o câncer não causa recorrência, mesmo após o câncer de mama; tampouco o câncer e seu tratamento resultam em maior risco para os filhos de pacientes de câncer (Peate M et al., 2009; Thewes B et al., 2003). Entretanto, aconselha-se cuidado médico adequado para sobreviventes de câncer grávidas. Muitas sobreviventes de câncer jovens têm uma gravidez normal e recebem bebês muito saudáveis em suas vidas. Pode haver outros fatores de risco. Pessoas com mais idade podem ser suscetíveis a substâncias químicas ambientais e infecções em geral. Além disso, a gravidez em idade avançada pode resultar em complicações como aborto, anomalias cromossômicas, pré-eclâmpsia, cesariana, doenças trofoblásticas gestacionais, placenta prévia e descolamento da placenta, e parto prematuro.

Aqui estão alguns recursos com informações sobre fertilidade:

» Fertile Hope (`www.fertilehope.org`) oferece informações sobre fertilidade e serviços de apoio para pacientes e sobreviventes de câncer cujos tratamentos médicos atuais apresentam risco de infertilidade [conteúdo em inglês].

» Living Beyond Breast Cancer (`www.lbbc.org`) oferece informações sobre fertilidade e outros temas importantes para sobreviventes de câncer de mama [conteúdo em inglês].

Sexualidade e Câncer de Mama

Ter um diagnóstico de câncer de mama e fazer tratamento quase certamente vai afetar como você se sente em relação ao sexo e à intimidade. Há momentos em que você não vai estar disposta para sexo ou intimidade quando estiver lidando com o câncer de mama e seu tratamento. Por outro lado, talvez você ache que o sexo a ajuda a se sentir mais normal em um momento em que está insegura de si mesma. Só você saberá como o câncer de mama afeta sua sexualidade.

Muitas vezes, mudanças na sexualidade e intimidade estão associadas a mudanças físicas, especialmente após uma cirurgia de mama, que pode fazer você se sentir menos à vontade com seu corpo. Outros tratamentos para o câncer, como a quimioterapia, podem mudar seus níveis hormonais e podem afetar seu desejo e resposta sexual.

CAPÍTULO 17 **Tratamento do Câncer, Fertilidade e Sexualidade** 265

É possível que você também enfrente problemas de relacionamento. Eles geralmente vêm do parceiro que se preocupa em como expressar amor física ou emocionalmente após seu tratamento (especialmente após a cirurgia). Muitas vezes, a experiência do câncer de mama pode representar um período de crescimento para os casais, principalmente quando ambos os parceiros estão envolvidos nas decisões de tratamento e cuidados posteriores.

Efeitos físicos do tratamento do câncer na sexualidade

O desejo e o prazer sexual podem mudar após o câncer e seu tratamento. É comum perder o impulso sexual por causa da doença e do tratamento. Se você estiver experimentando uma diminuição da libido, e o fato estiver criando estresse e angústia para você e seu parceiro, há opções que podem ajudar, inclusive medicamentos.

Não guarde esses problemas para si mesma. É bom conversar com os médicos sobre o problema e pedir conselhos sobre as melhores opções para você.

O impacto físico do câncer de mama pode ser permanente, como a perda da mama devido à mastectomia. A aparência e as cicatrizes cirúrgicas e da radiação podem influenciar a aparência, a imagem corporal, o funcionamento sexual e a intimidade, assim como as atitudes e o comportamento do parceiro em relação à intimidade e ao relacionamento conjugal. Se os sintomas são causados pela quimioterapia e radiação, eles provavelmente vão melhorar ao longo do tempo, à medida que seu corpo se recupera após os tratamentos. O câncer e seu tratamento podem causar desequilíbrio hormonal, diminuir a lubrificação, estreitar a região vaginal e provocar dor na penetração. Além do mais, outras doenças, como hipertensão, diabetes, depressão e até hábitos como o fumo, podem afetar a sexualidade.

Dor

Algumas sobreviventes sentem dor durante o sexo. Isso pode ocorrer durante e após a quimioterapia, que afeta os hormônios femininos, causando mudanças no tecido vaginal (como estreitamento, secura e inflamação). Infecções por cândida também são comuns durante a quimioterapia, que podem causar prurido e desconforto. Várias sobreviventes podem sentir dor crônica no peito e ombros após uma mastectomia radical. Ela pode ser reduzida apoiando essas áreas com travesseiros durante a relação sexual. E também, para prevenir desconforto, evite posições em que o peso pouse no peito ou no braço.

Mudanças hormonais

A quimioterapia pode resultar em níveis mais baixos de estrógeno e menopausa prematura, porque ela pode danificar os ovários e impedi-los de produzir estrógeno e progesterona. Como resultado, fogachos, secura vaginal, oscilações de humor e fadiga devido ao sono interrompido podem afetar seu interesse e prazer no sexo. A diminuição na lubrificação pode tornar a relação sexual desconfortável ou dolorosa. Usar um lubrificante vaginal natural e sem glicerina e parabenos pode ajudar a aliviar a secura vaginal, tornando o sexo mais agradável e prazeroso. A glicerina (um álcool de açúcar) e parabenos podem aumentar o crescimento de bactérias na vagina e provocar infecções por cândida e infecções do trato urinário (ITUs).

Talvez você queira falar com o médico sobre medicamentos, como antidepressivos, vitaminas e outros suplementos, que possam ajudar a aliviar os sintomas de menopausa.

Óleo de coco orgânico pode ser usado para secura vaginal. Ele oferece os seguintes benefícios:

- » É natural e seguro.
- » Como lubrificante, umedece e amacia a área vaginal.
- » É barato, tornando-se uma alternativa de bom custo-benefício.
- » É antibacteriano e antifúngico e pode prevenir infecções por cândida.
- » Ele reduz a dor durante o sexo porque hidrata e deixa a parede vaginal mais elástica.

Para algumas mulheres que não podem mais ter filhos como resultado do tratamento do câncer, a atividade sexual pode ser um lembrete dessa perda. Elas podem fugir da atividade sexual porque é doloroso demais saber que o sexo não resultará em gravidez.

Depressão e ansiedade

É comum que mulheres fiquem deprimidas ou ansiosas após o tratamento. Depressão e ansiedade podem impedir que você sinta o mesmo prazer no sexo que sentia antes. Converse com um familiar ou procure ajuda especializada se a depressão e a ansiedade se tornarem insuportáveis.

Em tais circunstâncias, você pode ligar para o CVV no número 188 (ou 141 para os estados da Bahia, Maranhão, Pará e Paraná). Lembre-se: procurar ajuda não é sinal de fraqueza — é sinal de força.

Perda de autoestima

Às vezes, as mulheres se culpam por ter câncer. Algumas sobreviventes não confiam mais em sua capacidade de encontrar parceiros que vão amá-las e protegê-las. Como resultado, podem perder a autoconfiança e a autoestima. Outras podem achar que não merecem as expressões de amor e afeto do parceiro. Elas podem se sentir feridas, incompletas ou até envergonhadas. Lembre-se, você não tem culpa por ter câncer. O câncer é a segunda doença mais comum nos Estados Unidos.

Mudanças na imagem corporal

O efeito colateral mais comum do tratamento do câncer de mama na vida sexual é sentir-se menos atraente. Se a mama for removida, a mulher pode se sentir insegura sobre se o parceiro vai aceitá-la e ainda achá-la sexualmente desejável. Ela pode ter cicatrizes, ganhar peso ou perder energia, o que a faz se sentir menos atraente.

DICA

Mesmo que você não *esteja* muito diferente, você pode se *sentir* muito diferente depois do câncer, não importa o que lhe digam. Você pode se sentir mais vulnerável ou frágil. Essas sensações podem afetar sua sexualidade. Tente realizar pelo menos uma atividade para cuidar de si mesma por semana. Por exemplo, marque um almoço com uma boa amiga, vá ao cabeleireiro ou compre um batom novo. Mime-se e faça coisas para sentir-se sexy.

Medo de abandono

Um diagnóstico de câncer pode deixar uma mulher ansiosa e insegura. Cirurgias que causam mudanças na aparência física podem fazer com que a pessoa sinta que não é mais atraente para o parceiro. Depois de perder a saúde, é compreensível que você tenha medo de outras perdas. Esse medo pode prejudicar a conexão com seu parceiro. Talvez você se sinta menos atraente do que antes e receie que o parceiro a deixe por outra pessoa. Evite testá-lo. Seja franca e honesta sobre o que sente, especialmente sobre seus temores. Não pense que pode "ler" a mente dele e evite reviver antigos conflitos e tristezas — fique no presente. Uma conversa franca e sincera com seu parceiro pode aproximar vocês dois e reduzir sentimentos de frustração, culpa e perda. É preciso manter uma boa comunicação entre você e seu parceiro para ter um relacionamento sexual satisfatório, criando um vínculo mais profundo.

DICA

Se você tem medo de abandono, tente conversar com seu parceiro ou cônjuge sobre seus sentimentos. Se isso for muito difícil, você pode pedir a ajuda de alguém próximo a seu parceiro para contar seus sentimentos. Além disso, você e seu parceiro podem querer explorar aspectos de sua vida íntima que aumentem seu conforto e conexão mútua, como uma posição sexual alternativa que comprima menos o abdômen (por exemplo, a mulher em cima ou de lado).

Necessidade de autoproteção

Após o câncer, é comum que uma mulher se sinta vulnerável, como se sua vida estivesse sendo ameaçada. Você pode achar que a necessidade de se proteger e cuidar de si mesma é mais importante do que pensar em seus desejos sexuais. Assim, ficar bem torna-se uma prioridade e a atividade sexual é deixada de lado por um tempo.

Tente abraçar e se aconchegar mais ao seu parceiro. Essas manifestações de afeto podem ser muito reconfortantes e ajudam o processo de cura. Foque mais a criação de intimidade. Marque encontros, tome banho juntos e fique de mãos dadas. Mais importante, encontre tempo para falar sobre os sentimentos sobre seu corpo e com relação um ao outro. Com o tempo, você ficará física e emocionalmente preparada para renovar seu relacionamento sexual.

Sexualidade e intimidade

Sexualidade e intimidade são vitais à nossa saúde e bem-estar. A *sexualidade* envolve mais do que imagina. Ela pode incluir pensamentos sexuais, fantasias, desejos, atitudes, crenças, valores, práticas ou atividades sozinha ou com um parceiro. Para sobreviventes de câncer, uma vida sexual saudável e um senso de conexão mútuo são formas especialmente importantes de expressão que ajudam a aliviar a angústia e promovem a cura.

Pesquisas mostram que aproximadamente metade das mulheres que foram tratadas de câncer de mama experimenta disfunção sexual (National Cancer Institute, 2006). Muitas sobreviventes relatam que o pessoal médico raramente fala sobre questões sexuais antes ou depois do tratamento. Assim, muitas vezes, as sobreviventes precisam de informações, apoio e orientação para ajudá-las a se sentirem normais em relação às suas preocupações sexuais e para resgatar sua sexualidade.

Você (e seu parceiro) pode conversar com o médico sobre suas preocupações sexuais. Se não se sentir à vontade de falar com o médico, tente conversar primeiro com uma enfermeira.

O câncer afeta a mulher por inteiro, incluindo seu corpo, mente e espírito. Um diagnóstico de câncer pode mudar seu funcionamento físico, juntamente com seu desejo por sexo, e afetar a intimidade. Isso se aplica principalmente a sobreviventes do câncer de mama porque os efeitos físicos e emocionais são ainda mais influenciados pelas percepções de beleza da sociedade. Em nossa cultura, os seios são muitas vezes encarados como uma parte essencial da feminilidade e da condição de ser mulher.

Sexo após o câncer

Nesta seção, discutimos o impacto físico, emocional e social do câncer de mama sobre a sexualidade e oferecemos recomendações para aumentar sua satisfação sexual após o tratamento. Às vezes, as mulheres sentem-se envergonhadas ou culpadas de falar sobre sexo, mas ele é um parte natural e saudável da vida. É natural querer ter uma vida sexual ativa e satisfatória.

DICA

Lembre-se de como seu parceiro reagia a você no passado sobre questões de intimidade, como sua vida sexual juntos. Pode ser difícil ter discussões francas sobre sexo, até entre parceiros que estão juntos há muitos anos. Se você ainda não se sente à vontade para conversar sobre sexo com seu parceiro, aqui estão algumas coisas que podem melhorar a intimidade sexual:

- » Planeje um encontro.
- » Jantem em seu restaurante preferido.
- » Vá assistir ao pôr do sol na praia e diga ao seu parceiro que gosta de sua companhia.
- » Converse sobre o primeiro encontro.
- » Faça uma massagem em seu parceiro.
- » Toque, aconchegue-se e beije mais.
- » Vista-se para criar um clima. Uma camisola e/ou lingerie sensual pode ajudar a sobrevivente do câncer de mama e o parceiro a ficarem excitados. Roupas sensuais também podem ajudá-la a se sentir mais confiante, principalmente se estiver insegura por causa da cicatriz ou do local da operação.

Conversando sobre sexo com seu parceiro

Pode ser bom fazer perguntas ao seu parceiro sobre seus sentimentos para que você não faça suposições sobre como ele se sente. Aqui estão algumas perguntas que você pode fazer:

- » Como você se sente sobre meu corpo depois do câncer?
- » De que coisas você tem gostado durante o sexo?
- » Há alguma coisa que você queira saber sobre minha experiência com sexo desde o câncer?
- » Você tem alguma pergunta que gostaria que fosse respondida por um médico ou uma enfermeira?

Perguntas para fazer a si mesma

Aqui estão algumas perguntas que você pode fazer a si mesma:

> » Como o câncer afetou meus sentimentos sobre meu corpo?
>
> » Como acho que meu parceiro se sente sobre meu corpo agora?
>
> » Já perguntei ao meu parceiro como ele se sente sobre meu corpo?
>
> » Quais são as coisas de que gosto durante o sexo?
>
> » Quais são as coisas de que não gosto durante o sexo?
>
> » Que coisas gostaria que meu parceiro soubesse sobre minha experiência com sexo?
>
> » Que tipo de ajuda gostaria de receber do meu parceiro?
>
> » Que perguntas gostaria de fazer ao meu médico ou enfermeira sobre como o tratamento afetou minha vida sexual?
>
> » Como me sinto sobre mudanças em minha sexualidade e atividades sexuais? O que posso fazer para ter mais prazer?

DICA

É comum que algumas sobreviventes percam interesse em sexo durante os primeiros seis meses a um ano após o diagnóstico. Se você continuar a sentir efeitos colaterais do tratamento e não tiver interesse em sexo ou realizar atividades sexuais, converse com o médico para obter sugestões sobre como controlar esses efeitos colaterais e melhorar seu bem-estar sexual.

Namorando depois do câncer

Namorar depois do câncer pode ser um desafio. Mulheres solteiras enfrentam mais ou menos o mesmo desafio que as que não são solteiras: depressão, perda de autoestima, mudanças na imagem corporal, medo de abandono ou rejeição e necessidade de autoproteção. Mulheres solteiras podem ficar nervosas, temerosas ou até hesitantes quanto a iniciar um novo relacionamento. Sua preocupação principal sobre namorar pode ser, "Devo contar à pessoa que estou namorando (ou vou namorar) que tive câncer e, em caso positivo, quando?" Uma preocupação importante ao dar essa informação é, "Vou ser rejeitada quando a pessoa souber que sou uma sobrevivente de câncer?" A possibilidade de rejeição é real, mas é importante não deixar que o medo da rejeição a impeça de namorar. O medo pode levar à renúncia, ao isolamento, ao aumento da ansiedade e à depressão.

Outras questões difíceis que você pode querer discutir com um novo parceiro incluem seu desejo de ter filhos, se tem ou não condições de gerar filhos depois do câncer e a possibilidade de recorrência do câncer. Alguns parceiros novos podem precisar ser tranquilizados de que o câncer não é contagioso.

Veja algumas ideias que você pode experimentar:

» Comece a trabalhar em outras áreas de sua vida social, além de namoros e sexo. Você pode se associar a um clube ou organização e se relacionar com amigos para aumentar seu convívio social e atividades divertidas.

» Faça uma lista de seus pontos positivos e foque o que pode contribuir em uma relação.

» Faça uma lista do que quer que o novo parceiro leve para a relação.

» Tente não deixar o câncer ser uma desculpa para não namorar ou tentar conhecer pessoas.

» Você não tem que contar de imediato a uma nova pessoa sobre o câncer. Essa é uma opção sua.

» Pratique o que vai dizer a alguém se estiver preocupada sobre como lidará com a questão. Tente pensar como a pessoa poderá reagir e tenha uma resposta preparada.

» Pense em namorar como um processo de aprendizado com o objetivo de ter uma vida social de que gosta. Nem todo namoro precisa ser um "sucesso". Se algumas pessoas não mostrarem interesse em namorar você (o que pode acontecer com ou sem câncer), tudo bem, porque quando o relacionamento certo surgir, você vai saber.

» Lembre-se de que nem todos os namoros são "sérios". Alguns namoros podem servir para algumas atividades sociais e divertidas.

» Espere até ter uma sensação de confiança e amizade antes de se dispor a fazer sexo. O sexo está totalmente sob seu controle!

NESTE CAPÍTULO

» **Formando hábitos de vida saudáveis**

» **Descobrindo mudanças de vida saudáveis para lidar com a ansiedade e a depressão**

» **Aprendendo a abandonar maus hábitos**

» **Discutindo boa alimentação e vida saudável**

Capítulo **18**

Fazendo Mudanças de Vida Saudáveis

"Um mau hábito é fácil de criar e difícil de manter; um hábito saudável é difícil de criar e fácil de manter", diz o Dr. Rani Whitfield, um médico de família com certificado de qualificação adicional em medicina esportiva. Muitos indivíduos usam maconha, bebem álcool e fumam cigarros para lidar com a ansiedade, a depressão, o estresse no trabalho ou problemas familiares.

Como saber se você sofre de ansiedade ou depressão? A incapacidade de relaxar, dormir ou até encontrar alegria na vida são formas garantidas de saber. Você precisa aprender a formar hábitos saudáveis e substituir os maus por eles. Hábitos saudáveis lhe dão o benefício de uma boa saúde, energia e melhor qualidade de vida.

Mudanças de Vida Saudáveis para Perder Peso

Qualquer pessoa pode aprender hábitos saudáveis se quiser. Não é fácil, mas certamente pode ser feito — por qualquer um. Há várias regras básicas que envolvem o processo de mudança de comportamento:

» **Mude sua cabeça.** Você tem o poder de mudar de conduta. Sim, você consegue. Normalmente, leva-se de 45–90 dias para formar um novo hábito. *Fique firme.* Lembre-se de que um hábito prejudicial é atraente porque ele proporciona autogratificação imediata, mas você vai pagar por ele depois. Quando forma um novo hábito saudável, você desiste da autogratificação imediata para colher uma recompensa muito maior no futuro. Acredite em si mesma e em sua habilidade de mudar, e você conseguirá.

» **Seja realista.** Observe como as emoções e os comportamentos afetam a sua saúde. Quais são seus comportamentos autodestrutivos? Trabalhe para evitar diálogos negativos consigo mesma. Sempre veja o copo meio cheio em vez de meio vazio. Manter um diário, fazer visualizações e afirmações positivas podem ajudar a melhorar sua autoestima e tornar suas metas mais atingíveis. Falando nisso...

» **Estabeleça metas atingíveis.** Divida cada grande meta em metas menores para torná-la realista e atingível.

Defina sua meta final. Divida-a em metas menores e anote-as com um plano de ação pelo qual você será responsável. Estabelecer metas atingíveis vai ajudá-la a rever seu progresso na direção da meta final — e a mantê-la motivada.

Pense em seu novo hábito como um *substituto*, em vez de uma *privação*. Em vez de comer uma fatia de bolo ou batatas fritas, coma frutas, como maçã, banana ou uvas. Se você quiser perder peso, foque suas férias de verão na praia usando um biquíni.

» **Recompense-se.** Ofereça-se um dia em um spa, uma massagem, uma roupa nova, um par de sapatos e assim por diante. Continue acreditando em si com autoafirmação todos os dias.

» **Monte um sistema de apoio.** Mesmo que você seja responsável por seu sucesso, ter apoio dos amigos e familiares pode aumentar seu comprometimento em alcançar a meta. Conte a quem confia sobre sua meta e como planeja atingi-la. Por exemplo, você pode informá-los de todos os alimentos que não come mais. Você pode contar sobre seu novo plano de alimentação, regime de exercícios e assim por diante. Isso pode ajudá-la a continuar a se sentir responsável, pois não vai querer desapontá-los. Diga a sua família e amigos o quanto é importante ter o apoio deles.

» **Faça escolhas mais saudáveis.** Tire imediatamente todos os alimentos não saudáveis da despensa e da geladeira. Faça um novo estoque com frutas frescas, legumes, proteínas magras e grãos integrais. É importante também planejar alguns pratos saudáveis preferidos para poder fazer um estoque. Sempre tenha coisas como minicenouras, nozes e iogurte para comer quando estiver com pressa.

» **Movimente-se.** A melhor forma de queimar calorias é praticando exercícios.

DICA

Você queima mais calorias quando se exercita pela manhã antes do café. Quando acorda depois de ficar em jejum a noite toda, seu corpo não tem escolha além de queimar a gordura armazenada para ter energia, aumentando a perda de peso.

» **Permita-se "trapacear" de vez em quando.** Se você se exercita com regularidade e evita açúcares concentrados e vai a uma festa de aniversário, vá em frente e coma um pedaço de bolo. Por causa de seu compromisso com exercícios e comida saudável, não fará mal comer uma fatia ou um prato mais calórico uma vez por semana.

» **Substitua a televisão e os jogos eletrônicos por exercícios.**

No Capítulo 17, falamos mais sobre estratégias para perda de peso.

Mudanças de Vida Saudáveis para Ansiedade e Depressão

Mudanças no estilo de vida são ferramentas poderosas para superar a depressão e aliviar a ansiedade. Se sua ansiedade e/ou depressão for de moderada a grave, aconselhamos que busque atendimento médico e implemente mudanças no estilo de vida.

Nesta seção, discutimos mudanças profundas no estilo de vida que ajudarão a combater a ansiedade e a depressão.

Exercícios

Exercícios são vitais para manter a disposição mental e reduzir o estresse. As pesquisas mostraram que exercícios são muito eficazes para reduzir fadiga e melhorar a concentração, a atenção e a função cognitiva em geral. Isso gera benefícios, principalmente se você percebe que está sem energia e capacidade de concentração devido ao estresse.

Exercícios estimulam o corpo a produzir serotonina e endorfinas, que são substâncias químicas no cérebro (neurotransmissores) que aliviam a depressão. Muitos pesquisadores constataram que exercícios são eficazes para melhorar o humor e reduzir sintomas de depressão. Sintomas de ansiedade melhoram com exercícios de relaxamento, como ioga, tai chi e movimento mindful (o viver consciente). A melhoria na autoestima é um benefício psicológico essencial da atividade física regular.

Quando você se exercita, as endorfinas que seu organismo libera interagem com receptores no cérebro a fim de reduzir a percepção da dor e acionar uma sensação positiva no corpo, semelhante à da morfina. Essa sensação "eufórica" que segue um exercício físico intenso, ou o *barato de corredor*, pode fazer com que você tenha mais energia e veja a vida de um jeito positivo. As endorfinas produzidas no cérebro, na medula espinhal e em muitas outras partes do corpo são liberadas em resposta aos neurotransmissores.

Participar de um programa de exercícios pode ajudar das seguintes formas:

» Reduzindo o estresse

» Aumentando a autoestima

» Afastando a ansiedade e a depressão

» Aumentando a autoconfiança

» Melhorando o sono

» Criando um senso de independência e empoderamento

» Melhorando as relações sociais

» Melhorando a comunicação e os relacionamentos

Benefícios adicionais dos exercícios são:

» Fortalecimento do coração

» Queda na pressão arterial

» Melhoria do tônus e força muscular

» Fortalecimento e formação de ossos

» Redução de gordura corporal

» Aumento da libido e do desejo sexual

» Aparência disposta e saudável

Exercícios fáceis para ansiedade e depressão

Qualquer forma de exercício pode ajudar na depressão. Entretanto, você pode achar que exercícios moderados são mais sustentáveis. Aqui estão alguns exercícios moderados que oferecem benefícios sem ser cansativos demais:

» Caminhar

» Dançar

» Andar de bicicleta

» Correr

» Jogar tênis

» Praticar ioga

» Praticar zumba

» Praticar aeróbica de baixo impacto

» Nadar

» Praticar jardinagem

» Jogar golfe (andando em vez de usar o carrinho)

» Realizar tarefas domésticas, especialmente varrer, passar pano ou aspirador de pó

Exercícios moderados para ansiedade e depressão

Os seguintes tipos de exercício envolvem um pouco mais de esforço, mas são especialmente bons para aliviar a ansiedade:

» **Corrida leve:** Este é um dos melhores jeitos de controlar a ansiedade. Muitas pessoas não gostam de correr, mas se você experimentar, vai notar que quanto mais correr, mais fácil fica e menos ansiedade vai sentir.

» **Natação:** Este exercício é mais intenso que a caminhada, mas você ainda pode realizá-lo no seu ritmo. A resistência da água fortalecerá e tonificará seus músculos, proporcionando um bom exercício.

» **Ioga:** Além exigir muito do físico, a ioga também ensina hábitos de respiração melhores, o que ajuda na redução da ansiedade ativa.

Exercícios mais intensos para ansiedade e depressão

As seguintes atividades são um pouco mais intensas, mas valem a pena. Elas podem ajudar ainda mais a combater a ansiedade:

» **Alcançar uma vida saudável diária:** É quando você encontra meios de aumentar sua atividade física todos os dias e utilizar exercícios como um meio terapêutico para ajudá-la a lidar com a ansiedade e a depressão diariamente. Exemplos podem incluir ir de bicicleta para o trabalho, caminhar no fim de semana, andar até o ponto de ônibus ou qualquer coisa que você possa fazer para ter um estilo de vida mais ativo.

» **Entrar para uma academia — e frequentá-la regularmente:** Você pode realizar exercícios leves, moderados ou intensos. Todos eles podem ajudá-la a controlar a ansiedade e a depressão. Não há limite para a quantidade de exercício que você pode fazer em uma academia, e você pode aumentar a intensidade no seu ritmo.

» **Corrida de longa distância:** É quando você chega ao destino final que experimenta o "barato do corredor" — a liberação intensa de endorfinas que é ótima para controlar a ansiedade e a depressão.

Deixando Maus Hábitos, como Fumar, Beber e Usar Drogas

Um *hábito* é um comportamento praticado repetidas vezes — assim como pode ser *não praticado* repetidas vezes. Por que fumar? Por que beber álcool? Por que usar drogas ilícitas? Muitas pessoas apresentam as seguintes razões para se entregar a esses comportamentos:

» Curiosidade ou pressão dos colegas, principalmente na adolescência

» Influências familiares, se pessoas na casa fumam, bebem ou usam drogas ilícitas

» Já existe o uso de outras drogas ou participação em outros maus hábitos

» Alívio do estresse

» Tédio ou somente algo para fazer

Para abandonar maus hábitos, é preciso reconhecer que se tem um problema ou que tem adotado comportamentos prejudiciais e querer mudar. Tomar uma decisão a favor da saúde e estar motivada para fazer essa mudança é essencial para ter sucesso em deixar maus hábitos. Nesta seção, discutimos como deixar esses maus hábitos e ser uma pessoa mais saudável.

Pare de fumar

Parar de fumar começa com criar a determinação de parar. Entender os benefícios de curto e longo prazo de parar de fumar em termos de necessidades emocionais, físicas, espirituais e sociais é essencial para a sua determinação. Anote por que você quer parar de fumar. Mantenha as anotações à mão para quando você ficar tentada a voltar a fumar ou sentir muita vontade de fumar.

Os benefícios de parar de fumar são:

» Menor risco de câncer, doenças do pulmão, ataques cardíacos, derrames e problemas de visão

» Expectativa de vida maior

» Menor risco de abortos espontâneos ou de ter bebês com peso baixo ao nascer

» Melhoria no hálito e dentes mais brancos

» Melhor cheiro no corpo e roupas

» Economia de dinheiro

» Deixar de ter dedos e unhas amarelados

» Melhoria no olfato e paladar

» Melhoria na cor e na textura da pele

» Melhoria na respiração

» Melhor cicatrização quando precisar de cirurgia

» Não mais expor os outros ao fumo passivo

» Maior aceitação por parte de empregadores em potencial, locatários ou compradores de carros

Parar de fumar exige tratamentos físicos e emocionais. Alguns tratamentos se destinam a tratar os sintomas de abstinência associados à falta do fumo. Aqui estão alguns dos tratamentos mais importantes:

» A terapia de reposição de nicotina (TRN) pode começar em forma de adesivos, gomas de mascar, pastilhas ou sprays.

» Bupropiona (Zyban ou Wellbutrin) é um medicamento normalmente usado para depressão que pode ajudar com a vontade de fumar.

CAPÍTULO 18 **Fazendo Mudanças de Vida Saudáveis** 279

> **OS HÁBITOS PARA A SAÚDE DO CORAÇÃO DO DR. HIP-HOP (DR. RANI WHITFIELD)**
>
> - Praticar exercícios regularmente, 30 minutos por dia, 7 dias por semana
> - Parar de fumar
> - Tomar remédios continuamente, se preciso, para hipertensão, diabetes, colesterol alto ou doença cardíaca

» Vareniclina (Chantix) é um medicamento que reduz os sintomas de abstinência e o efeito da nicotina no cérebro.

» Nortriptilina é um antidepressivo que pode ajudar a aumentar a chance de sucesso em parar de fumar.

» Clonidina é um medicamento tradicionalmente usado para reduzir a pressão arterial que pode ajudar a parar de fumar.

Apoio psicológico também é importante. Esse tipo de apoio pode incluir o seguinte:

» Terapia falada

» Terapia por telefone

» Grupos de apoio

» Aulas ou programas para parar de fumar

Há apps para celular (como Quitter e Butt Out) que acompanham seu progresso diário (como quanto dinheiro você poupou ou quantas horas de vida ganhou). Eles podem representar um reforço positivo quando sentir-se tentada.

Restringindo ou evitando o álcool

Não há nada de errado em apreciar uma bebida ou copo de vinho em uma refeição ou outra. Isso pode até gerar benefícios à saúde que podem prolongar sua vida. Pesquisas mostram que tomar quantidades moderadas de álcool pode proteger o adulto saudável de desenvolver doença coronarianas.

Porém, quando as pessoas usam o álcool para aliviar o estresse e escapar de pressões pessoais, sociais, emocionais e físicas, pode ocorrer alcoolismo ou abuso de bebida. Quando você consome mais álcool do que o seu corpo pode tolerar, corre o risco de sofrer de várias doenças.

O álcool afeta o corpo das seguintes maneiras:

» **Cérebro:** Interfere na comunicação das células do cérebro, provoca transtornos no humor e no comportamento e aumenta a dificuldade de coordenação e concentração.

» **Coração:** Pode prejudicar o coração e causar:

- Arritmias, ou batimentos cardíacos irregulares
- Infarto
- Hipertensão arterial
- Cardiomiopatia (dilatação e flacidez do músculo cardíaco)

» **Fígado:** O fígado é o órgão que processa e metaboliza o álcool que você bebe. O consumo excessivo de álcool pode causar danos ao fígado, incluindo os seguintes:

- Cirrose é o estágio final da falência do fígado, quando seu tecido é substituído por fibrose.
- Esteatose, ou fígado gorduroso.
- Hepatite alcoólica é uma inflamação do fígado (hepatite) devido à ingestão excessiva de álcool.
- Fibrose é o espessamento e a cicatrização do tecido conectivo que geralmente é causado por lesões

» **Pâncreas:** O álcool causa inflamação no pâncreas, chamada de *pancreatite.* A inflamação no pâncreas causa a liberação indevida de enzimas digestivas que acabam por atacá-lo. A pancreatite pode ser fatal e causa dores intensas na região do estômago.

» **Câncer:** O álcool pode aumentar o risco de desenvolver certos tipos de câncer de

- Boca
- Esôfago
- Garganta
- Mama
- Fígado
- Bexiga

» **Sistema imunológico:** O álcool enfraquece o sistema imunológico, facilitando o surgimento de doenças ou infeções. Pessoas que bebem em excesso correm mais risco de contrair vírus respiratórios, pneumonia e tuberculose do que pessoas que não bebem muito.

CAPÍTULO 18 **Fazendo Mudanças de Vida Saudáveis** 281

Tratamento para alcoolismo

O tratamento só pode começar se o alcoólatra aceitar que existe um problema e precisa parar de beber. O alcoolismo é uma doença com boas chances de cura, mas é preciso estar motivada para mudar. O tratamento tem três estágios:

» **Desintoxicação (detox):** Este estágio pode exigir apoio de uma clínica, porque a desintoxicação pode provocar crises de abstinência, alucinações, delirium tremens (DT) e, em casos raros, até morte.

» **Reabilitação:** Este estágio consiste em terapia e medicamento para dar ao alcoólatra em recuperação as armas para conseguir e manter a sobriedade. Este estágio pode ser realizado com ou sem internação.

» **Manutenção:** Este estágio consiste na ida regular a reuniões do Alcoólicos Anônimos (AA) e conseguir um padrinho.

Superando o abuso de drogas

Se você tem o desejo de obter ou aumentar o uso de substâncias ilícitas para ser funcional, então a verdade é que você tem um problema de abuso de drogas. O uso de drogas afeta seu corpo e mente e cria dependência física.

LEMBRE-SE

Não é necessário ser dependente de drogas para que seu uso seja considerado abusivo.

Os efeitos do uso abusivo de drogas são físicos e psicológicos.

Os efeitos físicos mais comuns do abuso de drogas são os seguintes:

» Mudanças no sono
» Redução na memória
» Diminuição cognitiva

Outros efeitos físicos comuns do abuso de drogas incluem o seguinte:

» Sinais vitais anormais, como respiração, batimentos cardíacos e pressão arterial
» Insuficiência cardíaca
» Doenças do fígado
» Náusea, vômitos, diarreia e dor de estômago
» Dor no peito e nos pulmões

» Pele fria e suada ou quente e seca

» Doenças como hepatite B ou C por compartilhamento de agulhas

» Impotência

» Aumento de incidência de doenças

» Ressacas e apagões frequentes

Aqui estão os dois principais efeitos psicológicos do abuso de drogas:

» O desejo de consumir a droga pode fazer com que você fique ansiosa para consegui-la, principalmente em conseguir o dinheiro e o local onde ela pode ser comprada.

» Aumenta as oscilações de humor e provoca mais ansiedade e depressão por causa dos efeitos colaterais da droga.

DICAS DE SEGURANÇA PARA MANIPULAÇÃO DE ALIMENTOS PARA SOBREVIVENTES DE CÂNCER

Se você for uma sobrevivente de câncer de mama e faz tratamento, pode correr risco de ter uma intoxicação alimentar porque seu sistema imunológico não está forte para combater doenças.

Siga as seguintes dicas de manipulação segura de alimentos:

- **Higiene:** Lave as mãos e as superfícies com frequência.
- **Separação:** Separe a carne e aves cruas de alimentos prontos.
- **Cozimento:** Cozinhe os alimentos nas temperaturas corretas.
- **Refrigeração:** Refrigere carne e aves cruas e sobras prontas imediatamente (dentro de duas horas).
- **Armazenamento:** Certifique-se de guardar alimentos e bebidas adequadamente e usá-los de acordo com as diretrizes de armazenamento recomendadas.

Cozinhar os alimentos na temperatura certa é muito importante. O calor na temperatura certa mata as bactérias. Deixe a comida descansar um pouco depois de tirá-la da fonte de calor, como o fogão ou grelha. Você pode consultar uma tabela de temperaturas de cozimento seguro em `https://foodsafetybrazil.org/temperatura-de-seguranca-minima-para-o-cozimento-dos-alimentos/`

CAPÍTULO 18 **Fazendo Mudanças de Vida Saudáveis**

Outros efeitos psicológicos do abuso de drogas incluem:

» Agressividade ou irritabilidade
» Egoísmo
» Desânimo
» Falta de prazer em atividades antes agradáveis
» Pressionar terceiros a usar drogas

Mantendo uma Alimentação Nutritiva

Nutrição é a ingestão de alimentos, considerada em relação às necessidades alimentares do corpo e à atividade física regular. Uma boa nutrição é a ingestão de uma dieta equilibrada de acordo com as necessidades alimentares do corpo. Uma má alimentação pode diminuir a imunidade, aumentar a suscetibilidade a doenças, prejudicar o desenvolvimento físico e mental e reduzir a produtividade.

Muitas pessoas tomam um ou mais suplementos nutricionais todos os dias ou ocasionalmente. Os suplementos nutricionais atuais incluem vitaminas, minerais, herbáceos e botânicos, aminoácidos, enzimas e muitos outros produtos. Eles podem vir na forma de comprimidos, cápsulas, pó, barras energéticas e bebidas. Os suplementos mais comuns são vitaminas C, D e E; minerais, como cálcio e ferro; ervas, como equinácea e alho, e produtos especiais, como glucosamina, probióticos e óleos de peixe.

Quando for escolher um suplemento alimentar, verá as Informações Nutricionais no rótulo que listam o conteúdo, a quantidade de ingredientes ativos por dose e outros ingredientes adicionais (como fibras, ligantes e saborizantes). As doses geralmente são indicadas pelo fabricante, mas o seu médico pode recomendar uma dose diferente apropriada para você.

LEMBRE-SE

Suplementos alimentares *não* devem tomar o lugar dos alimentos variados que são necessários a uma dieta saudável. Suplementos têm a função de ser só isso — suplementos. Suplementos nutricionais podem ser um acréscimo à dieta saudável que a ajudarão a obter os nutrientes essenciais, mas não devem ser usados como substitutos ou reposição.

Alimentos podem aumentar ou reduzir o estrógeno

A maioria das mulheres em menopausa temem a pele seca, os cabelos mais finos e a secura vaginal que ocorrem quando seu corpo tem menos estrógeno. Querer repor o estrógeno é uma reação normal à falta de uma substância em seu corpo. Contudo, no caso de haver um histórico de câncer de mama, você precisa ser muito cuidadosa e reduzir a quantidade de estrógeno que pode obter em alimentos e cosméticos. Muitas sobreviventes de câncer de mama nos perguntam: "O que eu posso comer?", e a resposta geralmente é: refeições saudáveis e balanceadas com muitas frutas e legumes.

Entretanto, se seu câncer foi receptor positivo para estrógeno, será importante evitar alimentos ricos em estrógeno e comer muitos alimentos que reduzam ou bloqueiem o estrógeno. Várias pesquisas mostraram que quando você tem uma dieta baseada em vegetais e rica em fitoestrógenos, os níveis de estrógeno em seu corpo vão aumentar. Vegetais crucíferos são ricos em fitoquímicos que bloqueiam a produção de estrógeno em seu corpo e são ótimos para cozinhar e serem consumidos crus. A Tabela 18-1 mostra alguns alimentos comuns que podem aumentar ou diminuir o estrógeno em seu corpo.

TABELA 18-1 Alimentos que Afetam os Níveis de Estrógeno

Alimentos que Aumentam o Estrógeno (fitoestrógenos)	Alimentos que Diminuem o Estrógeno (vegetais crucíferos)
Sementes: linhaça e gergelim	Rúcula
Frutas: ameixas, damasco, laranjas, morangos, pêssegos, e muitas frutas desidratadas	Brócolis
Legumes: inhame, cenoura, brotos de alfafa, couve, salsão	Repolho
Derivados de soja: proteína texturizada de soja, leite de soja, missô, iogurte de soja, hambúrguer de soja	Couve-de-bruxelas
Pão de centeio	Repolho-chinês
Legumes: lentilhas, ervilhas, feijão carioca	Couve
Azeitonas e azeite de oliva	Couve-galega
Grão-de-bico	Nabo
Ervas aromáticas: açafrão, tomilho, sálvia	Rutabagas
Pão multigrãos	Couve-flor
Molho de feijão preto (fermentado)	Raiz-forte
Pistache	Wasabi
Alcaçuz negro	Agrião

DICA

Produtos de origem animal, como aves e carnes, podem aumentar os níveis de estrógeno no corpo se os fazendeiros usam hormônios na criação dos animais. Leia os rótulos e coma carnes e aves livres de hormônios.

Cozinhando e preparando alimentos

O modo de preparo de seus alimentos provavelmente é parte central de seu estilo de vida. Aprendemos a cozinhar com nossas famílias e nossa cultura. Há alguns estilos de culinária que reduzem os nutrientes e vitaminas nos alimentos, como cozinhar legumes por muito tempo.

Você vai constatar que legumes têm um ótimo sabor e mantêm o frescor, a cor, as vitaminas e minerais quando cozidos por menos que dez minutos. Seja criativa ao combinar condimentos e legumes. Acrescente seus temperos favoritos ou tente usar limão, vinagrete, curry, tomilho, orégano, cominho e gengibre.

Controlar o tamanho das porções é essencial. Qualquer coisa demais não é bom. A Tabela 18-2 lista alguns jeitos fáceis de calcular porções de diferentes tipos de alimentos.

TABELA 18-2 Reconhecendo Porções Adequadas de Vários Alimentos

Alimento	Como Pensar na Porção
90g de carne	Baralho de cartas
Maçã	Bola de tênis
30g de queijo	Um ovo
1/2 xícara de sorvete	Bola de tênis
Xícara de purê de batatas, macarrão cozido, arroz, legumes	Um punho
30g de nozes ou balas	Um punhado
Panqueca	Um CD
Porção de peixe	Talão de cheques pequeno
2 colheres de sopa de manteiga, margarina, cream cheese, manteiga de amendoim	Dois polegares (o polegar feminino tem o tamanho aproximado de 1 colher de sopa, da ponta à primeira junta)
Biscoito	Meio ioiô
Muffin	Bola de tênis

Controle de Peso e Atividade

Aqui estão algumas formas úteis de se manter ativa e controlar o peso:

» Use as escadas em vez de o elevador.

» Faça uma pausa de 10 minutos no trabalho para se alongar ou dar uma caminhada rápida.

» Caminhe com colegas de trabalho na hora do almoço.

» Vá dançar com seu parceiro ou amigos.

» Dê uma volta a mais no shopping.

» Estacione o carro mais longe e caminhe.

» Levante alguns pesos leves ou faça algumas flexões abdominais e polichinelos nos intervalos comerciais da TV.

Controlar o peso é essencial para prevenção e tratamento de vários cânceres, assim como de outros diagnósticos médicos, como diabetes, problemas cardíacos, derrames e hipertensão arterial. O controle de peso se torna mais desafiador quando envelhecemos e nosso metabolismo desacelera. Também ficamos expostos a comerciais de comida que fazem porções maiores parecerem mais saborosas e a melhor opção. No século passado, à medida que a tecnologia avançou, ficamos cada vez mais inativos e nossos corpos e mentes foram prejudicados por isso.

A boa notícia é que o corpo tem uma capacidade incrível de se adaptar e se recuperar — emocional, mental e fisicamente. Mudanças no estilo de vida nunca são fáceis, mas é possível mudar para hábitos mais saudáveis sem voltar aos antigos comportamentos.

Medidas concretas para adotar um estilo de vida mais saudável

Tente fazer o seguinte para melhorar e tornar seu estilo de vida mais saudável:

» **Fique atenta à ingestão de calorias:** Leia os rótulos e anote o que come, pelo menos no início. Você pode se surpreender com a rapidez com que vai aprender a fazer isso.

» **Equilibre a ingestão de calorias com atividades físicas:** Defina metas realistas e pratique as atividades que preferir, como caminhar, andar de bicicleta, dançar, limpar ou praticar jardinagem.

CAPÍTULO 18 **Fazendo Mudanças de Vida Saudáveis** 287

LEMBRE-SE

» **Planeje sua rotina de exercícios de modo a intensificá-la em algumas semanas.** Aumente a quantidade e a duração dos exercícios. Não tenha medo de experimentar atividades diferentes. Quaisquer que sejam os exercícios que decida fazer, devem ser feitos pelo menos de 30–45 minutos quatro ou cinco vezes por semana para perder peso. Para manter o peso ideal, os exercícios podem ser realizados cerca de três vezes por semana.

» **Se você tiver um problema médico diagnosticado anteriormente, discuta seu plano de atividades com o médico antes de começar.** Converse com o médico antes de começar uma nova dieta ou rotina de exercícios a fim de ter um ponto de partida em relação às suas condições de saúde e metas realistas para o seu novo estilo de vida. Informação é poder. Não há motivo para temê-la.

» **Exercite-se na hora do almoço sozinha ou com colegas.** Esta é uma oportunidade de interagir, refletir, ficar em boa forma e controlar o estresse. São necessários pelo menos 15 minutos de atividade ininterrupta para atingir e manter um ritmo cardíaco que produza um bom efeito físico.

» **Aumente a ingestão de frutas e legumes durante algumas semanas para ajudar na adaptação a uma alimentação mais saudável.** Experimente diferentes tipos de frutas e legumes até encontrar os que lhe agradam. A maioria dos restaurantes tem opções saudáveis — peça para ver esses pratos primeiro. Algumas frutas e legumes formam uma boa combinação em saladas e acompanhamentos cozidos, portanto, experimente e ache o que funciona para você.

» **Limite o consumo de álcool.** A maioria das bebidas alcoólicas tem grande quantidade de açúcar, que se transforma em calorias e carboidratos inúteis em seu corpo. As mulheres não devem tomar mais que uma bebida alcoólica por dia — mais que isso as coloca em risco de desenvolver câncer ou ter recorrência da doença.

» **Entenda que baixo teor de gordura nem sempre significa poucas calorias.** Para perder peso, é preciso reduzir a ingestão de calorias até que o peso desejado seja atingido.

» **Fique atenta à quantidade de suco ou refrigerante que toma.** A maioria dos refrigerantes e sucos têm muitas calorias e carboidratos que se transformam em açúcar no corpo. Entretanto, há muitas opções dietéticas e com pouco açúcar. Alterne o refrigerante diet com os refrigerantes que toma habitualmente ao mesmo tempo em que tenta reduzir seu consumo. E fique atento aos isotônicos. Algumas águas saborizadas têm mais sódio e, se estiverem sendo usadas em lugar da água, podem adicionar mais de 100mg de sódio por dia à sua dieta.

» **Tome o café da manhã e coma seis refeições pequenas por dia.** Essa medida é muito útil pra manter os níveis de açúcar no corpo, o que reduzirá desejos de comer em excesso.

» **Coma fora com menos frequência e prepare mais suas refeições.** Este é o único meio de controlar a ingestão de alimentos e a dieta e como eles são preparados. Prepare-se para desejos tendo petiscos e alimentos alternativos na despensa e na mesa no trabalho. Leve uma garrafa de água e refeições com você sempre que puder no carro, na lancheira ou geladeira portátil.

» **Mantenha-se hidratada.** Tomar água e líquidos ajudam a limpar o organismo por dentro. Filtre a água e considere adicionar frutas e sabores, como morango, cítricos, pepino, ou até ervas e condimentos, como gengibre fresco e manjericão.

Refeições rápidas para uma vida saudável

Aqui estão alguns jeitos fáceis de preparar boas refeições práticas:

» Faça uma pizza com uma bisnaga, molho de pizza ou de espaguete e queijo pouco gorduroso, como muçarela. Adicione cogumelos, cebolas picadas, pimentão verde, tomate, brócolis, abacate, carnes magras (frango ou peru) etc. Use a imaginação. Use o que gosta!

» Cubra cuscuz marroquino (um tipo de massa disponível em quase todos os mercados) com frango cozido e desfiado e legumes.

» Cubra linguine cozido com molho marinara e frutos do mar, carnes magras ou legumes.

» Cubra folhas verdes variadas (lave bem) com legumes e queijo em cubos à sua escolha. Quanto menos calórico o queijo, melhor para sua saúde. Cubra com molho com baixo teor de gordura à sua escolha e não deixe de conferir as calorias e carboidratos. Uma xícara de salada é uma porção normal. Lembre-se de que uma porção de molho geralmente equivale a um colher de sopa. Vinagre e vinagrete geralmente são pouco calóricos, mas depende dos ingredientes usados. Tente usar sumo de limão para dar mais sabor à salada.

» Prepare um molho fácil e rápido com carne moída magra ou peito de peru moído, feijão (cozido ou em lata), molho de tomate, cebola picada, tomates pelados e condimentos.

Enlatados geralmente têm muito sódio e açúcar, de modo que é importante ler o rótulo e tentar usar legumes frescos ou congelados em seu lugar. Normalmente é melhor você mesma cozinhar o feijão e os tomates.

LEMBRE-SE

» Cubra minipãezinhos com manteiga de amendoim ou queijo e fatias de maçã.

» Recheie tortilhas integrais com feijão preto, alface, salsa (molho mexicano), queijo magro e jalapeños (se tiver coragem).

» Cozinhe uma batata no micro-ondas e cubra com brócolis, couve-flor e queijo para sua refeição.

Se você não gosta de carne, pode usar substitutos que ainda tenham proteínas, como produtos derivados de soja ou glúten. Glúten de trigo ou glúten em pó geralmente vêm em lata ou pacotes e podem ser encontrados na seção de produtos orientais de grandes supermercados ou em mercados orientais localizados em quase todas as comunidades.

Tofu, um produto de soja, pode ser achado na maioria dos supermercados. Vem em forma de bloco, geralmente é branco e sua textura pode ser macia, firme ou dura. Ele precisa ser refrigerado.

Glúten e soja assumem o sabor dos condimentos e óleos com os quais são cozidos. Para uma refeição realmente saborosa usando esses ingredientes, quanto mais tempo o tofu ou o glúten ficar marinando nos temperos, mais sabor vai absorver.

CUIDADO

Há controvérsias quanto ao uso de produtos de soja. A soja tem estrógeno em sua composição, de modo que sobreviventes de câncer devem conversar com o médico sobre seu uso.

Diretrizes Gerais para uma Ótima Saúde

Para terminar este capítulo, aqui estão algumas diretrizes gerais para conseguir e manter uma ótima saúde:

» Use protetor solar e se proteja contra o câncer de pele se pretende ficar mais que dez minutos ao ar livre. Tente também usar um chapéu e óculos de sol para proteger o rosto e os olhos dos efeitos prejudiciais do sol.

» Fale com o médico sobre exames para detectar câncer de pele se você tiver verrugas estranhas, notar mudanças no tamanho delas ou surgirem manchas pruriginosas.

» Fale com o médico sobre examinar sua audição.

» Se tiver alergias ou dificuldade de respirar, fale com o médico sobre asma.

» Vá ao dentista duas vezes ao ano.

» Consulte o optometrista todos os anos.

- » Faça um chekup todos os anos e guarde cópias dos resultados para ter um registro exato de sua saúde física.
- » Se você for sexualmente ativa ou tiver 18 anos de idade ou mais, faça um papanicolau regularmente conforme as normas de seu país.
- » Se você for sexualmente ativa, precisa fazer exames para detectar doenças sexualmente transmissíveis.
- » Se você tiver 50 anos ou mais, ou tem um histórico de câncer de cólon na família, fale com o médico sobre fazer exames para detecção da doença.
- » Se você estiver acima do peso, fale com o médico para fazer exames para detectar diabetes.

DICA

As pesquisas mostram que estar acima do peso e evitar atividades físicas pode aumentar suas chances de recorrência do câncer. Os melhores meios de manter um corpo forte e reduzir o ganho de peso são adotar uma dieta saudável e se movimentar. Movimentar o corpo é uma forma divertida de liberar o estresse. Caminhar, dançar (mesmo em casa) e praticar jardinagem (com luvas) libera endorfinas, as substâncias no corpo que agem como analgésicos naturais e propiciam uma sensação de felicidade e bem-estar. Movimentar o corpo por pelo menos 20 minutos, três vezes por semana, pode aumentar sua energia e ajudá-la a se sentir melhor.

5

A Parte dos Dez

NESTA PARTE . . .

Conheça dez sobreviventes de câncer inspiradoras — pessoas reais contando suas histórias reais.

Encontre ideias de como amigos e familiares podem ajudá-lo nessa jornada — e o que não fazer.

Descubra jeitos inspiradores e surpreendentes de como a vida após o câncer pode ser ainda melhor.

NESTE CAPÍTULO

» Descrevendo a sobrevivência ao câncer de mama

» Entendendo os fatos positivos na experiência de sobrevivência

Capítulo **19**

Dez Sobreviventes Inspiradoras do Câncer de Mama

Neste capítulo, vamos conhecer algumas histórias de sobreviventes de câncer de mama — algumas em suas próprias palavras. Primeiro, porém, vamos falar um pouco sobre a sobrevivência em si.

Digamos que você tenha completado a quimioterapia e/ou a radiação. O cirurgião lhe disse que a cicatrização está boa e que não há complicações na incisão. Ou talvez você tenha completado a combinação do "diabo vermelho" de quimioterapia com quatro ciclos de Adriamicina e Cytoxan seguido de 12 semanas de Taxol. Ou você completou cinco semanas de radiação e, na última semana, recebeu uma dose de reforço — e, de repente, sua mama fica vermelha, a pele ficou descolorida ou está descamando para dar lugar à pele nova. Talvez você esteja realizando uma terapia endócrina com tamixofeno ou anastrozol, e os fogachos a estão incomodando — ou você está mal-humorada, ou sente dores durante a relação sexual ou simplesmente está sem libido. Saiba que isso vai passar — há uma luz no fim do túnel.

Quando falamos a respeito de sobrevivência, nós a dividimos em três categorias:

> » **Sobrevivência aguda:** Ocorre logo após o diagnóstico do câncer de mama. Muitas vezes, as mulheres experimentam "o choque" e imediatamente começam a pensar em decisões de vida.
>
> » **Sobrevivência transicional:** Ocorre logo após o tratamento inicial para o câncer (seja cirurgia, quimioterapia ou radiação). Talvez você esteja realizando terapia endócrina há cinco ou dez anos após o tratamento para reduzir o risco de recorrência. Esse também é o momento em que a maioria das mulheres ficam inquietas pelo fato de as consultas médicas não serem mais tão frequentes e elas estarem tomando menos medicamentos. Às vezes, as mulheres até decidem não se submeter a um tratamento ativo para aumentar a chance de o câncer voltar. Você também pode ver uma redução no apoio social enquanto está lutando para controlar seus sintomas ou estilo de vida. Essa transição para uma "nova normalidade" não ocorre instantaneamente; é um processo que acontece com o tempo, autoperseverança, objetividade e autodescoberta. A melhor terapia para este estágio de sobrevivência é praticar exercícios (zumba, atividades esportivas etc.), comer saudavelmente e focar a nova você.
>
> » **Sobrevivência estendida:** Você continuará a ir a consultas de acompanhamento durante cinco a dez anos com o médico oncologista, a depender de se estiver realizando terapia endócrina. Se não estiver fazendo terapia endócrina, o acompanhamento continuará sendo feito pelo profissional de cuidados primários ou clínico geral. Durante esse período, você pode ter questões não resolvidas importantes, como lidar com efeitos colaterais duradouros do tratamento do câncer de mama e qualquer estresse psicossocial.

LEMBRE-SE

Além disso, algumas pacientes se preocupam com a possibilidade de o profissional de cuidados primários não ser suficiente para acompanhar o câncer de mama. Não tenha medo. O plano de supervisão de cuidados que seu oncologista vai lhe entregar para sua volta ao profissional de cuidados primários vai enumerar as recomendações e exames necessários que você deverá realizar.

Helen Hosein-Mulloon

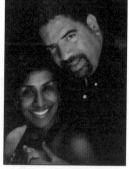

FIGURA 19-1: Sobrevivente de câncer de mama Helen Hosein-Mulloon.

Foto usada com permissão.

Helen Hosein-Mulloon (Figura 19-1), coach certificada em saúde, analista de registros certificada e profissional de tecnologia de informação (TI). Ela trabalhou no setor de energia de Trinidad e Tobago pelos últimos 28 anos e trabalhou com importantes multinacionais em diferentes funções envolvendo TI, gerenciamento de instalações e gestão de registros. Atualmente, é presidente da Associação de Gestores e Administradores de Registros, seção de Trinidad e Tobago (ARMA).

Helen foi voluntária em várias sociedades locais de câncer e esclerose múltipla durante vários anos. Ela é poeta e escritora, toca piano, e é uma cidadã do mundo, ávida entusiasta da saúde, esposa dedicada e mãe coruja de Kadeem, 21 anos, aspirante a jornalista de artes, e Marina, 16 anos, artista e chef. Ela tem um cachorro Cocker Spaniel de nome Snow.

Aqui está sua história em suas próprias palavras:

> Três dias depois do meu 40º aniversário, comecei a quimioterapia. O que tinha parecido um checkup de rotina três meses antes se tornou um diagnóstico de câncer triplo negativo estádio II na mama direita. Meus filhos tinham 14 e 9 anos, e meu marido trabalhava em regime de revezamento de duas semanas no mar. Minha mãe (não fumante) tinha morrido aos 61 anos de idade de câncer de pulmão. Já com um diagnóstico de esclerose múltipla dois anos antes, eu não precisava de outro desafio.
>
> Mas minha jornada estava traçada, um caminho que eu tinha que percorrer para um destino que, percebo agora, fez toda a diferença em minha vida.
>
> Depois de 20 semanas de quimio, um mês de radiação diária, algumas quedas, inúmeras noites cheias de lágrimas e inúmeras refeições caseiras preparadas por minha família, acompanhadas por abraços e amor de amigos e entes queridos, comemorei o final do tratamento com um bolo

da fada Tinkerbell sem glúten. Minha vida, que parecia estar terminando naquele diagnóstico terrível em agosto de 2009, levou uma sacudida em maio de 2010.

Nós tirávamos férias em família todos os anos, e decidi criar lembranças permanentes nos próximos anos antes que meus filhos fossem para a universidade. Meu foco estava mais no propósito da minha vida do que em outras coisas que eu tinha buscado antes.

Meus filhos tiveram que lidar com uma mãe que ainda está combatendo questões difíceis de doença. Eles tiveram que crescer um pouco mais depressa do que seus colegas, mas, como resultado, tornaram-se jovens empáticos e calorosos. Meu marido tem sido minha rocha e, sem ele, seu apoio e a fé que partilhamos, eu não estaria aqui.

Minha passagem bíblica preferida, o Salmo 23, ainda me conforta. Não temo a morte — estive à sua porta algumas vezes. Temo não fazer com que minha vida tenha sido importante. Deus me trouxe a um lugar onde ainda me encontro hoje: uma esposa melhor, uma mãe mais devotada e uma defensora do autocuidado, uma voluntária em ONGs cujas causas impactaram minha vida, uma coach certificada em saúde e uma mulher dedicada a ajudar pessoas a serem melhores e viverem com mais saúde.

Meu mantra é ser uma força positiva para cada pessoa com quem me relacionar.

Linda Doyle

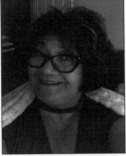

FIGURA 19-2: Sobrevivente de câncer de mama Linda Doyle.

Foto usada com permissão.

Linda Doyle (Figura 19-2) é esposa, mãe e avó. Ela é especialista de gestão de dados sênior.

Meu mundo mudou no início de 2013, quando fui diagnosticada com câncer lobular invasivo em estádio I na mama direita em uma mamografia de rotina. Dou graças a Deus pela persistência do radiologista, que me chamou de volta para um exame adicional.

O primeiro cirurgião que consultei realizou a biópsia, mas disse que provavelmente eu não tinha câncer, de modo que não fiquei muito preocupada naquele momento. Quando os resultados chegaram, ele entrou na sala e despejou: "Exatamente o que eu suspeitava, você tem câncer de mama." Eu não esperava ouvir isso, principalmente por ele me ter dito que provavelmente não era nada. Entrei em choque. Olhei para meu marido e a expressão em sem rosto foi uma que eu nunca quero ver de novo.

Era importante para mim ter todas as minhas dúvidas respondidas e confiar no médico. Não era o caso. Decidi procurar o John Hopkins Bayview Breast Center para uma segunda opinião. Percebi de imediato que era ali que eu deveria estar depois da consulta com o cirurgião. Quando entrei na sala de exames, a enfermeira notou meu medo, encarou-me e disse: "Isso não é uma sentença de morte."

O médico respondeu todas as minhas perguntas, disse o que precisava ser feito e me tranquilizou de que eu ficaria bem. Acreditei naquele médico. A equipe foi ótima ao lidar com minhas preocupações e temores e garantir que eu tivesse todas as informações necessárias e as consultas programadas. A equipe no Centro de Mama sempre se superou no meu atendimento. Fiz uma lumpectomia em fevereiro de 2013 e, felizmente, os linfonodos estavam livres. O procedimento a seguir era a radioterapia.

Meu sistema de apoio foi ótimo. Meu marido foi extraordinário, minha filha foi minha cuidadora, e meu filho usava o riso para me descontrair. E, mais importante... meu Deus. Nas orações, sempre agradeci a Deus por me acompanhar em cada passo dado nessa jornada e, sim, às vezes Ele me carregava. Minha promessa a Ele foi lutar pelo câncer de mama e ajudar como eu pudesse. Eu conhecia o medo e prometi a Ele ajudar outras pessoas com o mesmo medo de não saber o que iria acontecer.

Mais tarde naquele ano, minha empresa teve uma grande redução na mão de obra e eu fui uma das demitidas. Depois de alguns meses, decidi ajudar no Centro de Mama. Eu ficava na sala de espera com as pacientes e as acompanhava durante o procedimento de marcação por agulha antes da cirurgia da mama. Ficava ali para dar orientação e apoio emocional. Eu também ajudava em feiras de saúde e no planejamento de atividades do Grupo de Apoio Comunitário do Johns Hopkins Bayview Breast Medical Center.

Fico à disposição para novas pacientes de câncer de mama por meio de amigos, colegas de trabalho ou qualquer pessoa que conheço. Lembro às mulheres mensalmente no Facebook para fazerem o autoexame e enfatizo que a detecção precoce é essencial para combater a doença. Sou participante ativa em várias caminhadas e eventos para angariar fundos e minha equipe é conhecida como os "Pink Gorillas" [gorilas cor-de-rosa]. Trabalho ativamente para a conscientização do câncer de mama. Todos os anos,

CAPÍTULO 19 **Dez Sobreviventes Inspiradoras do Câncer de Mama** 299 tenho o orgulho em usar um colar de fitas cor-de-rosa com os nomes das sobreviventes e de quem perdemos. O colar está ficando cheio; muitas pessoas em meu círculo de familiares e amigos estão sendo diagnosticadas com câncer. Porém, fico feliz em dizer que a maioria está sobrevivendo e vivendo a vida!

Minha vida mudou desde o diagnóstico. Eu a encaro de forma diferente. Sou mais feliz. Valorizo meu marido, meus filhos e netos. A vida é preciosa. Os temores com os quais lidei antes do câncer de mama não existem mais. Acho que, se consigo derrotar o câncer, posso fazer qualquer coisa. Estou vivendo a vida! Sou grata por acordar todos os dias. Não perco tempo com negatividade e aceito o desafio do desconhecido. Descobri que sou mais forte do que imaginei. Faço coisas que nunca pensei em fazer antes do diagnóstico. Eu tinha medo de avião, o que me impedia de ver o mundo. Agora, voo e já fui para a Islândia, Alasca, Irlanda, Porto Rico e a muitas ilhas do Caribe. Minha próxima viagem será para o Taiti! Sou uma sobrevivente!

Felicia Smith

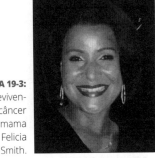

FIGURA 19-3: Sobrevivente de câncer de mama Felicia Smith.

Foto usada com permissão.

Felicia Smith (Figura 19-3) é representante de vendas de campo na indústria farmacêutica.

Aos 47 anos, fui diagnosticada com câncer multifocal (dois ou mais focos de câncer) na mama esquerda, em dezembro de 2013. Ouvi as opções de tratamento de meu cirurgião de mama do Johns Hopkins, a duração do tratamento e a recuperação e decidi remover ambas as mamas. Eu sabia que o ritmo acelerado de meu trabalho e os compromissos do dia a dia, além de manter minha sanidade, não me permitiriam aceitar a possibilidade de o câncer retornar, então tive que tomar uma decisão que reduziria significativamente o risco de recorrência.

Fui submetida à mastectomia da mama esquerda com colocação temporária de um expansor de tecidos até poder completar a reconstrução final da mama com o cirurgião plástico. Realizei a reconstrução de mama em agosto de 2014, quando os expansores de tecido foram substituídos por um retalho DIEP.

Quando revejo minha experiência com o câncer de mama, compreendo por que tive o diagnóstico. Não mais questiono Deus. Sei que Deus me entregou a experiência do câncer de mama para ajudar outras pessoas e parar de não dar importância à vida. Continuo a lutar e a ajudar muitos amigos e colegas a percorrerem esse caminho, ajudando-os na jornada do câncer de mama ao colocá-los em contato com meu cirurgião de mama e outros especialistas de câncer do Johns Hopkins Hospital e do Johns Hopkins Bayview Medical Center. Não tenho palavras suficientes para elogiar minha equipe de cirurgia de mama do Johns Hopkins porque eles me ajudaram a encontrar esperança, confiança e vontade de viver. Na manhã de 11 de dezembro de 2013, meu cirurgião me encarou e disse aos meus familiares que tudo ficaria bem e, imediatamente, todo o medo e a preocupação foram afastados de minha mente porque ele foi muito solidário e sincero.

Antes do câncer, eu vivia no limite por causa do ritmo acelerado de minhas responsabilidades profissionais e sempre tendo que dizer sim quando deveria dizer não. Desde o câncer de mama, aprendi a desacelerar. Decidi parar e usufruir a vida. Na vida pessoal, assumi o compromisso de estar presente com amigos, familiares e relacionamentos pessoais. Aprendi a ouvir e mostrar mais empatia e sou menos suscetível. Sou mentora de jovens garotas, orientando-as sobre a importância dos exames de mama e mamografias de rastreamento.

A vida é curta, e devemos lhe dar a devida importância. Durante minha jornada pelo câncer de mama, preparei meu testamento, garantindo que meu beneficiário estivesse listado em todos os documentos do seguro e escrituras. Apesar de o câncer não ter tirado minha vida, sei que vou morrer um dia. Por causa do amor que sinto por meu filho, não quero que ele fique sobrecarregado com o planejamento de meu funeral. Então, sim, eu também planejei meu funeral. Estou comemorando a vida ao extremo porque recebi uma segunda chance de redenção.

Aos 50 anos, espero com ansiedade atingir minhas metas futuras: aposentar-me mais cedo, passar mais tempo viajando, não levar o laptop nas viagens e respeitar meus momentos de tranquilidade.

Se eu pudesse reviver a experiência do câncer, teria removido as duas mamas para evitar ficar ansiosa a cada vez que realizo a mamografia da mama direita, ou me preocupar se a mama direita vai ser atingida pela doença. Estou satisfeita por ter feito a reconstrução de mama e com minha nova barriga chapada.

Kelly M.

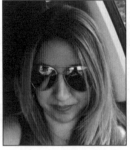

FIGURA 19-4: Sobrevivente de câncer de mama Kelly M.

Foto usada com permissão.

Kelly M. (Figura 19-4) é investigadora criminal e trabalha para o governo federal americano.

Aos 37 anos, fui diagnosticada com câncer triplo negativo em estádio IIB na mama direita. Descobri o nódulo quando esperava meu filho, aos oito meses de gravidez. Informei à obstetra sobre o caroço estranho e ela achou que poderia ser um ducto de leite obstruído devido à gravidez. Na consulta seis semanas após o parto, a médica decidiu que seria uma boa ideia examinar o nódulo. Eu não tinha ideia de que um telefonema alguns dias depois iria mudar o meu mundo.

Fui informada de que o nódulo era canceroso e eu deveria consultar um cirurgião imediatamente. Em outubro de 2013, depois da ligação, conheci dois cirurgiões de mama (de diferentes instituições) que fizeram recomendações sobre o tratamento do câncer. Foi então que conheci o Dr. Habibi, o Dr. Jelovac, e o restante de minha incrível equipe de câncer de mama do Johns Hopkins Bayview Medical Center. Segui o tratamento recomendado, que incluiu quimioterapia, radiação e dissecção de linfonodos sentinela e uma lumpectomia na mama direita no ano seguinte. Foi uma trajetória difícil, pois eu combatia o câncer enquanto cuidava de um recém-nascido e uma criança em idade pré-escolar, ao mesmo tempo em que continuava a trabalhar em período integral em uma função desafiadora. Foram inúmeras as vezes em que eu irrompia em lágrimas sem motivo a qualquer momento. Mas minha família, meus amigos, especialmente meus bebês, me encorajaram e me fizeram querer lutar com ainda mais força. Minha luta contra o câncer foi realmente um esforço de equipe e hoje, quase quatro anos depois, estou aqui mais forte e resiliente.

Quando revejo minha experiência com o câncer de mama, sinto que devo desacelerar, encontrar tempo para parar e sentir o perfume das flores, e não me permitir ficar estressada com qualquer obstáculo ou conflito. Sim, sei que é difícil trabalhar mais de 50 horas por semana e ser mãe, esposa, filha e amiga. O amanhã é incerto, e deve-se viver tendo isso em mente, dia após dia. Assim, continuo a ajudar pessoas com câncer de mama e outros tipos de câncer, dando-lhes orientação e até defendendo-as da melhor forma possível. Às vezes, isso significa responder perguntas, oferecer conselhos ou apenas ouvir. Qualquer pessoa que enfrente um diagnóstico de câncer, seja pessoalmente ou com um membro da família, precisa enfrentar a luta do seu jeito, e os outros devem respeitar suas escolhas. O conselho que eu daria a todos que enfrentam o câncer é viver um dia de cada vez e lutar, lutar e lutar, para que um dia você possa ajudar alguém a compreender que isso também vai passar.

Espero ansiosa o dia de me aposentar daqui a uns dez anos e ver meus filhos realizarem seus sonhos enquanto meu marido continua a me deixar maluca enquanto atravessamos a fase de criar os filhos e ficamos velhos juntos.

Joy Walker

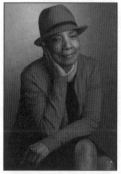

FIGURA 19-5: Sobrevivente de câncer de mama Joy Walker.

Foto usada com permissão.

Joy Walker (Figura 19-5) é terapeuta de reabilitação. Sua visão começou a falhar no início de sua adolescência e ela saiu da Jamaica e foi aos Estados Unidos à procura de um diagnóstico. Declarada legalmente cega, Joy voltou aos Estados Unidos como residente permanente em 1972. Depois de receber atendimento de reabilitação para adaptação psicológica para deficientes físicos do Centro Carrol para Cegos, em Newton, Massachusetts, ela se formou em terapia de reabilitação pelo Springfield College, em Massachusetts.

Depois de ficar em casa cuidando dos filhos, ela trabalhou como terapeuta e instrutora de Braille e técnicas de comunicação para adultos cegos com necessidades especiais no Centro de Convivência Terapêutica para Cegos, em Pasadena,

Califórnia. Ela educou os dois filhos em casa até que o divórcio e o diagnóstico de câncer de mama interromperam esses esforços.

Aos 48 anos, logo após o divórcio e a morte da mãe, Joy foi lançada na menopausa pelo primeiro tratamento quimioterápico. Isso apenas intensificou sua luta de mãe solteira legalmente cega criando dois adolescentes. Enquanto passava por 8 seções de quimioterapia e 36 tratamentos de radiação, Joy participou de aulas no Instituto Braille, em Los Angeles, onde aprendeu a usar o computador com o uso da tecnologia adaptada. Nove anos após a mastectomia, ela decidiu fazer a cirurgia reconstrutiva que, segundo suas palavras, "fez com que eu me sentisse normal outra vez".

Em 2016, Joy Walker autopublicou seu livro, *Journey to Joy: An Inspirational Memoir,* no qual descreve em detalhes sua jornada pelo câncer de mama, expressando suas emoções em poesia e prosa.

Como sobrevivente do câncer há 21 anos, Joy continua a ser ativista e palestrante para várias organizações, usando o dom da poesia e da música para encorajar as pessoas. Ela é conhecida nacionalmente como escritora, poeta, musicista e, acima de tudo, como uma palestrante sobrevivente de câncer de mama.

Abbie Savadera

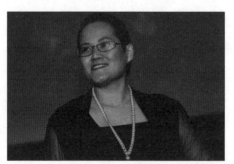

FIGURA 19-6: Sobrevivente de câncer de mama Abbie Savadera.

Foto usada com permissão.

Abbie Savadera (Figura 19-6) é enfermeira registrada.

> Antes de meu 46º aniversário, decidi por um corte de cabelo bem curto. Eu estava aproveitando o dia quando senti uma dor forte na perna esquerda. Resolvi procurar uma médica para ajudar. Ela não receitou nenhum analgésico, mas um suplemento multivitamínico e a marcação de uma mamografia, já vencida. As dores passaram depois de tomar as vitaminas. Ignorei a chamada da médica até terminar minhas atividades de verão.

Foi no dia 2 de agosto de 2013 que ela me informou que a mamografia mostrou uma massa na mama esquerda. Eu não aceitei o resultado até realizar uma biópsia guiada por ultrassom da massa na mama esquerda. Então, recebi o diagnóstico de carcinoma ductal invasivo. Fiz a mastectomia da mama esquerda e a biópsia de linfonodos sentinelas em outubro de 2013. Então foi confirmado que eu tinha carcinoma ductal infiltrante em estádio I, com resultado negativo para a doença nos linfonodos. Desde então, tenho feito terapia com tamoxifeno.

Minha vida mudou após a cirurgia. A jornada pelo câncer de mama me fez compreender que a vida é curta demais para ser desperdiçada. Com uma excelente equipe de médicos e enfermeiros, minha experiência foi mais leve e me trouxe coisas que não tinha feito na vida. Participei do meu primeiro desfile de moda "Fashion Saves Lives" (patrocinado pela Fundação Americana de Câncer de Mama) juntamente com as mais lindas sobreviventes de câncer de mama e tive muitas oportunidades de contar minha história com o câncer. Tornei-me uma defensora da importância dos exames de rastreamento e acompanhamento com exames adicionais regulares para amigos, familiares e colegas de trabalho.

Eu decidi aproveitar a vida e confiar totalmente em Deus. Nunca questionei Deus quanto ao motivo de ter desenvolvido câncer, mas perguntei o que Ele quer que eu faça com a doença. Ele me curou e curou outras pessoas. Sempre serei agradecida por minha jornada.

Rhonda M. Smith

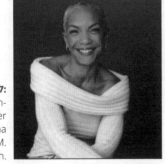

FIGURA 19-7: Sobrevivente de câncer de mama Rhonda M. Smith.

Foto usada com permissão.

Rhonda M. Smith (Figura 19-7) é uma sobrevivente de câncer de mama há oitos anos e fundadora da Breast Cancer Partner (www.breastcancerpartner.com [conteúdo em inglês]), uma organização de consultoria com fins lucrativos especializada em educação e disparidades do câncer de mama, sobrevivência e ativismo. Ela também tem experiência em desenvolver e implementar assistência comunitária, promoção da saúde e estratégias de mudança de comportamento em relação à saúde. Atualmente, supervisiona uma iniciativa voltada para saúde feminina focada em saúde do coração, da mama e diabetes, para melhorar o cenário referente a mulheres carentes nos distritos de Alameda e Contra Costa, na Califórnia.

Rhonda também é Diretora de Projetos da Live Healthy OC Initiative, uma iniciativa de três anos que visa transformar o modelo de atendimento focado em doenças para prevenção e bem-estar. Anteriormente, ela foi gerente de projetos estaduais de consultoria para a Susan G. Komen Circle of Promise California Initiative, um esforço intensivo de dois anos para identificar estratégias baseadas em evidências para reduzir a elevada taxa de mortalidade de mulheres afro-americanas diagnosticadas com câncer de mama e tratar das disparidades no sistema, na comunidade e em níveis individuais.

Rhonda também prestou consultoria em um estudo de pesquisa sobre sobrevivência do câncer de mama financiado pelo NHI/NCI no Sylvester Comprehensive Cancer Center, em Miami, na Flórida, dirigido à variada população de mulheres negras na comunidade no sul da Flórida. Suas responsabilidades incluíam marketing, RP, atendimento e recrutamento na comunidade e facilitação do programa de educação de dez semanas de saúde e bem-estar para as participantes do grupo de controle.

Antes do diagnóstico do câncer de mama, Rhonda tinha uma carreira que abrangia mais de 25 anos de experiência em vendas, marketing, consultoria em aprendizado e desenvolvimento e gerenciamento de negócios em empresas como Eli Lilly e DuPont. Rhonda tem ampla experiência internacional em consultoria e gerenciou eventos e projetos em cinco continentes e em mais de 20 países. A experiência de consultoria internacional de Rhonda inclui o desenvolvimento e a implementação de iniciativas para empresas como GE, Office Depot, Johnson & Johnson, Bristol Myers Squibb, Glaxo SmithKline, Abbott Laboratories, Novartis, Rolls Royce e Xerox Corp.

Rhonda apareceu no exemplar de outubro de 2010 da revista *More* como a segunda colocada no concurso de ensaios com um ensaio intitulado "Por que Este é o Momento Mais Incrível da Minha Vida". Rhonda escreveu sobre sua jornada pelo câncer de mama e como ela saiu dessa experiência com uma nova identidade e senso de propósito. Rhonda também foi escolhida para participar do painel consultivo de especialistas da Merz Aesthetics para sua campanha *Stand and Deliver*, uma iniciativa nos EUA que reconhece mulheres que apoiam causas em que acreditam e causam impacto em sua comunidade. Rhonda também foi descrita e reconhecida como uma mulher que honra e entrega no programa de TV *Reinvention* da revista *More* em novembro 2011.

Rosa Amelia Tena-Krapes

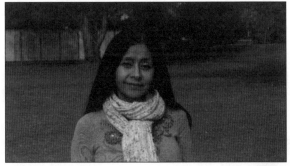

FIGURA 19-8: Sobrevivente de câncer de mama Rosa Amelia Tena-Krapes.

Foto usada com permissão.

Rosa Amelia Tena-Krapes (Figura 19-8) é educadora de saúde e ativista dedicada a melhorar a conscientização sobre o câncer de mama e os serviços de apoio em comunidades latinas em Santa Clarita, Califórnia, e redondezas.

Meu nome é Amelia Tena, e sobrevivi duas vezes ao câncer de mama. Trabalho com o Consórcio Comunitário Valley Care, uma organização sem fins lucrativos. Lidero uma parceria de entidades comunitárias públicas e privadas para defender, planejar, avaliar necessidades e facilitar o desenvolvimento de programas e políticas eficazes para melhorar a saúde dos residentes nos vales de San Fernando e Santa Clarita.

Como educadora da saúde, trabalho com o Programa de Prevenção de Obesidade, Educação e Nutrição financiado pela Rede do Departamento de Saúde Pública da Califórnia para uma Califórnia Saudável, com financiamento da USDA SNAP-ED, conhecido na Califórnia como CalFresh, que oferece assistência para famílias de baixa renda para a compra de alimentos nutritivos para uma saúde melhor.

Um dos meus papéis ao trabalhar com a comunidade do Vale de San Fernando é promover a boa forma e uma nutrição saudável por meio de uma série de aulas semanais. Ele também me dá a oportunidade de contar minha história como sobrevivente de câncer de mama e levar conscientização à comunidade latina, na qual os recursos às vezes são muito limitados — por razões que incluem barreiras de linguagem e de ordem cultural. Estou usando meus conhecimentos para melhorar o benefício que pesquisas e o atendimento clínico podem proporcionar às comunidades latinas e carentes de serviços médicos.

Trabalhei como voluntária em dois grupos de apoio de língua espanhola nos últimos sete anos. É muito importante lutar por você e ficar informada sobre todas as suas opções. Trabalho com outras pacientes de câncer como voluntária no programa Aliada na Comunidade de Apoio de Câncer. Como uma Aliada, ajudo pacientes de língua espanhola a usar o sistema de saúde e ficarem informadas durante toda sua jornada pelo câncer.

Quanto mais conhecimento você tiver, melhor controle vai ter de sua saúde e suas emoções.

Linda Butzner

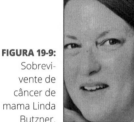

FIGURA 19-9: Sobrevivente de câncer de mama Linda Butzner.

Foto usada com permissão.

Linda Butzner (Figura 19-9) é enfermeira registrada no Wound Care Specialty Center.

Meu câncer de mama foi diagnosticado durante uma mamografia de rotina quando eu tinha 47 anos de idade. Dizer que fiquei chocada é pouco. Andar por aí se sentindo muito bem e então ouvir que tem uma doença potencialmente fatal faz você perder o chão. Desde o início, não senti medo — muita ansiedade em relação ao futuro, mas nenhum medo. Eu tinha total confiança em minha equipe cirúrgica, oncológica e radiológica. Eu estava segura quanto às decisões que tomei, ao apoio que teria de familiares e amigos e de minha fé em Deus.

Eu decidi fazer uma lumpectomia seguida por radiação, porque meu câncer era estrógeno positivo. Não foi fácil e, pela primeira vez na vida adulta, tive que permitir que cuidassem de mim — estava acostumada a ser a responsável em minha vida pessoal e profissional.

Voltei ao trabalho de enfermeira cinco meses após o término de meu tratamento. Descobri logo que eu nunca mais seria a mesma fisicamente. Eu não aguentava mais turnos de 12 horas e as exigências físicas da enfermagem devido aos efeitos duradouros do que eu tinha passado. Levei um ano para admitir esse fato, mas encontrei um emprego menos exaustivo em outra área da enfermagem.

A vida após o câncer me mudou de várias formas, física e mentalmente. A lição mais significativa que me convenci a adotar é sempre escolher a alegria na vida. Não permita que ninguém ou nada entre em sua vida que não lhe traga alegria. Precisamos dar valor ao tempo que recebemos para passar aqui na Terra. Acorde todas as manhãs com um propósito e tome uma decisão consciente de escolher a felicidade para si mesma.

Alice Loh

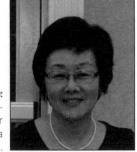

FIGURA 19-10: Sobrevivente de câncer de mama Alice Loh.

Foto usada com permissão.

Alice Loh (Figura 19-10) é atualmente diretora de projetos de saúde da mama na Herald Cancer Association (HCA) em San Gabriel, Califórnia. Criada em 2002, a HCA é uma organização comunitária sem fins lucrativos com o objetivo de lutar contra o câncer (1) aumentando a conscientização do câncer pela educação pública, (2) aumentando a taxa de sobrevivência de pacientes de câncer pela detecção precoce e por programas de prevenção e (3) auxiliando pacientes de câncer e suas famílias com orientação adequada e grupos de apoio para melhoria na qualidade de vida. A HCA também age como uma ponte entre a parte da comunidade sino-americana afetada pelo câncer e toda a comunidade sino-americana em geral.

Como diretora de projetos da saúde da mama, Alice está envolvida no planejamento e na implementação de uma variedade de programas de saúde da mama e relacionados ao câncer de mama, eventos e projetos de pesquisa. Ela faz parte da equipe de liderança do programa de apoio ao câncer de mama da Joy Luck Academy (JLA) desde sua criação, em 2010. A JLA é uma intervenção de apoio social destinada a proporcionar apoio informacional e emocional por meio de dois componentes importantes: mentoria e educação de pares. A JLA também é um projeto de pesquisa de cinco anos desde setembro de 2014.

Alice se tornou voluntária na HCA em 2008, após seu encontro com o câncer de mama, e mais tarde, em 2010, se juntou à equipe de funcionários. Como sobrevivente de câncer de mama, ela sente uma ligação especial com outras mulheres que foram atingidas pela doença. Ela é grata pela oportunidade de atender à comunidade chinesa local com sua experiência pessoal. Ela também compartilha sua experiência e conhecimento da comunidade em associação com pesquisas da Cidade da Esperança para dar voz à comunidade asiática, especialmente a chinesa, em pesquisa de câncer da mama e cuidado culturalmente responsivo.

Alice nasceu em Taiwan e imigrou para os Estados Unidos no início dos anos 1970. Ela tem um casamento feliz há mais de 35 anos e tem três filhos adultos. Além do trabalho, ela gosta de viajar para países estrangeiros, conhecer culturas interessantes e provar suas deliciosas culinárias.

> **NESTE CAPÍTULO**
>
> » Explorando o que outras pessoas podem fazer por você
>
> » Dando aos entes queridos as ferramentas para lhe dar apoio e ajuda

Capítulo **20**

Dez Formas pelas quais a Família e os Amigos Podem Ajudar Você

Neste capítulo, não oferecemos conselhos a você, mas a sua família e amigos sobre como ajudá-la a viver a experiência do câncer de mama.

Aprender a Ouvir

Às vezes, a forma mais importante pela qual um amigo ou familiar pode ajudá-la após o diagnóstico de câncer de mama é *ouvindo*. Muitas vezes todos querem lhe dar conselhos quando você só precisa que alguém a ouça, reconheça a dificuldade da situação e aprenda com sua experiência.

Outra parte importante de aprender a ouvir é que sua família não a refreie ao dizer como se sente. Ninguém deve tentar lhe dizer como deve se sentir porque eles não são você — eles não estão em seu lugar. *Você* decide quais são seus sentimentos e eles só precisam ouvir e reconhecê-los.

Ser Seus Defensores e Anotarem Tudo

Ter um diagnóstico de câncer de mama e ter que coordenar inúmeros compromissos e consultas de acompanhamento com seus oncologistas pode ser mentalmente massacrante. É fácil esquecer detalhes ou ficar confusa. Algumas pacientes até descrevem a sensação de entrar em um "nevoeiro". É muito útil ter um parente ou amigo para acompanhá-la em todas as consultas e tomar notas enquanto os médicos ou enfermeiras discutem os tratamentos e o processo de recuperação para você obter os melhores resultados para sua saúde. Ter alguém para prestar atenção a detalhes e ajudá-la a falar sobre sintomas, efeitos colaterais ou mudanças que observaram para o médico pode ajudá-la a ter uma recuperação melhor.

Mostrarem-se Despreocupados

Familiares e amigos podem manter seu moral elevado achando graça e rindo de atividades e discussões normais. O riso, dizem, faz bem à alma.

Os benefícios do riso são muitos, ele

» Reduz a pressão arterial.

» Reduz os níveis dos hormônios do estresse (incluindo o cortisol). Ajuda a reduzir a ansiedade e o estresse que impactam sua saúde e seu corpo. Além disso, a redução nos hormônios do estresse podem melhorar o desempenho do sistema imunológico.

» Melhora a saúde do coração. O riso faz seu coração bater forte e queima tantas calorias por hora quanto caminhadas em rimo lento ou moderado.

» Trabalha os músculos abdominais. Ajuda a tonificá-los porque os músculos na barriga se expandem e contraem da mesma forma que ocorre em exercícios físicos.

» Reforça as células T, células especializadas do sistema imunológico que combatem as doenças quando ativadas.

>> Aciona a liberação de endorfinas. As endorfinas são excelentes analgésicos naturais. Desse modo, o riso pode aliviar dores crônicas e fazer você se sentir bem.

>> Produz uma sensação geral de bem-estar. Pesquisas mostram que pessoas que riem muito têm uma visão positiva da vida e combatem doenças com mais rapidez do que pessoas que têm uma visão negativa da vida ou que não riem muito.

O riso é um antídoto poderoso para o estresse, a dor e os conflitos. Nada funciona ou faz seu corpo recuperar o equilíbrio melhor do que uma boa risada. O humor torna sua carga mais leve, cria vínculos com as pessoas, desperta a esperança e a mantém focada, alerta e com os pés no chão. O riso tem o poder de curar e reno-var e, quando usado com frequência, é uma solução fantástica para conflitos e problemas, melhora os relacionamentos e sustenta a sua saúde física e emocional.

Distrair Você com uma Surpresa

Distrair-se do tratamento ou de seus efeitos colaterais pode ser terapêutico. Amigos e familiares podem surpreendê-la com presentes bobos, mesmo que não seja seu aniversário ou um feriado importante. Pensar no esforço que o ente querido fez para preparar a surpresa para você a faz sentir-se amada e cuidada. Essa é a distração perfeita.

Ajudar Você e a Entender que Precisa de Ajuda

Às vezes, é difícil depender de alguém para comprar mantimentos, limpar a casa ou levar os filhos para a escola. Mas seus familiares e amigos podem lembrá-la de que ninguém é uma ilha e de que, às vezes, precisamos de alguém.

Fale aberta e francamente com seus entes queridos sobre maximizar sua independência, suas limitações físicas, o que está disposta a deixar os outros fazerem por você e sobre as contínuas exigências que está enfrentando e a necessidade de encontrar equilíbrio. Certifique-se de que as conversas sejam claras. A importância de pedir ajuda é dizer *sim* e aceitar ajuda das pessoas que ama. Isso permite a elas se sentirem ligadas a você em um momento em que realmente precisam expressar o quanto se preocupam com você.

Fazer com que essas pessoas lhe digam que você precisa ser receptiva em relação à ajuda que estão oferecendo pode ser terapêutico para elas também ao lidar com sua doença. Você precisa ajudar as pessoas a ajudarem você.

Deixar uma Mensagem Após o Sinal

Muitas vezes, ouvimos familiares dizendo que vão ligar para seus entes queridos com câncer de mama, mas não deixam uma mensagem na secretária eletrônica porque não querem incomodar. Isso é o oposto do que devem fazer. Não deve haver escassez de votos de melhoras. Nos piores momentos de desespero ou desconforto que o câncer de mama pode causar, ouvir mensagens positivas pode fazer você rir e se sentir bem. Outro benefício de mensagens deixadas por familiares e amigos é que você pode responder como preferir.

Perguntar Antes de Levar Comida

Às vezes, você sente alterações no paladar ou no apetite e até na energia, ou preparar uma refeição pode não estar nos seus planos. É ótimo que seus familiares e amigos avisem que vão levar comida para que você saiba que alimentos despertam seu apetite e a quantidade que consome. Isso evitará que você se sinta culpada quando não estiver comendo toda a comida que recebe.

Comprar Mantimentos em Vez de Levar Pratos Prontos

Seria ótimo se seus amigos fossem até a sua cozinha e anotassem de que mantimentos você precisa ou o que você gostaria de comer — e então os comprassem. A lista pode até ser digitada e enviada por e-mail para outros amigos e familiares, que então podem participar da compra de mantimentos. Isso garante que você receba os itens de que precisa.

Ajudar Seus Filhos a Ter uma Vida Normal

Seus amigos e familiares podem ajudar a levar seus filhos à escola, ao treino de futebol ou à festa de aniversário de um amigo. Se as crianças estão habituadas a ir com você ao mercado, talvez seus amigos ou familiares possam levá-los quando comprarem mantimentos.

Não se Esquecer de Você

Parte de ser humano é que quando há uma crise, costumamos correr para ajudar — mas quando a crise imediata passa, não se consegue encontrar ninguém. A jornada do câncer de mama é longa e pode envolver efeitos colaterais do tratamento de dois a três anos depois, ou até de cinco a dez anos após o tratamento inicial, no caso de hormonioterapia. Mesmo que você não precise que familiares e amigos comprem mantimentos ou levem seus filhos à escola, é bom que eles entrem em contato de tempos em tempos.

316   PARTE 5 **A Parte dos Dez**

NESTE CAPÍTULO

» Sendo grata, usufruindo o momento e mais

» Sabendo por que você merece ser feliz

» Escolhendo suas batalhas

Capítulo **21**

(Pelo Menos) Dez Formas de Ter uma Vida Melhor Após o Câncer

Ter câncer de mama pode ser um toque de despertar violento para qualquer pessoa. Em primeiro lugar, você se pergunta o que o causou. Talvez comece a prestar atenção ao ambiente, à alimentação, ao estilo de vida e aos níveis de estresse.

Muitas vezes, sobreviventes do câncer de mama têm uma sensação de perda e isolamento após completar o tratamento. Indivíduos de descendência africana e asiática e outras etnias minoritárias costumam ter necessidades adicionais por causa de diferenças culturais e podem se sentir isolados ou ter dificuldades de comunicar fatos sobre sua saúde ou emoções aos outros porque acham que suas necessidades não serão atendidas.

Todos os sobreviventes do câncer de mama devem obter o apoio de que precisam para viverem bem depois dele. Neste capítulo, apresentamos dez meios de melhorar sua vida depois do câncer de mama.

Adotando uma Atitude de Gratidão

A experiência com o câncer de mama pode lhe ensinar o quanto a vida é importante e deve ser valorizada. Pare todos os dias e sinta o perfume das rosas. Desfrute a beleza natural das flores, das árvores, do ar fresco e das maravilhas do corpo humano. Não deixe nenhum dia passar sem uma *atitude de gratidão*. Lembre-se que há alguém em algum lugar passando por algo pior que você, seja por sofrer de uma doença, perder o emprego, enfrentar um divórcio ou chorar a perda de um ente querido.

Desfrutando o Momento

Não importa se você tem 20 ou 90 anos, há coisas que quer fazer durante a vida. Todos queremos. E por você ter recebido uma segunda chance por sobreviver ao câncer de mama, vá em frente, dê esse passo. Talvez você sempre tenha tido vontade de visitar o Grand Canyon, Madagascar, o Quênia, a torre Eiffel, em Paris, ou até o carnaval em Trinidad e Tobago — e agora é a hora.

LEMBRE-SE

O tempo perdido não volta. Viva algo novo e aproveite a emoção de sair da caixa. Uma enfermeira que conhecemos escreveu uma carta de demissão para o hospital no final de seu tratamento de câncer de mama, vendeu a casa e mudou para as Bahamas porque não queria continuar em um emprego estressante.

Sabendo Por que Merece a Felicidade

Você pode estar em um relacionamento não saudável ou estressante, no qual você se perdeu ou perdeu o senso de objetivo. Talvez tenha afastado ou não dado valor a alguém que a ama ou quer estar perto de você. Esse é o momento de refletir sobre sua felicidade. Todos querem ser felizes pelo menos uma vez na vida e a hora é agora. Nem pense que você não merece, tampouco se sinta culpada por querer ser feliz. Não insista em sofrer e pare de pensar que você não tem valor.

Aqui estão mais alguns motivos pelos quais você merece ser feliz:

» **É sua recompensa pelo sofrimento.** Você passou por muitos dias difíceis e chegou a hora de ser recompensada. É hora de compensar os maus momentos com bons momentos. Nunca ache que a vida vai continuar morro abaixo — há sempre uma subida do outro lado.

» **Você proporcionou felicidade.** Houve inúmeras vezes em que você fez algo para um amigo ou desconhecido sorrir. Você comprou presentes para amigos, pais e parentes, assistiu a shows de amigos e elogiou desconhecidos (ou até homens ou mulheres que achou atraentes). Você deu felicidade a muitas pessoas e talvez algumas não a tenham merecido. Chegou a hora de que alguma felicidade seja dada a você.

» **Você esperou por isso.** Talvez você tenha esperado se casar com o namorado da infância. Talvez você tenha esperado nove meses para dar à luz a cada filho. Talvez você tenha estudado por vários anos depois do ensino médio ou tenha esperado 11 anos por uma promoção. Você tem vivido a vida esperando pela felicidade e chegou a hora de sair e encontrá-la.

» **Você é uma boa pessoa.** Pense bem na vida que levou. Claro, há momentos dos quais você se envergonha e dias que gostaria de esquecer por causa de experiências negativas. Você ainda é uma boa pessoa.

» **Você trabalhou duro.** A menos que você seja um astro da TV ou herdeiro de uma fortuna, você teve que trabalhar duro para conseguir o que tem. Apesar do que pensa, você não passou a vida sentada sem fazer nada. A vida exige trabalho e não permite que você seja inútil.

» **Você buscou a felicidade.** Você provavelmente tentou achar o emprego, o cônjuge, a casa ou o carro perfeitos. Quando se dá conta do que espera da vida, você sai e trabalha duro para consegui-lo. Está na hora da recompensa.

» **Você é uma sobrevivente.** Você acordou esta amanhã e todas as manhãs antes dela. Enfrentou dias em que havia problemas sérios a resolver ou em que você teve que lidar com vários assuntos diferentes. É possível que tenha enfrentado brigas terríveis, empregos estressantes e perdas dolorosas. Tudo o que você suportou mostra sua força e coragem. Por todas as situações às quais sobreviveu, você realmente merece a felicidade. Você é responsável por sua vida, e pode fazer sua própria felicidade, *se desejar*.

Aprendendo sobre Sua Saúde

Durante o diagnóstico e o tratamento do câncer de mama, você reuniu algumas pérolas de sabedoria que ficarão em sua vida. Você aprendeu a importância dos exames de rastreamento e de atividades que promovem a saúde, como exames físicos regulares, mamografias de rastreamento, colonoscopias, observação da pele em busca de mudanças anormais, exames para diagnóstico de glaucoma, colpocitologias (papanicolau) e outros.

Neste livro, você também aprendeu a comer de forma saudável — que tipos de alimentos evitar e quais consumir em abundância. Aprendeu a importância dos exercícios e de aumentar as atividades físicas, sobre meditação e risos e como equilibrar seu bem-estar mental, físico, espiritual e emocional. Acredite em nós — vai ser difícil voltar aos velhos hábitos depois do câncer de mama. Você vai querer um "eu" mais saudável explodindo para a vida como um bebê que acabou de nascer.

Aprendendo a Escolher Suas Batalhas

Há duas coisas que são o centro de conflitos: problemas e questões. É importante saber a diferença entre as duas.

» **Um problema:** Geralmente se refere a um assunto ou situação considerado prejudicial, precisa ser enfrentado e tem uma solução.

» **Uma questão:** Um tema ou assunto importante para debate ou discussão, mas você não pode solucioná-la ou mudá-la.

Enfrentar cada conflito que surge pode prejudicar sua saúde porque eleva a resposta de seu corpo ao estresse. Quando o corpo experimenta altos níveis de estresse, aumenta a secreção do hormônio cortisol, que é produzido pela glândula adrenal. Níveis elevados de cortisol podem aumentar o pH do corpo e as inflamações, o que cria condições favoráveis para que as doenças avancem.

DICA

Lute apenas pelos *problemas*, porque eles são realmente importantes. Avalie as consequências de uma discussão ou decisão. Sempre considere o seguinte: *vale a pena tratar disso?* e *isso vai ser importante amanhã?* Nunca discuta só por discutir.

Aqui estão mais algumas ideias para lidar com conflitos:

» **Elabore um plano.** Espere, acalme-se e reflita sobre o problema.

» **Faça uma pausa.** Reveja qual é sua motivação no conflito. Pergunte-se: *é esse mesmo o problema, é uma questão ou há outra coisa me incomodando?*

» **Não reaja de imediato.** Afaste-se da situação ou conflito por vários minutos. Acalme-se e pergunte-se o que uma discussão ou uma ação específica faria.

» **Escolha o momento certo.** Nunca discuta com alguém em público ou na hora em que o problema acontece, porque o calor do momento pode gerar uma troca de palavras das quais você pode se arrepender. Escolha outro momento ou lugar para tratar do problema quando o ambiente não for ameaçador e as pessoas estiverem calmas.

» **Fale, nunca grite.** Se a conversa se tornar uma competição de gritos, é provável que as duas pessoas fiquem na defensiva, e ela gere um tumulto emocional.

- » **Concorde em discordar.** O meio-termo é a melhor solução para resolver qualquer conflito. Sempre mantenha uma atitude positiva e tente desanuviar a tensão com humor e risos quando possível.

- » **Comunique-se.** Não suponha que o outro sabe o que você está pensando ou sentindo. Comunique o que a está aborrecendo com clareza.

- » **Antecipe o problema.** Tente ser proativa em vez de reativa. Trate da situação assim que perceber que um problema vai surgir.

- » **Discuta o problema pessoalmente.** Desavenças são melhor tratadas frente a frente. A linguagem corporal e as expressões faciais ajudam a transmitir sua mensagem. A outra pessoa vai saber que você sente muito ou até se está sendo sincera. E-mails, tuítes e conversas telefônicas podem ser mal interpretadas e até estender o conflito sem necessidade.

Aprendendo a Estar no Aqui e Agora

Não há lugar para procrastinação. Você precisa valorizar muito o tempo e saber que o amanhã é incerto. Faça o que puder fazer hoje, porque você não quer acrescentar a lista de hoje às surpresas de amanhã. Quando você tem uma lista de coisas que deveriam ter sido feitas dias atrás, isso gera uma carga emocional que geralmente gera ansiedade, medo e até depressão. Evite situações que possam afetar sua saúde e bem-estar geral. Você deve estabelecer metas realistas para garantir que elas possam ser alcançadas no prazo que determinou.

Converse Consigo Mesma de Forma Positiva

O *autodiálogo positivo* faz com que você se sinta bem consigo mesma e com as coisas que estão acontecendo em sua vida. É como ter uma voz otimista em sua cabeça que sempre vê o copo meio cheio em vez de meio vazio. Aprenda a manter autodiálogos positivos à medida que atravessa seu tratamento e espera ansiosamente se recuperar da cirurgia ou quimioterapia. Você pode se flagrar dizendo: "É duro, mas eu consigo".

Este é um fenômeno da mente-sobre-a-matéria. O espírito humano é tenaz quando você avança usando a resistência mental, a espiritualidade e a conectividade humana para enfrentar a batalha contra o câncer. A mente e o espírito humano são, em última análise, mais poderosos que o corpo humano.

CAPÍTULO 21 **(Pelo Menos) Dez Formas de Ter uma Vida Melhor Após o Câncer** 321

Lidando com Mudanças Físicas

Você pode descobrir que ainda está lidando com os efeitos do tratamento contra o câncer em seu corpo. Superar esses efeitos leva tempo. Talvez você se pergunte como o seu corpo deveria se sentir nesse período e quais são os sinais de que o câncer está voltando. Muitos efeitos do tratamento do câncer de mama podem ser controlados, mas você deve informar ao médico os sintomas que está sentindo. Veja a Tabela 21-1.

TABELA 21-1   **Mudanças Físicas Comuns Após o Tratamento contra o Câncer de Mama e Soluções Possíveis**

Mudanças Físicas	Soluções Possíveis
Fadiga relacionada ao câncer	Exercícios, refeições pequenas bem balanceadas, atividades estruturadas quando tiver mais energia, dieta rica em ferro, consulta com hematologista para controle de anemia ou deficiência de ferro. Encaminhamento para terapeuta ocupacional para auxiliar com atividades diárias.
Falta de memória e alterações na concentração	Encaminhamento ao neurologista para avaliar alterações na memória, para exercícios mentais e estratégias de enfrentamento.
Dor	Encaminhamento à fisioterapia ou especialista em medicina física e reabilitação/fisiatra. Encaminhamento para radiação ou outros especialistas de acordo com a causa da dor.
Mudanças no sistema nervoso (neuropatia)	Encaminhamento ao neurologista ou especialista em dor para tratar a neuropatia ou dor *neuropática* causada por doença ou lesão na área do sistema nervoso que processa as informações sensoriais da pele, dos músculos e das articulações.
Linfedema ou inchaço	Encaminhamento para fisioterapia/especialista em linfedema.
Problemas nos dentes e boca	Encaminhamento para dentista ou cirurgião-dentista.
Mudanças no peso e hábitos alimentares	Encaminhamento a nutricionista, personal trainer, academia de ginástica etc.
Dificuldade para engolir	Encaminhamento para patologistas da fala e linguagem.
Problemas de controle de bexiga e intestino	Encaminhamento para urologista e especialista em reabilitação de assoalho pélvico.
Sintomas de menopausa	Encaminhamento ao ginecologista ou endocrinologista.
Mudanças de humor (ansiedade pré-exames, depressão)	Encaminhamento ao psiquiatra, psicólogo ou terapeuta.

LEMBRE-SE

Aqui estão mais alguns fatores a considerar:

» Fale com seu médico sobre sintomas físicos ou efeitos colaterais do tratamento.

» Marque uma consulta com o especialista indicado para tratar dos sintomas físicos.

» Compareça a todas as consultas e tratamentos recomendados pelo especialista para ter mais êxito.

» Mantenha sempre a alimentação e a mente saudáveis — e se exercite.

Alcançando a Autoaceitação e o Novo Eu

É verdade que uma imagem corporal positiva já é bastante difícil no mundo de hoje, mas o tratamento para o câncer de mama pode dificultá-la ainda mais. Entre as muitas preocupações que você pode ter após o tratamento do câncer de mama, está o impacto emocional da mudança em seu corpo. A imagem corporal pode ser definida como o que você pensa de sua aparência física e como acha que os outros veem seu corpo. A perda ou mudanças em suas mamas, cabelos, força física e/ou libido podem alterar sua feminilidade ou masculinidade porque a aparência geralmente corresponde à sexualidade ou à beleza em nossa sociedade. Mesmo que não haja mudanças físicas óbvias devido ao tratamento do câncer, a imagem corporal ainda pode ser uma preocupação para o sobrevivente.

DICA

Aqui estão algumas dicas para aceitar seu novo eu:

» Dê-se tempo para sofrer pela perda de suas mamas, cabelos ou capacidade física antes de decidir o que fazer em seguida.

» Use roupas que a deixem à vontade. Se você gosta de usar calcinhas fio dental, continue. Se quiser usar shorts, vá em frente.

» Ache roupas que seu parceiro goste de ver em você. Não se sinta culpada de querer se cobrir um pouco mais durante a intimidade até se sentir à vontade para ficar nua outra vez. Encontre novos prazeres durante a intimidade que possam incorporar a mudança em seu corpo.

» Aproveite para fazer uma reconstrução de mama "completa". Pense em fazer reconstrução dos mamilos, tatuagem da aréola ou aréola e mamilo em 3D, e enxertos de gordura para garantir que a mama se pareça com a mama normal. Isso significa voltar várias vezes ao cirurgião plástico para pequenos "retoques".

» Faça refeições saudáveis e balanceadas e limite a ingestão de álcool. Uma boa dieta pode ajudá-la a manter o peso ideal e fazê-lo sentir-se física e emocionalmente viva e saudável. Se você precisar de ajuda, peça ao médico para encaminhá-la a um nutricionista ou dietista.

» Se você tem um parceiro, converse com ele sobre como se sente. Uma comunicação franca é a melhor forma de reduzir a ansiedade e o desconforto em um relacionamento. Conversem e sejam abertos e francos sobre sexo e ambos poderão achar novos meios de se satisfazer mutuamente.

» Se você está solteira ou mantém uma relação casual, não se apresse em ir "para a cama". Use o tempo de que precisar para iniciar uma relação física. Embora seja você quem decide com quem partilhar seu corpo, você deve estar atenta a quando um relacionamento é significativo ou quando é casual. Você não quer ficar em uma posição vulnerável se perguntando se seu parceiro está comprometido com você. Vá com calma e encontre a pessoa certa que a ame pelo que você é, com um amor incondicional.

» Procure orientação psicológica ou terapia se precisar de um pouco de ajuda para lidar com seu novo eu e desenvolver um autodiálogo positivo.

Seguindo um Plano de Sobrevivência

Em 2006, o Instituto de Medicina dos Estados Unidos publicou um relatório recomendando que cada paciente de câncer receba um plano de cuidados do oncologista que inclua diretrizes para monitorar e manter a saúde.

O plano deve incluir:

» Um resumo do tratamento por escrito, incluindo nomes e doses de medicamentos, assim como dose de radiação, se for o caso.

» Um plano de acompanhamento individual.

» Recomendações sobre que profissional — oncologista, médico de cuidados primários ou outro especialista — deve se encarregar dos cuidados relacionados ou não ao câncer.

A melhor parte deste plano é sobre o acompanhamento individual, que indica quantas vezes você deve voltar ao oncologista, ao rádio-oncologista, ao cirurgião de mama, ao profissional de cuidados primários e a outros especialistas com relação aos seus problemas atuais. Geralmente, ele inclui um resumo de atividades para garantir que todos seus exames estejam em dia.

Exames para o Câncer de Mama e Bem-estar

Após o tratamento para o câncer de mama, você continuará a se consultar com o oncologista por algum tempo antes de passar a um médico de cuidados primários. Os exames para detectar recorrência se baseiam em sua idade, diagnóstico específico e tratamento recebido.

Em geral, são recomendados os seguintes exames e cronogramas de rastreamento:

» **Histórico médico e exames físicos:** Vá ao médico a cada 3–6 meses durante os primeiros três anos após o primeiro tratamento, a cada 6–12 meses pelos próximos dois anos e então, uma vez por ano.

» **Mamografia:** Programe uma mamografia diagnóstica um ano após a primeira mamografia que levou ao diagnóstico de câncer. Entretanto, se você fez radioterapia, espere seis meses após o último tratamento. Depois dessa primeira mamografia pós-tratamento, é recomendável repeti-la pelo menos uma vez por ano, em uma ou nas duas mamas, dependendo do tipo de cirurgia que você fez.

» **Autoexame da mama:** Faça o autoexame pelo menos uma vez por mês. Esse procedimento não substitui a mamografia.

» **IRM de mama:** Faça uma IRM todos os anos, seis meses depois da mamografia se foi detectado que você corre risco elevado de recorrência do câncer ou um risco de 20% ou mais de desenvolver câncer de mama.

Os critérios para realização da IRM estão evoluindo rapidamente. O que é recomendado hoje mudará depressa no futuro. As indicações para o exame de IRM são tema de discussões constantes por parte de médicos e pesquisadores, porque não há diretrizes firmes para sua realização. Pergunte ao médico se você precisa realizar uma IRM além ou em vez da mamografia, principalmente para detectar a recorrência do câncer de mama.

» **Orientação genética:** Outra parte importante do acompanhamento é informar ao médico se há casos de câncer na família, pois você pode se beneficiar de orientação e testes genéticos.

» **Terapia hormonal:** Se fizer parte de seu plano de tratamento, continue a terapia hormonal conforme orientado pelo oncologista.

E aqui estão as recomendações para exames de bem-estar:

» **Exame ginecológico:** Programe um exame ginecológico todos os anos ou exames de rastreamento a cada dois ou três anos se teve duas colpocitologias negativas. Entretanto, se você estiver realizando hormonioterapia com Tamoxifeno, deve realizar o papanicolau anualmente.

» **Exame físico/de bem-estar:** Marque um exame físico ou de bem-estar por ano. Neste exame, serão realizados um histórico médico abrangente, um exame físico, um histórico psicossocial, uma avaliação de medicamentos, sintomas ativos e exames de sangue abrangentes. Esse tipo de exame é essencial para descobrir mudanças em seu corpo mesmo antes do aparecimento de sintomas.

» **Colonoscopia:** Marque uma colonoscopia para detecção de câncer do cólon a partir dos 50 anos. Se há um forte histórico familiar da doença, fale com o médico para começar o rastreamento mais cedo.

» **Rastreamento de câncer de próstata (para homens):** Os homens devem começar o rastreamento de câncer de próstata anualmente a partir dos 50 anos, incluindo um exame retal digital (ERD), exames de sangue PSA e relato de problemas urinários. Para homens afrodescendentes, o rastreamento do câncer de próstata deve começar aos 40 anos, devido ao aumento da incidência e mortalidade nessa população. As diretrizes do rastreamento do câncer de próstata são controversas, mas é importante que você conheça seu risco pessoal e familiar para conversar com o médico sobre a melhor idade para iniciar o exame.

» **Rastreamento dermatológico:** Marque uma consulta com o dermatologista para exames de lesões ou mudanças na pele uma vez por ano. Esta é uma maneira segura de detectar câncer de pele em estádio inicial.

» **Rastreamento oftalmológico (exame de vista):** Marque um exame de vista anualmente ou de acordo com as orientações para detectar glaucoma, catarata ou outros problemas de visão. Se você tiver diabetes e/ou hipertensão, vá ao oftalmologista uma vez por ano — um especialista que vai dilatar suas pupilas e examinar a retina e outras estruturas dos olhos.

Mulheres e homens em recuperação de câncer de mama são encorajados a seguir orientações para boa saúde, como atingir e manter um peso saudável, exercitar-se, não fumar, adotar uma dieta balanceada rica em frutas e legumes, evitar açúcares concentrados e seguir as recomendações de rastreamento de câncer e bem-estar.

Apêndice A

Glossário da Saúde da Mama

Este glossário da saúde da mama apresenta definições resumidas de muitos termos usados neste livro. Você pode usá-lo como um guia de referência rápida para entender as palavras relacionadas à área de conscientização, diagnóstico, tratamento, recuperação e sobrevivência do câncer de mama. Algumas das definições vêm do site do National Cancer Institute (`www.cancer.gov`), que são de domínio público, e algumas vêm da Fundação Americana do Câncer de Mama e foram usadas com autorização (`www.abcf.or`).

A Fundação Americana de Câncer de Mama (ABCF) é uma entidade beneficente nacional sem fins lucrativos que fornece recursos educacionais e financiamento vital para ajudar na detecção precoce, tratamento e sobrevivência do câncer de mama para indivíduos carentes e sem plano de saúde, independentemente de idade ou gênero. A ABCF trata de muitas questões e oferece recursos para muitas áreas abordadas neste livro.

Ácido desoxirribonucleico (DNA): Qualquer um dos ácidos nucleicos que geralmente são a base molecular da hereditariedade. Formam uma dupla hélice pela união de pontes de hidrogênio e, em células eucariontes, se localizam principalmente no núcleo.

Angústia: Dor ou sofrimento emocional, espiritual ou físico que pode fazer a pessoa se sentir triste, amedrontada, deprimida, ansiosa ou solitária. Pessoas angustiadas também podem se sentir incapazes de lidar e enfrentar mudanças causadas pelas atividades da vida normal ou por ter uma doença como o câncer. Pacientes de câncer podem ter dificuldade em lidar com diagnóstico, sintomas físicos ou tratamento.

Ansiedade: Sensação de insegurança, medo e inquietação que podem ocorrer como reação ao estresse. A pessoa com ansiedade pode suar, ficar inquieta e tensa e ter batimentos cardíacos acelerados. Ansiedade extrema que se manifesta com frequência durante um longo período pode ser um sinal de transtorno de ansiedade.

Apneia do sono: Distúrbio de sono marcado por pausas de dez segundos ou mais na respiração durante o sono que provoca um sono agitado. Os sintomas incluem roncos altos ou anormais, sonolência diurna, irritabilidade e depressão.

Aréola: Área de pele escura na mama que rodeia o mamilo.

Aspiração por agulha: Processo de obter amostras de células e pedaços de tecido para exame por sucção usando uma agulha ligada a uma seringa.

Benigno: Tipo brando de tumor que não ameaça a saúde ou a vida; não canceroso.

Biópsia: Remoção e exame de tecido ou fluido de um organismo vivo.

Biópsia estereotáxica: Procedimento de biópsia que usa um computador e um aparelho de imagem em 3D para encontrar o local do tumor e guiar a remoção de tecido para exame sob microscópio.

Biópsia de linfonodo sentinela (BLNS): Procedimento que pode ser usado para determinar se um ou mais linfonodos contém células cancerosas.

Biópsia tecidual com agulha: Remoção de amostra de tecido com uma agulha para ser examinada ao microscópio. Também chamada de biópsia tecidual.

Braquiterapia (radiação interna): Radiação na qual a fonte é inserida na área tratada.

BRCA1: Gene do cromossomo 17 que normalmente ajuda a inibir o crescimento celular. Uma pessoa que herda certas mutações (mudanças) em um gene BRCA1 corre maior risco de desenvolver câncer de mama, de ovário, de próstata e outros.

BRCA2: Gene do cromossomo 13 que normalmente ajuda a inibir o crescimento celular. Uma pessoa que herda certas mutações (mudanças) em um gene BRCA2 corre maior risco de desenvolver câncer de mama, de ovário, de próstata e outros.

Calcificação: Depósitos anormais de sais de cálcio no tecido.

Câncer: Tumor maligno com potencial de crescimento ilimitado que se expande localmente por invasão e sistematicamente por metástase.

Câncer de mama: Câncer que se origina nas células da mama.

Câncer de mama estádio I: O estádio I é dividido em estádio IA e IB. No estádio IA, o tumor tem 2cm ou menos. O câncer não se espalhou para além da mama. No estádio IB, são encontrados pequenos grupos de células cancerosas (com mais de 0,2mm, mas não maiores que 2mm) nos linfonodos ou: (1) nenhum tumor é encontrado na mama ou (2) o tumor tem 2cm ou menos.

Câncer de mama estádio II: O estádio II é dividido nos estádio IIA e IIB. No estádio IIA, (1) nenhum tumor é encontrado na mama ou o tumor tem 2cm ou menos. É encontrado câncer (maior que 2mm) em um a três linfonodos axilares ou nos linfonodos perto do esterno (encontrado durante uma biópsia de linfonodo sentinela) ou (2) o tumor mede mais que 2cm, mas não mais que 5cm. O câncer não se espalhou para os linfonodos. No estádio IIB, o tumor é (1) maior que 2cm, mas não maior que 5cm. Pequenos grupos de células mamárias cancerosas (maior que 0,2mm, mas não maior que 2mm são encontrados nos linfonodos; ou (2) maior que 2cm, mas não maior que 5cm. O câncer se espalhou para um a três linfonodos axilares ou para os linfonodos perto do esterno (encontrados durante a biópsia de linfonodo sentinela) ou (3), maior que 5cm. O câncer não se espalhou para os linfonodos.

Câncer de mama estádio III: O estádio III é dividido nos estádios IIIA, IIIB e IIC. No estádio IIIA, (1) nenhum tumor é encontrado na mama ou o tumor pode ter qualquer tamanho. O câncer é encontrado em quatro a nove linfonodos axilares ou nos linfonodos perto do esterno (encontrados durante exames de imagem ou físicos); ou (2) o tumor mede mais que 5cm. Pequenos grupos de células mamárias cancerosas (maiores que 0,2mm, mas não maiores que 2mm) são encontrados nos linfonodos ou (3) o tumor é maior que 5cm. O câncer se espalhou para um a três linfonodos axilares ou para os linfonodos perto do esterno (encontrados durante uma biópsia de linfonodo sentinela). No estádio IIIB, o tumor pode ter qualquer tamanho e o câncer se espalhou para a parede torácica e/ou para a pele da mama e causou inchaço ou uma úlcera. Além disso, o câncer pode ter se espalhado para: (1) até nove linfonodos axilares ou (2) para os linfonodos perto do esterno. O câncer que se espalha para pele da mama também pode ser câncer de mama inflamatório. No estádio IIIC, (1) nenhum tumor é encontrado na mama ou (2) o tumor pode ter qualquer tamanho. O câncer pode ter se espalhado para a pele e causado inchaço e úlceras e/ou se espalhou para a parede torácica. Também, o câncer se espalhou para: (1) 10 ou mais linfonodos axilares; ou (2) linfonodos acima ou abaixo da clavícula ou (3) linfonodos axilares e linfonodos perto do esterno. O câncer que se espalhou para a pele da mama também pode ser câncer de mama inflamatório. Para tratamento, o câncer de mama em estádio IIIC é dividido em estádio IIIC operável e não operável.

Câncer de mama estádio IV: O câncer se espalhou para outros órgão do corpo, com mais frequência para os ossos, pulmões, fígado ou cérebro.

Câncer de mama inflamatório: Câncer que afeta principalmente a pele das mamas.

Câncer de mama masculino: Uma forma rara de câncer que ocorre na mama do homem.

Câncer de mama metastático: Câncer de mama que invadiu outras partes do corpo além das mamas.

Câncer de mama triplo negativo: Câncer de mama em que as células não expressam os seguintes receptores: progesterona, estrógeno e HE2/neu (receptor de crescimento epidérmico humano 2).

Carcinoma ductal in situ (CDIS): Células anormais encontradas no revestimento do ducto mamário.

Carcinoma ductal infiltrante (CDI): Veja carcinoma ductal invasivo.

Carcinoma ductal invasivo (CDI): Câncer que começou nos ductos mamários e pode invadir tecidos ao redor dos ductos.

Carcinoma in situ de mama estádio 0: Há três tipos de carcinoma in situ de mama em estádio 0: carcinoma ductal in situ (CDIS), carcinoma lobular in situ (CLIS), e doença de Paget do mamilo. CDIS é uma doença não invasiva na qual células anormais são encontradas no revestimento de um ducto mamário. Em alguns casos, o CDIS pode ser tornar invasivo e se espalhar para outros tecidos. Nesse momento, não há como saber que lesões podem se tornar invasivas. CLIS é uma doença em que células anormais são encontradas nos lóbulos da mama. Esse problema raramente se torna um câncer invasivo. Entretanto, ter CLIS em uma das mamas aumenta o risco de desenvolver câncer em qualquer uma das mamas. A doença de Paget no mamilo é um problema em que células anormais são encontradas só no mamilo. Também chamado de carcinoma in situ de mama.

Carcinoma intraductal: Outro nome para o carcinoma ductal in situ (CDIS). Câncer de mama não invasivo no qual células anormais não se espalharam pelos ductos para o tecido mamário adjacente.

Carcinoma lobular in situ (CLIS): Células anormais encontradas nos lóbulos da mama.

Carcinoma lobular infiltrante (CLI): Veja carcinoma lobular invasivo.

Carcinoma lobular Invasivo (CLI): Câncer que começou nos lóbulos da mama e pode invadir outras partes do corpo.

Célula: É o bloco de construção básico que forma a menor unidade estrutural de matéria viva capaz de funcionar de modo independente.

Célula B: Um tipo de glóbulo branco que produz anticorpos. Células B são parte do sistema imunológico e se desenvolvem a partir de células-tronco na medula óssea. Também chamada de linfócito B.

Célula T: Um tipo de glóbulo branco. As células T fazem parte do sistema imunológico e se desenvolvem a partir de células tronco na medula óssea. Elas ajudam a proteger o corpo de infecções e podem ajudar a combater o câncer. Também chamada de linfócito T e timócito.

Célula T "matadora": Um tipo de célula imunológica que pode destruir certas células, incluindo células estranhas, células cancerosas, e células infectadas com um vírus. Células T matadoras podem ser separadas de outras células sanguíneas, cultivadas em laboratório e então dadas a um paciente para matar as células cancerosas. Uma célula T matadora é um tipo de glóbulo branco e um tipo de linfócito. Também chamada de linfócito T citotóxico.

Cirurgia de conservação da mama: Uma mastectomia na qual somente a parte da mama que contém câncer é removida.

Cirurgia reconstrutiva: Procedimento realizado para restaurar a aparência da mama após uma mastectomia ou cirurgia de conservação de mama.

Cisto simples: Um saco benigno cheio de líquido encontrado na mama.

Densidade da mama: Termo usado para descrever a quantidade de tecido denso comparada à quantidade de tecido adiposo em uma mamografia. A mama densa tem mais tecido fibroso e glandular do que gordura. Há diferentes níveis de densidade mamária, variando de pouco ou nenhum tecido denso a muito tecido denso. Quanto maior a densidade, mais difícil será achar tumores ou outras mudanças na mamografia.

Depressão: Distúrbio mental marcado por contínuos sentimentos de tristeza, desespero, perda de energia e dificuldade de lidar com a vida diária. Outros sintomas de depressão incluem sentimentos de inutilidade e desesperança, perda de prazer nas atividades, mudanças nos hábitos de alimentação ou sono e pensamento de morte ou suicídio. A depressão pode afetar qualquer pessoa e tem tratamento. Ela afeta 15–25% de pacientes de câncer.

Diagnóstico: Ato de identificar uma doença por seus sinais e sintomas.

Dietilestilbestrol (DES): Composto sintético cristalino usado como estrógeno potente que pode causar câncer ou defeitos congênitos nos bebês de mulheres grávidas.

Dissecção de linfonodo axilar: Cirurgia para remover linfonodos encontrados na região da axila. Também chamada de dissecção axilar.

Doença de Paget: Células anormais encontradas no revestimento do ducto mamário.

Ducto: Canal ou vaso corporal pelo qual passa a secreção de uma glândula.

Efeito colateral: Efeito secundário e geralmente adverso de uma droga.

Ensaio clínico: Tipo de estudo de pesquisa que testa a eficácia de novos métodos médicos em pessoas. Esses estudos testam novos métodos de rastreamento, prevenção, diagnóstico ou tratamento de uma doença. Também chamado de estudo clínico.

Estadiamento: Realização de exames e testes pra descobrir a extensão do câncer no corpo, principalmente se a doença se disseminou do local original a outras partes do corpo. É importante saber o estádio da doença a fim de planejar melhor o tratamento.

Estrógeno: Esteroide natural que estimula o desenvolvimento das características sexuais femininas e promove o crescimento e preservação do sistema reprodutor feminino.

Estroma: Tecido conjuntivo e adiposo que forma a mama e preenche o espaço entre os ductos, lóbulos, vasos sanguíneos e vasos linfáticos.

Fator de proteção: Hábitos ou comportamentos que podem reduzir o risco de desenvolver uma doença ou melhorar sua saúde em geral.

Fator de risco: Algo que aumenta a chance de desenvolver uma doença. Alguns exemplos de fatores de risco para o câncer são idade, histórico familiar em relação a certos cânceres, uso de produtos derivados de tabaco, exposição à radiação ou certos produtos químicos, infecções por certos vírus ou bactérias e certas alterações genéticas.

Fibroadenoma: Tumor de mama benigno que costuma ocorrer em mulheres de 20–30 anos de idade.

Fluxo sanguíneo: Sangue que corre no sistema circulatório.

Graduação: Sistema de classificação das células cancerosas em relação ao nível de anormalidade que mostram no exame sob o microscópio. O objetivo do sistema é fornecer informações sobre a provável taxa de crescimento do tumor e sua tendência de se disseminar. Os sistemas usados para graduar tumores variam de acordo com o tipo de câncer. A graduação é importante nas decisões sobre o tratamento.

Grupo de apoio: Um grupo de pessoas com doenças ou preocupações semelhantes que se ajudam mutuamente a enfrentar as dificuldades partilhando experiências e informações.

Heparina: Substância que retarda a formação de coágulos sanguíneos. A heparina é produzida pelo fígado, pulmões e outros tecidos do corpo e também pode ser feita no laboratório. A heparina pode ser injetada no músculo ou no sangue para evitar ou dissolver coágulos no sangue. É um tipo de anticoagulante.

HER2/neu: Proteína envolvida no crescimento normal das células. É encontrada em alguns tipos de células cancerosas, incluindo as de mama e ovário. As células cancerosas removidas do corpo podem ser testadas para a presença de HER2/neu para ajudar a decidir o melhor tipo de tratamento. O HER2/neu é um tipo de receptor tirosina quinase. Também é chamado de c-erbB-2, receptor humano EGF 2 e receptor de fator de crescimento epidérmico 2.

HER2/neu, exame: Exame de laboratório que mede a quantidade de proteína HER2/neu nas células cancerosas e quantas cópias do gene HER2 estão no DNA. A proteína participa do crescimento normal da célula. Pode ser produzida em quantidades maiores do que o normal por alguns tipos de câncer, incluindo mama, ovário, bexiga, pâncreas e estômago. Isso pode fazer as células cancerosas crescerem depressa e se espalharem para outras partes do corpo. O exame para HER2/neu pode ser feito para ajudar o plano de tratamento. Ele é um tipo de exame de marcador tumoral. Também é chamado de exame HER2 e exame de receptor de fator de crescimento epidérmico humano 2.

HER2+: Descreve células cancerosas que têm quantidade excessiva de uma proteína chamada HER2 na superfície. Em células normais, a HER2 ajuda a controlar o seu crescimento normal. Quando é produzida em quantidades maiores do que o normal por células cancerosas, elas podem crescer mais depressa e ter maior probabilidade de se espalhar para outras partes do corpo. Checar se um câncer é HER2+ pode ajudar a planejar o tratamento, que pode incluir drogas que destroem células cancerosas HER2+. Cânceres que podem ser HER2+ incluem mama, bexiga, pâncreas, ovário e estômago. Também chamado de c-erbB-2 positivo e receptor de fator de crescimento epidérmico humano 2 positivo.

Hereditário: Geneticamente transmitido pelos pais para os filhos biológicos.

Hormonioterapia: Tratamento que acrescenta, bloqueia ou remove hormônios. Para certo problemas (como diabetes ou menopausa), são administrados hormônios para ajustar níveis hormonais baixos. Para retardar ou impedir o crescimento de certos cânceres (como o de próstata e de mama), podem ser receitados hormônios sintéticos ou outras drogas para bloquear os hormônios naturais do corpo. Às vezes, é necessária uma cirurgia para remover a glândula que produz determinado hormônio. Também chamada de terapia endócrina, terapia hormonal e tratamento hormonal.

Infertilidade: Incapacidade de gerar filhos.

Invasivo: Com tendência de se disseminar e invadir tecidos sadios.

IRM: Procedimento no qual ondas de rádio e um ímã potente ligado a um computador são usados para criar imagens detalhadas de áreas do interior do corpo. Essas imagens podem mostrar a diferença entre tecido normal e doente. A IRM faz imagens melhores de órgãos e tecidos moles do que outras técnicas, como tomografia computadorizada (CT) ou raios X. A IRM é especialmente útil para imagens do cérebro, da coluna, dos tecidos moles das articulações e do interior dos ossos. Também chamada de imagem por ressonância magnética e imagem de ressonância magnética nuclear.

Linfa: Líquido que contém tecido, resíduos e células imunológicas.

Linfonodos: Pequenos grupos de células do sistema imunológico que ajudam a combater infecções.

Linfonodo sentinela: O primeiro linfonodo para o qual as células de câncer vão a partir do tumor primário.

Lóbulo: Glândulas nas mamas que produzem leite.

Macrocalcificação: Pequeno depósito de cálcio na mama.

Maligno: com tendência à metástase e ocasionar a morte; o oposto de benigno.

MammaPrint: Exame usado para ajudar a avaliar o risco de o câncer de mama se espalhar para outras partes do corpo ou voltar. O exame analisa a atividade de 70 genes diferentes no tecido canceroso da mama de mulheres que têm câncer em estádio inicial que não se espalhou para os linfonodos. Se houver um risco elevado de o câncer se espalhar ou voltar, ele pode ser usado para ajudar a planejar o tratamento com drogas anticâncer. Também chamado de assinatura de 70 genes.

Mamografia: Uma imagem de raios X da mama.

Mamografia diagnóstica: Uma imagem de raios X da mama após a detecção de uma anormalidade.

Mamografia de rastreamento: Uma imagem de raios X da mama tirada antes de uma anormalidade ser detectada.

Mastectomia: Procedimento no qual o tecido da mama e, possivelmente, parte do tecido adjacente é removido.

Mastectomia modificada radical: Uma mastectomia simples com a remoção dos linfonodos axilares.

Mastectomia com preservação da pele: Mastectomia em que a maior parte da pele sobre a mama, exceto mamilos ou aréola, é deixada intacta.

Mastectomia profilática: Cirurgia para reduzir o risco de desenvolver câncer de mama com a remoção de uma ou ambas as mamas antes de a doença se desenvolver. Também chamada de mastectomia preventiva.

Mastectomia radical: Remoção da mama inteira, de todos os linfonodos axilares da mama e músculos da parede do tórax abaixo da mama.

Mastectomia simples: Mastectomia em que toda a mama é removida, incluindo o mamilo.

Medicina de precisão: Uma forma de medicina que usa informações sobre os genes, proteína e ambiente de uma pessoa para prevenir, diagnosticar e tratar doenças. No câncer, a medicina de precisão usa informações específicas sobre o tumor de uma pessoa para ajudar a diagnosticar, planejar o tratamento, descobrir a eficácia do tratamento ou fazer um prognóstico. Exemplos de medicina de precisão incluem o uso de terapias-alvo para tratar tipos de células cancerosas específicas, como células de câncer de mama HER2+, ou usar o exame de marcação de tumores para ajudar a diagnosticar o câncer. Também chamada de medicina personalizada.

Metástases: Disseminação de células cancerosas do estádio inicial da doença para outra parte do corpo.

Microcalcificação: Minúsculo depósito de cálcio na mama.

Mutação: Mudança permanente no material hereditário.

Mutação genética: Mutação ou alteração devido à reorganização de um gene.

Não invasivo: Em medicina, descreve um procedimento que não exige a inserção de um instrumento pela pele ou em uma abertura do corpo. No câncer, ele descreve uma doença que não se disseminou para fora do tecido em que começou.

Neoplasia lobular: Outro nome pra carcinoma lobular in situ (CLIS). O crescimento celular anormal ocorre nos lóbulos da mama, não é um câncer verdadeiro devido à improbabilidade de se espalhar para os tecidos adjacentes.

Nodo axilar: qualquer linfonodo na axila (debaixo do braço). Também chamado de glândula axilar.

Nódulos infraclaviculares: Linfonodos abaixo da clavícula.

Nódulos mamários internos: Linfonodos no peito.

Nódulo supraclavicular: Linfonodos localizados acima da clavícula.

Oncotype DX: Exame usado para ajudar a prever se o câncer vai se espalhar para outras partes do corpo ou voltar. O exame analisa a atividade de 21 genes diferentes no tecido canceroso da mama de mulheres que têm câncer em estádio inicial estrógeno positivo e não se espalhou para os linfonodos. Se há alto risco do câncer espalhar ou voltar, o resultado do exame auxiliará no plano de tratamento com drogas anticâncer. Também é chamado de assinatura de 21 genes.

APÊNDICE A **Glossário da Saúde da Mama**

Órgão: Estrutura formada de células e tecidos que podem realizar uma função específica em um organismo.

Papiloma mamário intraductal: Tumor benigno (não canceroso) semelhante a uma verruga em um ducto de leite da mama. Ele geralmente é encontrado perto do mamilo e pode causar secreção espontânea. Ele também pode causar dor e um nódulo perceptível na mama. Geralmente afeta mulheres com idade entre 35–55 anos. Ter um único papiloma não aumenta o risco de câncer de mama. Quando há vários papilomas mamários intraductais, eles normalmente são encontrados mais longe do mamilo. Pode não ocorrer secreção no mamilo e os papilomas podem não ser perceptíveis. Ter papilomas mamários intraductais múltiplos pode aumentar o risco de câncer de mama. Também chamado de papiloma intraductal.

Plano de cuidados na sobrevivência: Plano detalhado para os cuidados de acompanhamento após o fim do tratamento de uma doença. No câncer, o plano se baseia no tipo de câncer e no tratamento que a paciente recebeu. O plano de cuidados de sobrevivência pode incluir agendamento de exames físicos e exames médicos para verificar se o câncer voltou ou se espalhou para outras partes do corpo. O cuidado de acompanhamento também verifica se há problemas de saúde que podem ocorrer meses ou anos após o final do tratamento, incluindo outros tipos de câncer. Ele também pode incluir informações para ajudar a atender às necessidades emocionais, sociais, legais e financeiras da paciente. Pode incluir encaminhamentos para especialistas e recomendações para um estilo de vida saudável, como mudanças de alimentação, exercícios e parar de fumar. Também chamado de plano de cuidados de acompanhamento.

Pré-canceroso: Termo usado para descrever um problema que pode (ou tem probabilidade de) se tornar um câncer. Também chamado pré-maligno.

Pré-operatório: Cuidados oferecidos na preparação da cirurgia, que podem incluir exames de laboratório, exames de imagem e um exame físico.

Progesterona: Hormônio que ocorre naturalmente nas mulheres.

Prognóstico: Opinião do médico sobre como um indivíduo irá se recuperar de uma doença ou ferimento.

Prolactina: Hormônio produzido pela glândula pituitária (um órgão do tamanho de uma ervilha no centro do cérebro). A prolactina é responsável pela produção de leite nas mamas de uma mulher durante e depois da gravidez e exerce muitos outros efeitos no corpo.

Quimioterapia: Uso de agentes químicos no tratamento ou controle de uma doença.

Radiação: Energia irradiada na forma de ondas ou partículas.

Radiologista: Médico especializado no uso de energia radiante para propósitos de diagnóstico e terapêuticos.

Radioterapia de campo envolvido: Áreas do pescoço, peito e linfonodos nas axilas que são expostas à radioterapia.

Receptor-positivo: Receptores de proteína específicos encontrados na superfície de uma célula, às vezes, em grandes quantidades.

Receptor positivo de estrógeno: Descreve células que têm uma proteína receptora que se liga ao hormônio estrógeno. As células cancerosas que são receptoras de estrógeno positivas podem precisar de estrógeno para crescer e podem parar de crescer ou morrer quando tratadas com substâncias que bloqueiem a ligação e as ações do estrógeno. Também chamado de ER+.

Receptor de proteína: Molécula no interior ou na superfície de uma célula (que é feita de proteína) que se liga a uma substância específica e causa um efeito específico na célula.

Relatório da patologia: Descrição de células e tecidos feita pelo patologista com base em evidências microscópicas e, às vezes, usadas para fazer o diagnóstico de uma doença.

Retalho DIEP: Um tipo de reconstrução mamária na qual vasos sanguíneos chamados perfuradores epigástricos inferiores profundos (DIEP) e a pele e gordura ligados a ele são removidos da parte inferior do abdômen e usados na reconstrução. Os músculos não são afetados.

Retração do mamilo: Quando o mamilo se inverte.

Sexualidade: Comportamentos, desejos e atitudes de uma pessoa em relação ao sexo e à intimidade física com os outros.

Sintoma: Às vezes, ele mostra indícios de possível doença ou distúrbio físico.

Sistema de estadiamento: Um sistema que é usado para descrever a extensão do câncer no corpo. Normalmente, o estadiamento se baseia no tamanho do tumor e se ele se espalhou de onde começou para áreas adjacentes, linfonodos ou outras partes do corpo.

Sistema de estadiamento TNM: Sistema que descreve a quantidade e a disseminação de câncer no corpo de um paciente usando TNM. T descreve o tamanho do tumor e qualquer disseminação para tecidos adjacentes; N descreve a disseminação do câncer para linfonodos próximos e M descreve metástases (disseminação do câncer para outras partes do corpo). Este sistema foi criado e atualizado pelo Comitê Conjunto Americano de Câncer (AJCC) e pela União Internacional Contra o Câncer (UICC). O sistema de estadiamento TNM é usado para descrever a maioria dos tipos de câncer. Também é chamado de sistema de estadiamento AJCC.

Sistema linfático: Parte do sistema circulatório que colhe fluidos e proteínas que escaparam das células e tecidos e os devolve ao sangue.

Sobrevivência: Em câncer, a sobrevivência foca a saúde e a vida de uma pessoa com câncer após o tratamento até o final da vida. Ela abrange questões físicas, psicossociais e econômicas do câncer, além da fase de diagnóstico e tratamento. A sobrevivência inclui questões relacionadas à capacidade de obter cuidados médicos e tratamento de acompanhamento, efeitos tardios do tratamento, segundo câncer e qualidade de vida. Familiares, amigos e cuidadores também são considerados parte da experiência de sobrevivência.

Tamoxifeno: Droga usada para tratar certos tipos de câncer de mama em homens e mulheres. Ela também é usada para prevenir o câncer de mama em mulheres que tiveram carcinoma ductal in situ (células anormais nos ductos da mama) e em mulheres que correm risco elevado de desenvolver a doença. O tamoxifeno também está sendo estudado para o tratamento de outros tipos de câncer. Ele bloqueia os efeitos do hormônio estrógeno na mama. O tamoxifeno é um tipo de antiestrógeno. Também é chamado de citrato de tamoxifeno.

Tecido: Uma série de células de um determinado tipo que forma um dos materiais estruturais dos animais.

Terapia adjuvante: Tratamento de câncer adicional aplicado após o tratamento primário para reduzir o risco de recorrência do câncer. A terapia adjuvante pode incluir quimioterapia, radioterapia, hormonoterapia, terapia-alvo ou terapia biológica.

Terapia-alvo: Tipo de tratamento que usa drogas ou outras substâncias para identificar e atacar tipos específicos de células cancerosas com menor dano às células normais. Algumas terapias-alvo bloqueiam a ação de certas enzimas, proteína ou outras moléculas envolvidas no crescimento e disseminação de células cancerosas. Outros tipos de terapias-alvo ajudam o sistema imunológico a destruir as células cancerosas ou entregar substâncias tóxicas diretamente nas células cancerosas e matá-las. Terapias-alvo podem causar menos efeitos colaterais que outros tipos de tratamentos para o câncer. A maioria das terapias-alvo são drogas com pequenas moléculas ou anticorpos monoclonais.

Terapia biológica: Tipo de tratamento que usa substâncias feitas a partir de organismos vivos pra tratar doenças. Essas substâncias podem ocorrer natural-mente no corpo ou podem ser produzidas em laboratório. Algumas terapias biológicas estimulam ou reprimem o sistema imunológico para ajudar o corpo a combater o câncer, infecções e outras doenças. Outras atacam células cancero-sas específicas, podendo ajudar a impedir seu crescimento ou erradicá-las. Elas também podem reduzir certos efeitos colaterais causados por alguns tratamentos para o câncer. Tipos de terapias biológicas incluem imunoterapia (como vacinas, citocinas e alguns anticorpos), terapia genética e algumas terapias-alvo. Também chamada de terapia de modificador de resposta biológica, bioterapia e terapia MRB.

Terapia endócrina: Tratamento que adiciona, bloqueia ou remove hormônios. Em certo problemas (como diabetes ou menopausa), os hormônios são administrados para ajustar o nível hormonal. Para retardar ou impedir o crescimento de certos cânceres (como de próstata e de mama), podem ser dados hormônios sintéticos ou outras drogas para bloquear os hormônios naturais do corpo. Às vezes, é necessário cirurgia para remover a glândula que produz determinado hormônio. Também chamada de hormonoterapia, terapia hormonal ou tratamento hormonal.

Terapia neoadjuvante: Tratamento dado como primeiro passo para reduzir um tumor antes que o tratamento principal, que geralmente é a cirurgia, seja aplicado. Exemplos de terapia neoadjuvante incluem quimioterapia, radioterapia e hormonioterapia. É um tipo de terapia de indução.

Terapia de reposição hormonal (TRH): Administração de estrógeno e progestina sintética para tratar sintomas da menopausa e reduzir o risco de osteoporose pós-menopausa.

Tratamento com feixe de radiação externo: A radiação vem de um aparelho fora do corpo e foca a área com câncer.

Tumor: Caroço de tecido novo sólido anormal que ocorre devido ao crescimento rápido das células.

Ultrassom (sonografia): Técnica não invasiva que usa ondas sonoras para examinar estruturas internas do corpo.

Vasos linfáticos: São canais que transportam um líquido transparente chamado linfa para longe da mama.

340   Detectando & Vivendo com Câncer de Mama Para Leigos

Apêndice B
Grupos de Apoio, Recursos e Organizações

Existem vários grupos ou redes de apoio locais, regionais e internacionais para sobreviventes do câncer de mama. No geral, a meta principal dos grupos de apoio é oferecer ajuda emocional, física ou financeira, proporcionando recursos para auxiliar a sobrevivente de câncer durante e depois do tratamento.

Grupos de apoio podem ser organizados a nível local, em que uma sobrevivente de câncer ou defensor da comunidade quer ajudar ou retribuir. Outros grupos podem ser formados por organizações de saúde ou religiosas, ou até por governos locais ou estaduais. O essencial é saber como encontrar o grupo ou rede de apoio de câncer de mama que atenderá melhor às suas necessidades. Algumas das organizações/redes nacionais de câncer de mama podem fornecer informações sobre grupos de apoio ou recursos. Este apêndice lista algumas informações de apoio, organizações de assistência e recursos.

LEMBRE-SE

Esta é uma lista parcial de recursos de apoio disponíveis para sobreviventes do câncer de mama. Contate sua sociedade ou organização de câncer local para obter informações sobre recursos de apoio ao câncer de mama específicos da sua localização.

Apoio no Brasil

Instituto Nacional de Câncer (INCA)

http://www2.inca.gov.br/wps/wcm/connect/inca/portal/home

Fundação do Câncer

https://www.cancer.org.br/a-fundacao/quem-somos/a-fundacao/

Sociedade Brasileira de Cancerologia

http://www.sbcancer.org.br/

Sociedade Brasileira de Oncologia Clínica (SBOC)

https://sboc.org.br/

Sociedade Brasileira de Cirurgia Oncológica (SBCO)

https://www.sbco.org.br/

COBRALC – Comitê Brasileiro das Ligas de Cancerologia

http://cobralcbr.com.br/sobre-o-cobralc/

Instituto Oncoguia

http://www.oncoguia.org.br/

American Breast Cancer Foundation (ABCF)

Encontre essa organização em www.abcf.org. No Facebook, confira www.facebook.com/americanbreastcancerfoundation, no Twitter ela está em @TweetABCF e no Instagram, procure @americanbreastcancerfoundation. A ABCF é uma organização sem fins lucrativos.

A missão da American Breast Cancer Foundation (ABCF) é proporcionar recursos educacionais, acesso e apoio financeiro para a tarefa de detecção precoce, tratamento e sobrevivência do câncer de mama para pessoas carentes e sem plano de saúde, independentemente de idade ou gênero. Isso é possível, em parte, pelo Programa de Assistência ao Câncer de Mama (BCAP), pelo Programa de

Parceria Comunitária e pelo recém-criado Programa de Defesa da Comunidade. Para informações adicionais, visite `www.abcf.org` [conteúdo em inglês].

O programa da BCAP e da Parceria Comunitária ajudam a conectar pacientes a instalações e assistência em suas próprias áreas. O Programa de Defesa Comunitária se baseia em relacionamentos pessoais significativos com indivíduos para auxiliá-los no acesso a recursos, serviços e apoio necessários.

A plataforma estratégica oferecida por esses programas serve como elo e sistema de referência de recursos e informações locais que são étnica e linguisticamente adequados às necessidades do indivíduo. O objetivo de todos esses programas é reduzir disparidades no acesso ao diagnóstico e ao tratamento do câncer de mama. Essas intervenções podem causar mudanças em fatores negativos e melhorar a taxa de sobrevivência dos pacientes atendidos.

American Cancer Society (ACS)

Os recursos online da associação estão disponíveis em `www.cancer.org` [conteúdo em inglês]. Ela oferece os seguintes serviços, informações e programas de apoio para pacientes e sobreviventes de câncer:

» Compreender seu diagnóstico

» Encontrar e pagar pelo tratamento

» Escolher e compreender tratamentos e seus efeitos colaterais

» Participar de ensaios clínicos

» Saber o que fazer durante e após o tratamento

» Cuidar de crianças com câncer

Para cuidadores e familiares:

» Compreender a recorrência

» A proximidade do fim da vida

» Dar apoio a pessoas em sua área

» Usar ferramentas para ajudar a enfrentar o tratamento:

- Escolhendo sua equipe de tratamento
- Estando informados sobre recursos do plano de saúde
- Revendo planos de cuidados para sobrevivência

American Society of Clinical Oncology (ASCO)

Você pode encontrar a sociedade no site em www.cancer.net [conteúdo em inglês]. Ela oferece um blog e informações sobre serviços e tratamentos para ajudar na tomada de decisões de saúde, incluindo:

>> Conhecer os diferentes tipos de câncer

>> Enfrentar o cuidado do câncer

>> Lidar com o câncer

>> Encarar a sobrevivência

>> Realizar pesquisas e atividades de apoio

CancerCare

Confira em www.cancercare.org [conteúdo em inglês]. Esta organização oferece apoio emocional e prático para indivíduos com câncer, cuidadores, entes queridos e enlutados através de:

>> Terapia

>> Grupos de apoio

>> Workshops educacionais

>> Publicações

>> Assistência financeira

>> Programas comunitários

4th Angel Patient and Caregiver Mentoring Program

Você pode visitar essa organização de aconselhamento em www.4thangel.org [conteúdo em inglês]. Ela oferece assistência e apoio gratuito, individual e confidencial de alguém que completou com êxito a mesma jornada que você está para começar. O objetivo é ajudar em seu caminho em direção à recuperação. Você pode participar das seguintes maneiras:

» Requisitando um conselheiro

» Tornando-se um conselheiro

» Monitorando cuidadores

Livestrong.org

Esta organização em www.livestrong.org [conteúdo em inglês] oferece informações sobre serviços diretos, programas comunitários e mudanças de sistema.

National Cancer Institute's Cancer Information Service

Este serviço de informações está disponível em www.cancer.gov [conteúdo em inglês]. Ele oferece informações sobre os seguintes aspectos de questões relativas ao câncer:

» Como encontrar centros de tratamento de câncer

» Pesquisas de câncer e ensaios clínicos

» Prevenção do câncer

» Fatores de risco

» Detecção precoce

» Diagnóstico e tratamento

» Viver com câncer

» Doação de tecido

» Parar de fumar

National Comprehensive Cancer Network (NCCN)

A NCCN pode ser acessada em www.nccn.org [conteúdo em inglês]. Ela proporciona recursos para pacientes e cuidadores focados na defesa e em grupos de apoio, inclusive nas seguintes áreas:

» Apoio/informações gerais sobre câncer

» Transplante de medula óssea e doação de sangue

» Câncer e trabalho

» Informações sobre fertilidade e gravidez

» Assistência de prescrições em geral

» Grupo de apoio internacional/cultural

» Informações relacionadas a exames, imagens e tratamento para pacientes

» Assessoria para viagens e hospedagem

» Apoio ao câncer relacionado à idade

» Prestação de cuidados e sobrevivência

Susan G. Komen for the Cure

Os recursos online podem ser encontrados em www.komen.org [conteúdo em inglês]. A organização oferece informações, serviços e programas de apoio nas seguintes áreas:

» Linha de apoio ao câncer

» Fundo de assistência a tratamento

» Aprendizado interativo

» Material e vídeos educacionais Komen

» Perguntas para fazer ao médico

» Ferramenta de alerta de rastreamento

» Quadros de avisos Komen

» Kits de ferramentas educacionais para o câncer de mama

» Recursos para pesquisa/ensaios clínicos

The ALERT

O programa ALERT (Australian Lymphoedema Education, Research, and Treatment) da Macquarie University, em Sydney, Austrália, que pode ser acessado em `https://www.mqhealth.org.au/hospital-clinics/lymphoedema-clinic` [conteúdo em inglês], consiste em um grupo de profissionais multidisciplinares de saúde experientes para oferecer serviços clínicos, de pesquisa e educação abrangentes. A equipe visa otimizar resultados positivos para pessoas com risco ou vivendo com linfedemas pela excelência na avaliação e administração do problema ao longo do processo. O programa ALERT também oferece controle tradicional e cirúrgico de todos os tipos e estádios de linfedema, apoiados por iniciativas de pesquisa e educação a fim de oferecer o melhor cuidado aos pacientes.

Breast Cancer Network Australia

A Breast Cancer Network Australia (BCNA), disponível em `www.bcna.org.au` [conteúdo em inglês], é a principal organização nacional do consumidor para pessoas afetadas pelo câncer de mama. A BCNA apoia, informa, representa e conecta pessoas cujas vidas foram afetadas pelo câncer de mama.

Os serviços da BCNA incluem:

» Linha de apoio

» Variedade de impressos e recursos digitais de alta qualidade, incluindo o My Journey Kit para pessoas com câncer em estádio inicial e Hope & Hurdles para pessoas com câncer de mama metastático

» Comunidade online

Cancer Australia

Cancer Australia, disponível em `www.canceraustralia.gov.au` [conteúdo em inglês], é a organização de câncer do governo australiano, que visa reduzir o impacto do câncer com a liderança no controle da doença, oferecimento de prática de melhores cuidados e promoção de conscientização do câncer e informações com base em evidências.

O site da Cancer Australia oferece informações atualizadas sobre câncer de mama com base em evidências nas seguintes áreas:

» Dados estatísticos

» Tipos

» Sintomas

» Fatores de risco

» Diagnóstico

» Tratamento

» Encontrar apoio

» Viver com o câncer de mama

» Vida após o câncer de mama

» Câncer de mama em homens

» Câncer de mama em mulheres jovens

MacMillan Cancer Support (R.U.)

Este recurso do Reino Unido está disponível em www.macmillan.org.uk [conteúdo em inglês]. Ele oferece informações e apoio no Reino Unido por meio de educação nos seguintes tópicos:

» Compreendendo o que é câncer

» Diagnosticando sintomas, causas e fatores de risco

» Organizando o trabalho prático e o lado financeiro

» Tratando o câncer e sabendo o que esperar

» Lidando com o câncer durante e depois do tratamento

» Oferecendo recursos e publicações para encomendar, baixar ou imprimir

Canadian Cancer Society

Confira essa associação em http://support.cbcf.org [conteúdo em inglês]. Ela oferece apoio e informações para canadenses nas seguintes áreas:

» Saúde da mama e risco de câncer

» Entendendo o câncer de mama

» Ajudando recém-diagnosticadas

» Realizando o tratamento de câncer e conhecendo seus efeitos colaterais

» Enfrentando questões práticas e emocionais

» Entendendo a reconstrução de mama

» Explorando câncer de mama e de ovário hereditário (HBOC), câncer de mama metastático e câncer de mama masculino

» Oferecendo programas de treinamento de voluntários para familiares e amigos

» Oferecendo informações sobre grupos de apoio

Cancer Chat Canada

Este serviço está disponível em https://cancerchat.desouzainstitute.com [conteúdo em inglês]. Ele oferece grupos de apoio online no Canadá.

RECURSOS PARA MINORIAS ÉTNICAS E LINGUÍSTICAS

- **Nueva Vida** (`www.nueva-vida.org` [conteúdo em inglês]): Organização dedicada a informar, apoiar e empoderar famílias latino-americanas afetadas pelo câncer

- **Sisters Network Inc.** (`www.sistersnetworkinc.org` [conteúdo em inglês]): Organização nacional afro-americana de sobrevivência do câncer de mama

- **Native American Cancer Network** (`natamcancer.org` [conteúdo em inglês]): Melhoria da qualidade dos cuidados de câncer e da qualidade de vida para todos os nativos americanos e do Alasca e pacientes das Primeiras Nações e seus entes queridos

- **Asian Pacific Islander National Cancer Survivors' Network** (`www.apiahf.org` [conteúdo em inglês]): Rede de sobreviventes de câncer, cuidadores de saúde e outros preocupados com câncer e sobrevivência em asiáticos-americanos, nativos havaianos e comunidades de ilhas do Pacífico.

Índice

SÍMBOLOS
4th Angel Patient and Caregiver
Mentoring Program, 344

A
abdominoplastia, 182
abscesso mamário, 38
abuso de drogas, 282
acelerador linear (LINAC), 130
acetaldeído, 30
Acupuntura, 229
alimentação Nutritiva, 284
Aliviando a constipação induzida pela neuropatia, 241
alogênica, 168
alopecia, 234
Amamentação, 202
American Breast Cancer
Foundation, 342
American Cancer Society, 343
American Society of Clinical Oncology, 344
anestesia geral, 124
angiogênese, 10
ansiedade e depressão, 275
    Exercícios mais intensos, 278
    exercícios moderados, 277
    Mudanças no estilo de vida, 275
antes da radioterapia, 134
anticorpo monoclonal, 196
anticorpos monoclonais, 163
antígenos, 167
Apelo para paz interior, 228
apneia do sono, 121
    apneia obstrutiva do sono, 121
árvore genealógica, 24
aspiração, 40
Assistente social, 16
Atividades ocupacionais, 213
aumentar sua proteção contra a neuropatia
periférica, 240
Auréola, 8
autoexame da mama, 48
    Casca de laranja, 49
    Depressões, 49
    Direção dos mamilos, 49
    Espessamento da pele, 49
    Inchaço, 49
    Mudanças na aréola, 49

    Secreção nos mamilos, 49
autológa, 168

B
barato de corredor, 276
biomarcadores, 195
biópsia, 14
biópsia cirúrgica, 65
biópsia com punção aspirativa por agulha fina, 65
biópsia de linfonodo sentinela, 102, 117
    linfonodo sentinela, 102
biópsia de mama, 64, 65, 69
    agulha ou um bisturi, 65
    Alterações fibrocísticas da mama, 64
    Calcificações mamárias, 64
    passo a passo, 69
    Tecido de mama denso, 64
    tipo de biópsia, 68
    Tumores mamários benignos (não cancerosos), 64
Breast Cancer Network Australia, 347
Buscando Apoio, 217

C
calcificações, 55
cálculo do IMC, 28
Canadian Cancer Society, 349
Cancer Australia, 347
CancerCare, 344
Cancer Chat Canada, 349
câncer de mama, 82, 265
    inicial, 82
    localmente avançado, 82
    metastático ou secundário, 83
    recorrência local, 82
    sexualidade, 265
câncer de mama avançado, 195
    papel dos receptores HER2, 195
câncer de mama esporádico, 30
câncer de mama inflamatório, 12
câncer de mama triplo negativo, 22
câncer infiltrante, 14
câncer invasivo, 14
câncer não invasivo, 14
carcinoma ductal, 11
carcinoma ductal in situ (CDIS), 56
carcinoma lobular, 12

carnes brancas, 28
carnes vermelhas e processadas, 27
celulite, 37
ciclo celular, 145
Cirurgia de simetrização de mama oposta, 183
cirurgião de mama, 15
cirurgião oncologista, 15
cistos, 64
cistos benignos, 39
citocinas, 151
Coágulos sanguíneos, 202
COBRALC – Comitê Brasileiro das Ligas de Cancerologia, 342
Como encontrar um grupo de apoio, 218
comorbidades, 81
Compensando Mudanças de Apetite, 248
consumo de álcool, 120
contorno, 134
cor das mamas, 43
cuidados com a pele após a radiação, 135
Cuide do cabelo quando ele voltar a crescer, 235
CVV (Centro de Valorização da Vida), 221, 267

D

deficiência de ferro, 41
Denosumabe (Prolia, Xgeva), 198
Depo-Provera, 23
Depressão e ansiedade, 211
desconfortos nas mamas, 40
Descrição de Áreas Pretas, Brancas e Cinza, 78
    Área branca, 78
    Área preta, 78
DES (dietilestilbestrol), 31
desregulação das células, 171
detecção do câncer de mama, 47
DHEA, 35
diagnóstico de câncer de mama, 13
dicas para aceitar seu novo eu, 323
Dicas Pós-cirúrgicas, 125
    Drenos e sondas, 125
    Indo para casa, 125
    Restrições a atividades, 126
diferentes classes de medicamentos quimioterápicos, 146
diferentes partes da mama, 7
discussões sobre o fim da vida, 204
disruptores endócrinos (EDCs), 31
dissecção de linfonodos axilares, 102, 117
doença da mama triplo negativo, 155
doença de Paget, 36
Dormência e formigamento nas mãos e pés, 238
dosimetrista, 133
duração dos ensaios clínicos, 113
Durante a Cirurgia, 124

E

efeito quimio-cérebro, 151
efeitos colaterais da terapia de radiação, 136
    dor na mama, 137
    imediatos, 136
    inchaço ou edema, 137
    reações de pele, 136
    tamanho ou consistência da mama, 137
    tardios, 136
efeitos colaterais da terapia endócrina, 159
enfermeiro clínico, 16
enfermeiro oncológico, 16
ensaio controlado randomizado (RCT), 112
ensaios Clínicos, 111
ensaios controlados randomizados (RCT), 112
espessamento da pele, 37
Espiritualidade, 216
Espiritualidade e Meditação, 226
estadiamento clínico e patológico, 91
estadiamento do câncer de mama, 81
Estadiamento TNM, 83
    M (metástase), 84
        metástase distante, 84
    N (linfonodos), 84
    T (tumor), 83
estádio, 97
estádio do câncer, 15, 80
    Estudos por imagem, 80
    Exames laboratoriais, 80
    Histórico médico e exames físicos, 80
    Patologia, 80
Estádios do Câncer de Mama, 85
    Estádio 0, 85
    Estádio I, 85
    Estádio II, 86
    Estádio III, 87
    Estádio IV, 89
estilo de vida mais saudável:, 287
estresse, 219
estrutura dos grupos de apoio, 217
Everolimo (Afinitor), 199
evitando álcool, 280
evitar ou reduzir a gravidade da neuropatia periférica induzida por quimioterapia, 240
evitar ou reduzir a gravidade da neuropatia periférica induzida por quimioterapia., 240
Exame para receptor do fator de crescimento epidérmico humano 2 (HER2/neu), 75
exames de rastreamento de câncer de mama, 52
Exames multigênicos, 75
    MammaPrint, 76
    Oncotype DX 21, 75
Exames para receptores de estrógeno e progesterona, 75

exames preventivos, 47
examinar suas mamas, 50
    Diante do espelho, 50
    No chuveiro, 50
exantema, 36
Exercício de visualização, 224
exercícios avançados, 138
exercícios básicos, 138
exercícios físicos, 275
expansor de tecido, 179
extravasão vesicante, 237

F

fadiga, 232
    idando com a fadiga relacionada ao câncer, 233
    sinais de fadiga relacionada ao câncer, 232
falsos positivos, 57
fatores de risco femininos, 21
fatores de risco masculinos, 21
fecundidade, 256
Fertilidade, 258
    preservação, 260
        congelamento de tecido ovariano, 262
        congelar os óvulos, 262
        fertilização in vitro (FIV), 261
        lado físico e emocional, 264
        medicina complementar e alternativa (MCA), 262
    tratamento de câncer, 258
fertilização in vitro (FIV), 261
fibroadenoma, 39, 76
físico-médico, 133
fricção, 36
fumo, 29, 121
    maconha, 121
    tabaco, 121
Fundação do Câncer, 342

G

ganho de peso, 250
    Métodos de emagrecimento, 251
gene BRCA1, 24
gene BRCA2, 24
grau, 96, 97
grau do tumor, 15, 81
graus do câncer de mama, 81
    Grau 1, 81
    Grau 2, 81
    Grau 3, 81
gravidez após o câncer, 265
Gravidez e contracepção, 201
Grupos de apoio, 217

H

hábitos saudáveis, 274
HBV, 168
heme, 27
HER2, 108, 195
Herceptin, 165, 196
    Efeitos colaterais comuns, 165
    Efeitos colaterais mais raros, 166
HPV, 167

I

Imagem por Ressonância Magnética (IRM), 59
IMC, 28
imitadores hormonais, 31
impacto físico do câncer de mama, 210
Implantes de mama de solução salina e de silicone, 181
Importância do Sono, 225
    dicas para uma boa noite de sono, 225
Imunizações, 200
imunoterapia, 166
inchaços, 39
infecções mamárias, 38
infertilidade, 256
    Determinantes Sociais, 257
    permanente, 259
    temporária, 259
infertilidade em Pacientes de Câncer, 256
Inibidores de proteína-alvo da rapamicina em mamíferos, 164
Inibidores de quinases dependentes de ciclina, 164
Inibidores de tirosina quinase, 164
Inibidores PARP, 164
Instituto Nacional de Câncer, 341
internação, 118
intolerância à lactose, 253
isquemia, 141

L

Lidando com a Diarreia, 252
linfedema, 117, 242
    controlando o linfedema, 246
    medidas preventivas, 245
Linfonodos, 9, 100
linfonodo sentinela, 117
Livestrong.org, 345
lóbulos, 72
lumpectomia, 37, 57, 116

M

MacMillan Cancer Support, 348
mama, 8

Índice   353

ductos, 8
lobos, 8
lóbulos, 8
mamas densas, 40
mamilos, 41
invertidos, 41
mamografia, 40, 54, 57
mamografia em 3D, 40
mamografia tomográfica, 55
manter-se ativa e controlar o peso, 287
manter uma ótima saúde, 290
margem positiva, 127
margens livres, 175
mastalgia, 39
mastectomia, 57
mastectomia com reconstrução, 116
mastectomia profilática, 102, 116, 175
mastectomia radical modificada, 116
mastectomia total ou simples, 116
mastite, 38
matriz dérmica acelular, 180
medicamentos e tratamentos receitados para
neuropatia, 242
Medicamentos quimioterápicos, 144
medicina de precisão, 110, 170
benefícios, 170
Médico assistente, 16
Medo de infertilidade, 214
menopausa, 23, 256
menopausa precoce, 260
menstruação, 23
metástase, 10, 195
mTOR, 199
Mudanças de Paladar e Olfato, 247
mudanças na mama, 33
mudanças na pele, 236
a descoloração e a hiperpigmentação, 236
mulheres asiáticas, 22
mulheres brancas, 22
mulheres hispânicas, 22
mulheres negras, 22
mulheres nulíparas, 23
multicêntrico, 15
multifocal, 15
mutação, 145
mutação no BRCA, 24

N

National Cancer Institute's Cancer Information
Service, 345
National Comprehensive Cancer Network, 346
neoplasma, 10
Nervos, 9

neuropatia periférica, 238
Nódulos, 39

O

Oncologista clínico, 15
Oncotype DX, 152
pontuação de recorrência, 153
Opções de Tratamento, 190

P

papiloma intraductal (PI), 42
parar de fumar, 279
patologista, 14
perda de cabelo, 234
perfil genômico, 192
Pertuzumabe (Perjeta), 197
pílulas anticoncepcionais, 23, 35
placebos e ensaios duplo-cegos, 112
planejando o tratamento por radiação, 133
Plano de Sobrevivência, 324
port-a-cath, 197
prática de relaxamento, 222
roteiro, 222
Preocupação com trabalho e finanças, 215
preocupações comuns sobre pré-cirurgia, 120
preparo de alimentos, 286
preservação, 260
preservação da fertilidade, 255, 261
prolactina, 42
tiroide hipoativa, 42
prótese de mama Externa, 184

Q

Quimioterapia, 17, 107, 144, 193
Câncer de Mama Avançado, 193
efeitos colaterais, 149
efeitos colaterais indesejados, 107
Perguntas, 155
Quimioterapia adjuvante, 144
Quimioterapia neoadjuvante, 144
Quimioterapia paliativa, 144
Quimioterapia adjuvante, 155
quimioterapia, administração, 148
quimioterapia neoadjuvante, 155

R

radiação, 17, 130
braquiterapia, 132
frações, 131
gating respiratório, 132
principais tipos de radiação, 131
radiação intraoperatória, 132

radioterapia com feixe externo, 131
radioterapia de intensidade modulada (IMRT), 131
reforço da terapia de radiação, 132
Radiologista, 16
Rádio-oncologista, 16, 133
radioterapia, 104, 203
 câncer de mama avançado
  efeitos colaterais, 203
 Câncer de Mama Avançado, 203
 Cuidados com a pele, 106
 Efeitos Colaterais, 105
  imediatos e de longo prazo, 105
  tardios, 106
 na forma de injeção, 203
receptores hormonais, 192
reconstrução de mama, 103, 173
 Perguntas para Cirurgião Plástico, 186
 Quando Fazer a Reconstrução de Mama, 174
 Retalho latissimus dorsi, 183
Reconstrução de mama autóloga, 181
Reconstrução de mama imediata, 175
 Desvantagens, 176
 Vantagens, 175
Reconstrução de mama tardia, 177
 Desvantagens, 177
 Vantagens, 177
Reconstrução de mamilo-aréola, 183
redes de apoio, 341
refeições práticas, 289
relação paciente-equipe de saúde, 205
remodelamento ósseo, 198
Removendo as duas mamas, 178
 Desvantagens, 178
 Vantagens, 178
Restrições pré-cirúrgicas, 119
resultado da patologia, 77
 Branco, 77
 Cinza, 77
 Preto, 77
resultados da biópsia, 71
 anormal sem células cancerosas, 73
  Calcificações, 73
  Carcinoma lobular in situ (CLIS), 73
  Cicatriz radial ou lesão esclerosante complexa, 73
  Cisto mamário, 73
  Fibroadenoma, 73
  Hiperplasia ductal atípica (HDA), 73
  Hiperplasia lobular atípica (HLA), 73
  Papiloma intraductal, 73
 Benigno, 71
 Hiperplasia, 72
  Hiperplasia ductal atípica (HDA), 72

Hiperplasia ductal usual, 72
Hiperplasia lobular atípica, 72
In situ, 72
 Carcinoma ductal in situ (CDIS), 72
 Carcinoma lobular in situ (CLIS), 72
Invasivo ou infiltrante, 72
Maligno, 72
Não invasivo, 72
Negativo, 72
Neoplasia, 72
Positivo, 72
Sarcoma, 72
tecido normal, 73
Retalho latissimus dorsi, 183
risco de desenvolver neuropatia periférica, 238
Riscos da Reconstrução de Mama, 185
riscos de uma biópsia, 68
Riscos dos implantes de mama, 181
riscos e efeitos colaterais de uma cirurgia na mama, 119

S

saúde psicológica, 210
secreção espontânea com sangue, 42
secreção espontânea no mamilo, 41
sequenciamento de nova geração, 111
sexualidade, 269
significado espiritual durante a experiência com o câncer, 227
sinalização celular, 171
síndrome do ovário policístico, 35
sintomas da neuropatia periférica, 239
sintomas do linfedema, 243
sintomas importantes, 34
Sistema de Estadiamento TNM, 84
Sobrediagnóstico, 56
Sobretratamento, 57
sobrevivência, 296
 Sobrevivência aguda, 296
 Sobrevivência estendida, 296
 Sobrevivência transicional, 296
sobreviventes de câncer, 219, 283
 manipulação segura de alimentos, 283
 Sintomas de ansiedade, 220
 sintomas de depressão, 219
Sociedade Brasileira de Cancerologia, 342
Sociedade Brasileira de Cirurgia Oncológica, 342
Sociedade Brasileira de Oncologia Clínica, 342
Susan G. Komen for the Cure, 346

T

tecido adiposo, 27, 35

Índice 355

Tecido autólogo com reconstrução com implante, 183
telangiectasia, 140
tempo de sobrevivência, 95
terapia adjuvante, 130, 160
terapia-alvo, 108
    biológica, 108
terapia de radiação (ou radioterapia), 129
    Cansaço e fadiga, 139
    Dor de garganta, 140
    Efeitos colaterais tardios, 140
    Enfraquecimento dos ossos, 141
    Exercícios, 137
    Fibrose na axila, 140
    Fibrose na parte superior do pulmão, 141
    Formigamento, dormência e dor no braço, 141
    Linfedema, 139
    Mudança na forma, tamanho e cor da mama, 140
    Perda de pelos na axila ou área do tórax, 140
    Problemas cardíacos, 141
    Sensibilidade nas costelas durante o tratamento, 141
    Tosse seca, 140
terapia do "diabo vermelho", 148
terapia endócrina (ou hormonal), 17, 108, 158, 192
    antes da cirurgia, 160
    após a cirurgia, 161
    Preparo, 160
terapia endócrina primária, 161
terapia neoadjuvante, 130, 160
terapias-alvo, 171
    imunolipossoma, 171
Terapias Biológicas, 162, 195
    Câncer de Mama Avançado, 195
terapias emergentes, 171
teste genômico, 152
teste MammaPrint, 154
The ALERT, 347
tipo, 97
Tipo de Biópsia de Mama, 66
Tipos de câncer de mama menos comuns, 74
    Angiossarcoma, 74
    Câncer de mama inflamatório, 74
    Doença de Paget do mamilo, 74
    Filodes, 74
Tipos de Cirurgia de Mama, 116
tipos de terapias biológicas, 163

tipos mais comuns de câncer de mama, 74
    Carcinoma ductal in situ (CDIS), 74
    Carcinoma ductal invasivo (CDI), 74
tomossíntese, 55
tratamento do câncer, 266
    Depressão e ansiedade, 267
    sexualidade, 266
    Conversando com seu parceiro, 270
    dor, 266
    Mudanças hormonais, 267
    Namorar depois do câncer, 271
    perda de autoconfiança e a autoestima, 268
tratamento do linfedema, 244
tratamento para alcoolismo, 282
tratamento para câncer de mama, 97
    Cirurgia, 98
    Dissecção de linfonodos axilares, 100
    Lumpectomia ou mastectomia parcial, 98
    Mastectomia, 98
    Mastectomia radical modificada, 100
tratamento para câncer de mama avançado, 191
três métodos de reconstrução de mama, 179
    reconstrução da mama com implante, 179
    processo de dois estágios, 179
    processo de estágio único, 180
tumor benigno, 10, 64
tumores bem diferenciados, 81
tumores mal diferenciados, 81
    indiferenciados, 81
tumor filoide, 12
tumor maligno, 10

U

Ultrassom, 59

V

vacinas contra o câncer, 166
    efeitos colaterais mais comuns, 169
    produção, 167
Vasos linfáticos, 9
Vasos sanguíneos, 8
Vida Profissional e Doméstica, 212